정신간호학

KNLE
간호국시 적중문제

간호사국가고시 대비!!
20개년 국시문제 완전분석!!

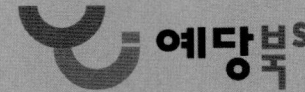

PREFACE 머리말

간호사국가시험 새 출제 경향에 맞추어...

전국에 있는 간호학과 학생들은 간호사의 꿈을 갖고 각 간호대학에서 목표를 이루기 위해 4년여를 준비해 왔습니다. 그러나 그 결실을 맺기 위해서는 넘어야 할 벽이 있습니다. 바로 간호사국가고시입니다. 따라서 간호학과 학생들을 위해 무엇을 해야 할 것인가? 고민 끝에 간호사국가고시생들에게 도움이 될 수 있도록 교과서 내용 중심으로 간호사국가고시 출제 및 특강 경험이 있는 간호학과 교수님들의 자문과 감수를 받아 간호사국가시험 적중문제집을 출간하게 되었습니다.

최근 간호사국가시험은 문제 유형과 출제 방식에 많은 변화를 보이고 있습니다.
문제 유형이 K-type에서 A-type으로, 난이도의 깊이, 암기형 보다는 해석형 위주, 임상사례형과 문제해결형, 실제위주형으로 비중이 높아져 가는 추세로 변해가고 있습니다.

이에 맞춰 본 문제집은 간호사국가시험의 새 출제 경향에 맞춘 18개년 리얼문제를 구성하였고, 특히 문제의 숨은 의도까지 파악할 수 있도록 각 문제별로 해설 부분에 심혈을 기울였습니다. 아울러 그 해설을 통해 한번 더 개념을 확인할 수 있도록 하였습니다. 따라서 오답노트로 적극 활용할 수 있어 실제 시험에서 고득점을 받는데 도움을 받을 수 있을 것으로 기대됩니다.

오답을 줄이고 올바른 개념 정리를 위하여 계속되는 검토 작업을 진행하였습니다.
또한 기존의 간호대 문제집들과 차별화하여 좀 더 효과적으로 공부할 수 있도록 단원별 출제분석표와 국가시험에 빈출되는 핵심내용만을 추출하여 한 눈에 빠르게 습득할 수 있도록 표로 정리하였고, 그에 걸맞는 최다빈출문제를 실었습니다.

이러한 새로운 구성은 바쁜 일정에 쫓기어 학습시간이 충분치 않은 학생들과, 배운 것을 다시 한번 짚어보고자 하는 학생들 모두의 요구를 충족시켜 드리는 마음으로 편집하였습니다. 매 순간 최선을 다했지만 부족한 부분들이 있을 것으로 생각됩니다. 이 부분은 간호학과 학생 여러분의 관심과 참여, 때로는 질책을 바탕으로 더 좋은 책을 만들도록 최선을 다하겠습니다. 최선을 다해 국가고시를 준비하는 간호학과 학생들에게 이 문제집이 조금이라도 도움이 되기를 진심으로 바라며, 좋은 결실이 있기를 간절히 소망합니다.

2017년 4월

CONTENTS

제1장 정신건강간호의 이해　　5

　　단원별 출제 분석표　　6
　　최다빈출내용　　7
　　최다빈출문제　　11
　　간호사국가시험 적중문제　　13

제2장 인간의 이해　　29

　　단원별 출제 분석표　　30
　　최다빈출내용　　31
　　최다빈출문제　　35
　　간호사국가시험 적중문제　　37

제3장 치료적 인간관계와 의사소통　　69

　　단원별 출제 분석표　　70
　　최다빈출내용　　71
　　최다빈출문제　　75
　　간호사국가시험 적중문제　　78

제4장 사고장애　　103

　　단원별 출제 분석표　　104
　　최다빈출내용　　105
　　최다빈출문제　　109
　　간호사국가시험 적중문제　　112

제5장 기분장애　　135

　　단원별 출제 분석표　　136
　　최다빈출내용　　137
　　최다빈출문제　　139
　　간호사국가시험 적중문제　　141

제6장 불안장애　　159

　　단원별 출제 분석표　　160
　　최다빈출내용　　161
　　최다빈출문제　　163
　　간호사국가시험 적중문제　　166

제7장 신체형장애 및 인격장애　　185

　　단원별 출제 분석표　　186
　　최다빈출내용　　187
　　최다빈출문제　　190
　　간호사국가시험 적중문제　　192

제8장 성장애와 물질관련장애　　215

　　단원별 출제 분석표　　216
　　최다빈출내용　　217
　　최다빈출문제　　219
　　간호사국가시험 적중문제　　221

제9장 치매, 섬망, 기억 및 인지장애　　243

　　단원별 출제 분석표　　244
　　최다빈출내용　　245
　　최다빈출문제　　247
　　간호사국가시험 적중문제　　249

제10장 섭식장애와 수면장애　　261

　　단원별 출제 분석표　　262
　　최다빈출내용　　263
　　최다빈출문제　　265
　　간호사국가시험 적중문제　　267

제11장 발달장애 및 행동장애　　277

　　단원별 출제 분석표　　278
　　최다빈출내용　　279
　　최다빈출문제　　281
　　간호사국가시험 적중문제　　283

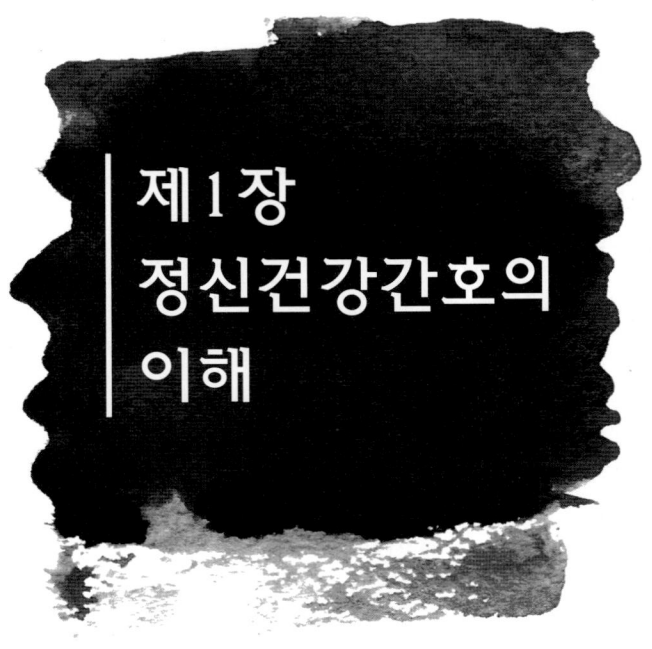

제1장
정신건강간호의 이해

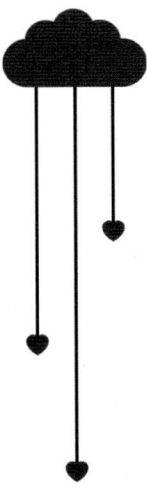

단원별 출제 분석표

대단원	중단원	출제 년도	출제 빈도
정신간호의 기본개념	정신건강 평가기준	04, 07	★
	정신건강증진 및 예방	99, 01, 02, 03, 04, 06, 12, 13, 14, 15, 16	★★★★★☆
	지역사회 정신건강	13, 16	★
정신간호의 역사	정신질환 치료의 역사	00, 04, 09, 10, 11, 14	★★☆
	한국정신간호의 역사	01	☆
정신간호의 이론적 모형	정신분석모형	98, 05	★
	상호인간관계 = 대인관계모형	98, 02, 17	★☆
	사회적 모형	06, 16	★
	행동모형	99	☆
	의사소통모형	07	☆
정신간호과정	간호과정	99, 11	★

최다빈출내용

A. 정신건강간호의 이해

❋ **정신건강 평가기준 (marie jahoda)** 기출 04, 07

자신에 대한 긍정적 태도	• 자기 자신을 하나의 인간으로서 수용하고 자기의 욕구와 행동을 알며, 자신에 관해 객관적으로 인식할 수 있는 것

성장, 발달, 자기실현	• 자신의 잠재력을 개발하여 실현하고 새로운 성장과 발달, 도전할 수 있어야 함
	  - 메슬로우 : 자기실현을 한 사람들이 나타내는 15가지 기본 성격 특성
	  - 로저스 : 자기성장과 성취를 하는 사람의 7가지 필수적 성격 특성

통합력	• 개인의 내적, 외적 갈등 및 욕동과 기분 및 정서의 조절 간에 균형을 이루는지 여부
자율성	• 결정과 행동을 스스로 조절하는 개인의 능력
자기결정	• 의존과 독립의 조화, 자기행동 결과의 수용
현실 지각	• 주위를 어떻게 파악하고 그에 대해 어떻게 움직이는가 하는 것
환경의 지배	• 정신적으로 건강한 사회에서 인정하는 역할에 성공적으로 기능을 하고 세상에 효율적으로 대처하며, 인생 문제를 잘 해결하고 삶에 만족을 얻는 것

메슬로우의 "자아를 실현하는 사람"	로저스의 "충분히 가능하는 사람"
- 현실에 대한 적절한 지각, 자발성 - 자기와 타인 그리고 인간 본성에 대한 수용력 - 문제 해결에 집중할 수 있는 능력 - 프라이버시에 대한 욕구, 창조성 - 고도의 자율성과 독립성, 유머 감각 - 늘 새로운 사물에 대한 인식과 이해 - 삶을 가치있고 풍요롭게 하는 신비한 경험이나 절정 경험 - 인류에 대한 동일시, 강한 윤리감 - 만족스러운 대인관계 수립 능력 - 규율, 법률, 관습, 규칙 등에 저항	- 자기에 진실하지 않는 허울에 관심 없음 - 자기가 무엇이 되어야 하는지에 대한 타인의 기대에 관심 없음 - 자기에게 인위적 목표를 부과하는 타인들을 즐겁게 하려하지 않음 - 자율적, 자기 지향적이며, 책임감이 높음 - 자기의 잠재력을 개발하고 변화에 개방적 - 자기도 개방적이고 타인의 생활에도 개방적 - 자신을 신뢰하고 존중, 용감하게 자신을 새로운 방식으로 표현함

❋ **정신건강증진 및 예방** 기출 99, 01, 02, 03, 04, 06, 12, 13, 14, 15, 16

1차 예방	• 정신질환의 발생과 새로운 질병의 사례 발생을 감소시키는 것
	• 목표
	  - 스트레스원을 피하거나 보다 적응적으로 대처하도록 도움
	  - 자원, 정책, 환경의 요소들을 변화시킴으로써 더 이상 스트레스를 야기하지 않게 할 뿐만 아니라 건강 기능을 향상시키도록 함
	• 1차 건강 관리기관 (정신건강 증진) 및 프로그램
	  - 보건소 및 보건지소, 보건진료소, 정신과 외래 및 응급실, 각급 학교 아동 및 청소년 상담기관, 위기 센터, 자살 예방센터에서는 질병예방, 사회환경적 요인 관리, 위기중재, 퇴직자 상담, 결손가족 관리, 가족관계 상담, 결혼 상담, 소년원 어린이 상담, 집단 정신요법, 자조 그룹, 학교지지, 부모 교육 및 훈련, 지역사회 정신건강 교육 프로그램을 운영

2차 예방	• 현존하는 질병 사례의 수를 감소시킴으로써 정신질환의 유병률을 감소시킴 • 2차 건강 관리기관 및 프로그램 - 조기발견, 조기치료, 응급전화, 24시간 응급실 운영, 위기관리팀의 가정방문 시 상태 평가, 위기중재이론의 도입 및 적용, 개인 및 가족상담, 응급으로 기거할 수 있는 장소 제공 및 입원 가능한 지역사회를 활용
3차 예방	• 재활 활동을 통한 정신장애의 정도를 감소시키는 활동 • 3차 건강 관리기관 및 프로그램 - 낮병원, 밤병원, 재활병원, 정신요양원, 양로원, 정신지체 특수학교, 사회복지 시설, 정신보건센터에서는 추후 관리와 재활, 약물 관리, 사회기술훈련, 개인 및 가족상담, 자조그룹, 직업훈련, 재정적 지원 및 상담, 지역사회 거주 프로그램 개발, 방문간호 및 사례 관리를 하는 사회생활 적응을 관리 cf. 정신보건센터에서의 간호사의 역할로 지역사회 내에서 이용 가능한 자원을 파악한다.

최다빈출내용

B. 정신간호의 역사 기출 00, 04, 09, 10, 11, 14

원시		• 비정상적인 행동, 말 → 초자연적 힘 • 정신질환의 원인 : 사악한 영혼, 신의 벌, 악마, 귀신 • 정신질환의 치료 : 굿, 부적, 주문, 기도, 귀신 쫓기 (마술적, 종교적 의식으로 나타남)

고대		• 정신질환에 대한 고대 기록
		  - 이집트의 파피루스, 고대 인도의 베대경전, 고대 중국의 의학서, 구약성서 신명기
		• 파피루스
		  - 정신장애는 사악한 영혼에 의해 발생
		  - 노인성 퇴행증, 알코올 중독, 우울증, 히스테리에 대해 기술
		• 임호텝
		  - 신부의사, 인간의 죄와 질병 치료를 동시에 해결

그리스 / 로마	히포크라테스	• 정신질환의 병리 : 뇌의 열, 냉, 건, 습 • 형태 : 흥분 상태(mania), 우울증(melancholia), 괴상한 행동(phrenitis) • 과학적으로 정신의학에 접근 • 정신병이 초자연적 현상이 아님을 밝힘 • 인간의 기질 : 다혈질, 담즙질, 우울질, 점액질의 4가지로 구분
	플라토	• 건강은 정신과 육체의 조화에서 이루어짐 → 정신건강 개념의 선구적 역할
	애스클레피아데스	• 정신장애는 감정의 장애 때문이라 믿음. 정신질환의 급·만성, 착각과 망상 구분
	갈렌	• 그리스의 체액설 로마에 보급 • 신경계의 해부와 생리를 연구하고 지능, 감정, 기억의 중심부가 뇌라고 지적 • 뇌의 구조 설명, 정신질환에서 가족의 중요성 강조
중세 / 르네상스	라제스	• 바그다드 병원 원장 (중동 지방, 705년) • 종합병원에 최초로 정신과 병동 개설
	요한 웨이어	• 마녀가 정신병 질환임을 밝힘 • 최초로 귀신학에서 심리학 분리 • 근대 정신의학의 창시자
17 / 18세기	피넬	• 1789년 파리 비세트르 병원에서 정신질환자의 쇠사슬을 풀어 주고 수용소를 개혁하여 인도주의적 치료 도입 • 처벌 대신 햇빛과 신선한 공기, 깨끗한 환경, 작업 치료와 산책 • 정신병을 일으킬 수 있는 심리적·사회적 요인 기술
	튜크	• 요크 보호소 설립 • 인간적인 치료 시작
	러시	• 미국 최초의 정신병원인 펜실베니아 주립병원에서 30년 동안 인도적인 치료 시행 • 의사 - 환자 관계 중요시 • 미국 정신의학의 아버지 • 산업혁명의 결과 급속한 도시화로 인해 빈곤과 스트레스 때문에 정신 질환자가 많이 발생하여 다시 격리 수준의 시설에 방치되었고, 쇠사슬과 억제대가 사용됨
	딕스	• 정신질환자들에 대한 환경적 부분의 개선에 노력 • 지역사회지도자와 의회의 여론 환기
19 / 20세기	프로이트	• 인격 형성과 발달의 이해를 위한 기초이론과 정신분석요법을 이론화함 • 무의식이 병을 일으킬 수 있다고 주장, 성격 구조 (이드, 자아, 초자아로 구성) • 자유연상법과 꿈분석에 의한 치료 방법 개발 → 정신 분석
	융	• 분석심리학 창시, 리비도를 생명의 모든 정신적 에너지를 포함하는 생명력으로 해석
	Peplau	• 대인관계 모형 제안, 정신간호사의 역할과 정신간호영역 발전
현대	메두나	• 1935년 메트라졸(metrazol)을 주입하여 인공적으로 간질발작을 유도하여 정신분열병환자를 치료하는 메트라졸 경련요법을 발견
	세르레띠	• 전기경련요법을 정신질환 치료에 처음 사용

C. 정신간호의 이론적 모형   기출 98, 99, 02, 05, 07

정신분석 모형 (Freud)	특성	• 인간의 정신은 5세 이전에 경험한 사건들에 의해 결정됨. 따라서 내담자의 과거 경험을 되살리는데 초점을 맞춤 • 인간의 행동은 종종 무의식에 의해 지배됨. 그러므로 무의식 속에 잠재된 자료를 의식의 세계로 끌어올리면 통찰력을 얻어 문제의 원인을 발견하고 그에 대한 처방을 내림 • 유아기 발달은 성인기 역할 수행에 지대한 영향을 미침 • 인간이 불안에 대처하는데 여러 방도를 이해할 수 있는 체계를 제공함
	치료	• 자유연상 : 어떤 의식적 점검이나 검열 없이 생각이 떠오르는 대로 언어화하는 것 • 꿈의 해석 : 정신 내적 갈등을 상징적으로 나타내 줌 (저항의 특성 파악 가능), 대상자에게 꿈이라는 상징의 의미를 논의 • 해석 : 대상자로 하여금 정신 내적 갈등을 인지하도록 도움 • 전이 : 대상자가 과거에 중요했던 사람에 대한 반응을 치료자에게 나타내는 것 (전이, transference), 치료자가 대상자에게 가지게 되는 반응 (역전이, counter-transference)
	정신분석가	• 융 (Jung) : 집단 무의식이라는 개념 도입 • 에릭슨 (E. Erikson) : 생의 전 주기 포함 • 안나 프로이트 : 정신분석이론을 소아심리영역까지 확대, 방어기전 개념 발달
상호인간관계 (대인관계모형)	특성	• 인간 행동은 상호관계, 즉 대인관계의 상황 내에서 발전된다고 생각하고 • 이상 행동 역시 인생 초기의 대인관계를 통한 부정적 자아 개념의 형성으로 발생된다고 보며 • 성격 발달 과정 시 유아가 어머니의 불안을 인지하는 경험을 통해 후에 성인기에 다른 중요한 사람과의 관계에서 거부, 즉 인정받지 못할 때 불안을 경험하게 된다고 봄
	치료	• 고정적 대인관계를 경험 • 치료자와 건강한 인간관계의 경험을 통해 만족스런 대인 관계의 학습을 타인과의 관계에 적용 • 대상자의 대인관계 문제를 확인 • 성공적인 대인관계 유형을 시도하고 격려
사회적 모형	특성	• 개인의 생활에 영향을 주는 사회적 환경에 대해 강조함 (고위험 집단, 빈곤층, 소수민족, 위기에 처한 자, 조산아의 어머니, 사별 가족 등)
	치료	• 지역사회 전체가 건강해야 개인이 건강해질 수 있다는 것을 기본으로 하여, 지역사회를 건강하게 하는 프로그램을 개발하고, 법적 · 제도적 정책을 수립해야 함
행동모형	특성	• 모든 행동은 학습된 것, 규범으로부터 벗어난 행동도 잘못 학습된 습관적 반응이며 행동임 • 바람직하지 못한 행동이 강화되어져 왔을 때 정상 규범에서 이탈된 이상 행동이 발생
	치료	• 목표 : 개인의 성장과 발달에 도움. 건설적 · 사회적으로 적응할 수 있도록 행동의 변화를 가져오게 함 • 조작적 조건 형성 : 행동으로 인해 초래되는 결과에 따라 특정한 반응을 행하거나 억제함을 배우는 학습 과정 • 강화 : 특정 행동을 하고 난 다음 칭찬을 듣거나 보수를 받게 되면 그 행동은 더 강화되거나 더 자주 하게 됨 • 소거 : 처벌이나 또는 아무런 보상이 없으면 그 행동은 약화되거나 아주 하지 않게 됨 • 토큰 활용법 (token economy) : 장기 입원 환자의 적응적 행동을 늘리기 위해 쓰는 긍정적 강화 치료 방법, 바람직한 행동을 보이면 명목화폐 보상, 바람직하지 않은 행동을 보이면 명목화폐를 뺏음
의사소통 모형	특성	• 의사소통 방법에는 언어적 의사소통과 비언어적 의사소통이 있음 • 이탈 행동도 일종의 의사소통을 위한 시도임
	치료	• 목표 : 개인생활을 자기 긍정-타인 긍정의 자세가 지배하는 생활로 변화시키고자 하는 것 • 이탈 행동의 원인을 의사소통 과정 내에서 찾기 때문에 의사소통에 근거하여 치료를 시행 • 의사소통 형태 사정, 문제 진단, 대상자로 하여금 자신의 잘못된 의사소통의 형태를 인식하도록 도움
	이론가 (Bern)	• 부모적 요소 : 5세 이전까지 부모가 행하는 것을 보고 배운 것을 수정하지 않고 그대로 기억하여 받아들임 • 성인적 요소 : 현실에 대해 객관적으로 탐색하여 6하 원칙에 따라 말을 함 • 아동적 요소 : 초기의 인간 관계를 통해 보고 들으며 배우는 가운데 어린아이 자신의 내부에서 일어나는 감정

D. 정신간호과정

❋ 간호과정 [기출 99, 11]
- 정의
  ① 상호작용이며, 문제 해결 과정으로 간호의 성과를 성취하기 위한 체계적이고 개별화된 방법
  ② 간호사와 대상자 관계는 중요한 도구
- 목적
  ① 대상자가 최대한으로 환경과 긍정적인 상호관계를 맺도록 하는 것
  ② 안녕 상태의 증진과 자기실현의 향상을 도모하는 것
- 단계
  - 사정 → 진단 → 목표 → 계획 → 수행 → 평가
  ① 사정 : 대상자의 건강 및 정신건강과 관련된 자료 수집
  ② 진단 : 사정한 자료를 토대로 적절한 진단을 내림. 간호진단은 실재적이고 위험한 건강문제에 대한 개인, 가족, 지역사회반응에 관한 임상적 판단임
  ③ 목표 : 환자의 건강에 영향을 주는 것이고 건강상태를 증진하는 것
  ④ 계획 : 기대되는 성과를 달성하기 위해 수행에 관한 청사진 제공
  ⑤ 수행 : 계획한 간호활동을 실행하는 간호행위
  ⑥ 평가 : 간호사의 관찰뿐만 아니라 대상자의 진술에 의해서도 행하여지며, 그 밖에 타 의료요원, 가족, 친구 등 2차적 출처를 통해서도 평가함

❋ 간호진단
- 간호진단 진술할 때는 NANDA의 진단목록(진단에 대한 정의, 행동 특성, 관련요인 혹은 위험요인의 3부분)을 이용
  ① 정의 : 진단적 용어의 의미를 이해하는 데 개념적인 도움을 줌
  ② 행동 특성 : 특정 진단에 흔히 나타나는 증상과 징후의 집합
  ③ 관련 요인 : 실재적 간호진단에 기여하는 요인
  ④ 위험 요인 : 간호진단이 발생할 취약성을 증가시키는 요인
  ⑤ 건강문제 : '~와 관련된' 관련 요인
  ⑥ 간호진단을 사용함으로써 간호사는 체계적, 순서적, 일관된 태도로 대상자의 관심사에 대해 상호 의사소통 가능

❋ 간호목표
- 목표진술 시 유의점
  ① 일반적이기보다는 구체적일 것
  ② 주관적이기보다는 측정 가능한 것일 것
  ③ 비현실적이기보다는 성취 가능한 것
  ④ 과거보다는 현재 시점을 사용할 것
  ⑤ 수가 지나치게 적거나 많기보다는 적절한 것
  ⑥ 일방적이기보다는 상호적일 것

최다빈출문제

1. 지역주민의 정신건강 증진을 위한 일차 예방 프로그램으로 옳은 것은? ★★★★

   ① 스트레스 관리법을 교육한다.
   ② 만성 정신분열병 환자를 사회생활 기술훈련 프로그램에 참여시킨다.
   ③ 퇴원 환자에게 사회기술훈련을 제공한다.
   ④ 정신질환자를 조기에 발견하여 치료를 받게 한다.
   ⑤ 정신질환자 가족에게 항정신병 약물의 부작용에 대해 교육한다.

   ▶ - 스트레스원을 피하거나 보다 적응적으로 대처하도록 도움
     - 자원, 정책, 환경의 요소들을 변화시킴으로써 더 이상 스트레스를 야기하지 않게 할 뿐만 아니라 건강 기능을 향상시키도록 한다.

2. 어떤 사람이 반사회적 행동을 하면서도 죄책감을 갖지 못한다. 프로이트의 성격의 구조 관점에서 이러한 정신 작용이 일어난 이유는 무엇인가 ★★★★

   ① 강력하게 작용하는 초자아 때문
   ② 강력한 전의식 때문
   ③ 자아와 초자아가 모두 억제되어 있기 때문
   ④ 강력하게 작용하는 이드와, 약한 초자아 때문
   ⑤ 초자아가 이드를 억제하기 때문

   ▶ 정신 에너지 가운데 이드가 지나치게 저장되어 있을 때는 충동적 행동이 많이 나타나고, 자아가 지나치게 넘치면 자기 침체나 이기적 행동이 나타나며, 초자아가 지나치게 많으면 엄격하고 자아 비난적 행동이 나타나게 된다.

3. 가정폭력 예방을 위해 정신보건 센터에서 실시할 수 있는 중재는? ★★★

   ① 가정폭력에 대한 교육을 지역주민에게 실시한다.
   ② 가해자에게 사회적응 프로그램을 실시한다.
   ③ 가정폭력 피해자를 가해자로부터 격리시킨다.
   ④ 폭력가정에 상담 프로그램을 실시한다.
   ⑤ 지역사회자원과 연계한다.

   ▶ 정신보건센터의 주요 기능
     - 정신질환 예방, 정신질환자 발견, 상담, 진료, 사회복귀훈련, 사례관리, 정신보건시설 간 연계 체계구축 등 지역사회 정신보건사업 기획, 조정 및 수행

4. 정신질환에서의 3차 예방은? ★

   ① 위기중재를 말한다.
   ② 조기발견이다.
   ③ 정신질환에서의 재활과 합병증 예방이다.
   ④ 정신장애 치료기간을 단축하는 것이다.
   ⑤ 정신장애 치료비용을 절감하는 것이다.

   ▶ 제 1 장 7p. 최다빈출내용 참조

5. 초보운전자였던 박군이 심한 자동차 추돌사고로 인하여 병원에 입원하였다. 박군의 간호사정에 포함되어야 할 내용은? ★

   | 가. 박군의 무력감과 두려움의 정도를 파악한다. |
   | 나. 평소에 박군이 사용해 왔던 대처방법을 확인한다. |
   | 다. 사고에 따른 박군의 경험과 느낌을 확인한다. |
   | 라. 가족의 지지정도를 확인한다. |

   ① 가, 나, 다   ② 가, 다   ③ 나, 라
   ④ 라   ⑤ 가, 나, 다, 라

   ▶ - 스트레스의 분산과 최근 생활사건의 초점
     - 개인치료기법 + 집단치료 + 가족치료 : 효과적
     - 집단치료 : 다양한 외상경험을 서로 공유하며 집단에서 지지를 받을 수 있음
     - 가족치료 : 증상이 심해진 시기에 결혼생활을 유지하는데 도움이 됨
     - 정신치료 : 지지, 교육, 적응기전의 개발, 사건 자체의 수용

6. 다음 중 치료적 지역사회이론을 강조한 인물은? ★★

   ① 크레펠린(E. Kraepelin)   ② 페플라우(Hildegard Peplau)
   ③ 베일리(Harriet Bailey)   ④ 피넬(Phillippe Pinel)
   ⑤ 맥스웰(Maxwell Jones)

   ▶ 치료적 지역사회(therapeutic community)
     - Maxwell Jones가 1953년 처음 사용한 용어, 병원 전체를 하나의 지역사회로 보고 병원의 모든 것이 치료적이어야 함
     - 정서적 문제를 가진 사람들이 가정 및 지역사회와 계속적으로 관계를 유지하면서 건강을 유지하도록 도와주거나, 입원이 불가피한 경우에는 가능한 한 빠른 시일 내에 지역사회 생활로 돌아올 수 있도록 도와주는 치료 방법

7. 35세 된 남자가 부인을 구타하여 가정법원에서 접근 금지명령을 받았다. 이 남자는 어머니가 아버지로부터 구타당하는 것을 보고 자랐다. 이와 같이 아버지의 폭행이 아들에게 전수되는 것은 무슨 이론인가? ★

   ① 인본주의이론   ② 인간관계이론
   ③ 인지이론   ④ 정신분석이론
   ⑤ 사회학습이론

   ▶ 사회학습이론은 사람의 행동은 다른 사람의 행동이나 상황을 관찰하거나 모방한 결과로 이루어진다는 교육심리학이론

8. 에릭번의 분석모형 설명으로 맞는 것은? ★

가. 성인, 아동, 부모 자아 상태로 의사소통한다.
나. 성인 자아는 합리적, 논리적, 현실지향적이다.
다. 부모 자아는 부모에 의해 교육받은 모든 태도나 행동을 통합한다.
라. 아동 자아는 각 개인이 어린이로 지니고 있는 모든 감정을 포함한다.

① 가, 나, 다　　② 가, 다　　③ 나, 라
④ 라　　　　　⑤ 가, 나, 다, 라

▶ 인간은 부모적 요소, 성인적 요소, 아동적 요소의 세 가지 자아 상태로 의사소통한다.

9. 간호과정 적용의 장점이 아닌 것은? ★

① 간호실무 범위를 구체적으로 제시해 준다.
② 대상자가 자신의 간호에 참여할 수 있다.
③ 치료요원들이 정보 등을 각각 수집해서 정보의 정확성을 비교할 수 있다.
④ 간호사 직무만족도를 높인다.
⑤ 대상자 재원기간을 단축시킨다.

▶ 제 1 장 10p. 최다빈출내용 참조

10. 신체와 정신에 관한 설명으로 옳은 것은? ★★

① 신체와 정신은 구분할 수 없다.
② 신체와 정신은 구분할 수 있으며 서로 관련이 있다.
③ 신체적으로 건강해야 정신적으로 건강하다.
④ 신체적 문제와 정신적 문제가 동시에 있을 때 정신적 문제를 먼저 중재한다.
⑤ 신체와 정신은 아무런 관련이 없다.

▶ 인간은 하나의 유기체로서 근본적으로 두 개로 구별하여 이야기할 수 없고, 신체와 정신은 상호 연관을 가지며, 정신적 현상도 항상 그 기저에는 신체적 현상과 어떤 연관성을 가짐. 대상자가 신체적 문제가 심각하거나 위급할 경우는 정신질환보다도 신체적 질환에 대한 중재를 우선으로 하며, 신체적인 상태를 안정 유지시킨 후에 정신적 문제에 접근하는 것이 올바른 간호 방법임

11. 정신보건 센터에서의 간호사 역할로 옳은 것은? ★★★★

① 대상자보다 가족 요구에 중점을 둔다.
② 증상 요구에 중점을 두어 평가한다.
③ 지역사회 내에서 이용 가능한 자원을 파악한다.
④ 증상 조절, 약물 투여 등 직접 간호를 제공한다.
⑤ 대상자 전체에 동일한 간호를 제공한다.

▶ 3차 건강관리기관 및 프로그램
 - 낮 병원, 밤 병원, 재활병원, 정신요양원, 양로원, 정신지체 특수학교, 사회복지시설, 정신보건 센터에서는 추후 관리와 재활, 약물 관리, 사회기술훈련, 개인 및 가족 상담, 자조그룹, 직업훈련, 재정적 지원 및 상담, 지역사회거주 프로그램 개발, 방문간호 및 사례 관리를 하는 사회생활 적응을 관리

12. 간호는 간호사와 환자 사이의 의미 있는 치료적 대인 관계의 과정으로서 간호사는 자신을 치료적 수단으로 이용해야 한다고 말한 인물은? ★★★★

① 말러　　② 로저스　　③ 오렘
④ 페플라우　　⑤ 매슬로우

▶ - Maslow : 생리적 욕구와 비생리적 욕구의 체계를 피라미드 형태로 묘사
 - Rogers : 인간의 건강을 유지하고 증진시키며, 또한 질병을 예방하도록 지지하고, 평가적·치료적 활동을 하며, 재활에 필요한 도움을 위해 봉사하는 것
 - Orem : 신체적·정신적·사회적으로 통합된 기능을 수행할 수 있는 자가간호 기능이 가능한 상태
 - Peplau : 하나의 의미있고 치료적인 대인 관계의 과정

13. 폭력과 학대의 특징으로 옳은 것은?

① 가해자는 가정 내의 갈등 해결을 위해서는 폭력이 정당하다고 믿는다.
② 가해자는 자존감이 높다.
③ 학대피해자는 다른 대인관계에는 문제가 없다.
④ 피해자에게 잘못이 있다.
⑤ 가족 권력과는 관련 없다.

▶ ① 공격자는 자신들의 공격적인 행동을 '도저히 어쩔 수가 없다' 고 설명하면서 처벌을 위한 불가피한 시도였다고 아주 그럴듯하게 무죄를 주장한다.
 ② 공격자들은 자존감이 낮으며, 다른 사람에게 자신의 결점을 투사하고 쉽게 좌절하며, 그 좌절감을 건설적으로 조절하지 못한다.
 ③ 학대받는 대상자는 누군가가 자신에게 사랑을 고백하면 괴로워하면서 과연 사랑을 받을 만한 가치가 있는지 의심한다.
 ④ 폭력과 학대는 피해자의 잘못이 아니라 모방학습, 상대를 통제하기 위한 학대적 접근의 반복 등과 같은 정신역동과 관련이 있다.
 ⑤ 이는 암묵적으로 폭력 사용을 허용하고 배우게 하는 결과를 가져온다.

14. 지역정신사회재활의 개념으로 올바른 것은?

① 서비스는 가능한 임상적 환경에서 제공되어야 한다.
② 간호사가 재활의 주체가 된다.
③ 인간의 강점과 의존적인 대인관계를 강조한다.
④ 가정과 사회로 복귀할 수 있도록 도와준다.
⑤ 대상자의 능력보다는 병리학적인 것을 강조한다.

▶ 정신사회재활은 만성 정신질환자의 능력을 높여서 정신질환 때문에 무능해진 개인을 독립적으로 생활하도록 하고, 장애를 극복하며, 가능한 상위 수준의 안녕을 유지하고 회복하기 위해 생활양식을 이행하도록 교육하는 것이다.

정답 1.① 2.④ 3.① 4.③ 5.⑤ 6.⑤ 7.⑤ 8.⑤
9.⑤ 10.① 11. ③ 12.④ 11.① 12.④ 13.① 14.④

간호사국가시험 적중문제

국시적중문제 해설

01 설리반과 메이의 이론을 기초로 하고 임상경험을 통해 전반적인 간호실무와 정신건강간호에 적용할 수 있는 인간관계이론을 제시한 사람은?

① 페플라우 ② 트레블비 ③ 올란도
④ 오렘 ⑤ 존슨

▶ ① 페플라우는 간호이론 구축의 선구자로 설리반, 메이의 영향을 받아 일반 간호실무와 특별히 정신건강간호에 적용할 수 있는 상호관계이론을 제안함

02 인도주의 입장에서 정신질환자의 치료를 처음 시작한 사람은 누구인가?

① Moreno ② Adolf Meyer
③ Linda Richards ④ Philippe Pinel
⑤ Benjamin Rush

▶ ① Moreno : 미국정신의학자, 심리극(psychodrama)을 이용한 집단요법 창시
② Adolf Meyer : 정신생물학의 창시자
③ Linda Richards : 최초로 교육을 받은 미국의 정신간호사
④ Phillippe Pinel : 인도주의적 치료 도입(처벌 대신 햇빛과 신선한 공기, 깨끗한 환경)
⑤ Benjamin Rush : 미국정신의학의 아버지, 의사-환자 관계 중요시

03 한국정신간호의 역사에 대한 설명으로 옳지 않은 것은?

① 우리나라 정신간호는 서양의학이 들어오면서부터 시작되었다.
② 일제하에 총독부 의원이 정신과 병동을 신설하여 처음으로 병동내에 정신과 환자를 간호하였다.
③ 주로 개방병동에서 치료를 시행하였고, 흥분과 공격행위가 나타나면 폐쇄병동에 가두었다.
④ 1953년 항 정신병 약물의 개발로 환자의 증상이 가벼워졌고 정신간호의 기능도 차츰 변하였다.
⑤ 1995년 정신보건법이 제정된 후 입원 위주의 치료에서 지역사회 정신보건의 개념으로 변화가 시작되었다.

▶ - 일제하 처음으로 병동내에서 정신과 환자를 간호하였는데, 당시 간호는 환자의 안전관리와 보호위주의 간호가 주로 시행되었다.
- 폐쇄병동에서 치료를 하였으며, 흥분과 공격행위가 나타날 때에는 억제대를 사용하였다.
- 1953년 항정신병약물의 개발로 환자의 증상이 가벼워지게 되었고, 정신간호의 기능은 보호관리에서 점차 인슐린 혼수요법이나 전기충격 치료 시 치료와 일반적 신체간호, 환자관찰, 투약 등으로 변하였다.

정답 : 01 ① 02 ④ 03 ③

제 1 장 · 정신건강간호의 이해 | 13

04 정신질환에서의 3차 예방은?

① 정신질환자에게 위기를 중재하는 것을 말한다.
② 정신질환자를 조기에 발견하는 것이다.
③ 정신질환에서의 재활과 합병증 예방이다.
④ 정신장애 치료기간을 단축하는 것이다.
⑤ 정신장애 치료비용을 절감하는 것이다.

▶ 3차 예방
- 재활활동을 통한 정신장애의 정도를 감소시키는 활동

05 성추행자를 체포하여 조사할 경찰관이 정신전문간호사에게 자문을 구했을 때, 간호사의 중재로 맞는 것은?

① 성범죄자이니 이해할 필요가 없다.
② 필요 시 성전문가에게 의뢰한다.
③ 경찰 자신의 성가치관을 재정립하도록 도와준다.
④ 성추행 가해자의 가족에게 비밀로 한다.
⑤ 가해자의 행동을 비판한다.

▶ 가장 먼저 경찰 자신의 성가치관을 재정립하도록 조언해야 하는데, 잘못된 가치관을 가지고 있을 경우 올바른 조사가 이루어지기 어렵기 때문임

06 정신치료를 받고 있는 환자에게 치료자가 뚜렷한 이유없이 자주 두려운 감정을 느끼게 되었다. 곰곰이 생각해 본 결과 환자가 치료자와 흡사하다는 것을 알게 되었다. 이러한 치료자의 감정 반응은 다음 중 어느 것인가?

① 전이   ② 자유연상   ③ 역전이
④ 제반응   ⑤ 저항

▶ - 환자가 마치 자기 과거의 어떤 중요한 인물로 치료자 무의식에서 부각되어 일어나는 현상을 역전이라 한다.
- 치료자가 어렸을 때의 경험에서 유래된 태도나 느낌이 환자에게 전치되는 것을 말한다.

정답 : 04_③ 05_③ 06_③

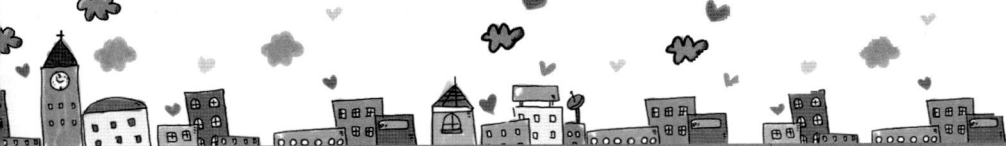
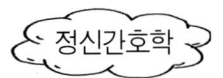
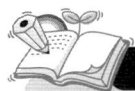

07 다음 중 정신간호의 이론적 모형 중 대인관계모형에서의 간호사 역할에 대한 설명으로 맞는 것은?

① 간호사는 특별한 훈련 과정을 거쳐서 정신치료를 담당하게 된다.
② 환자와 협의하여 환자에게 변화를 가져올 수 있는 행동을 선별한다.
③ 환자의 문제를 무비판적으로 들어주어야 하며, 환자가 독립적일 수 있도록 격려한다.
④ 환자가 자신의 행동에 대해 책임지도록 격려한다.
⑤ 환자를 위협하거나 강요하지 않고, 환자의 의지에 반하는 사회적 요구로부터 보호한다.

▶ ①은 정신분석모형, ②와 ⑤는 사회적 모형, ④는 실존적 모형

08 정신건강 개념으로 옳은 것은 무엇인가?

① 정신병리적인 증상을 보이지 않는 상태
② 정신질환을 진단 받은 적 없는 상태
③ 신체적으로 아무런 이상이 없는 상태
④ 자신의 부정적인 면에 치중하는 상태
⑤ 주변 환경을 잘 파악하고 일상생활에 잘 적응할 수 있는 상태

▶ 정신건강 개념
- 정신건강이란 건전한 개인생활 유지와 원만한 대인관계 그리고 성숙한 사회생활에 기초한 개념이다.

09 우리나라에서 정신보건법이 처음으로 입법 제정되어 환자의 재활과 사회복귀, 인권보장을 위한 기틀이 마련된 해는?

① 1995년　　② 1997년　　③ 2000년
④ 2002년　　⑤ 2004년

▶ 정신보건법
- 우리나라에서는 1995년 12월 31일에 정신보건법이 제정. 미국에서는 1946년 제정
- 1997년 12월 31일 1차 개정, 2000년 1월 12일 2차 개정, 2004년 7월 30일에 3차 개정
1) 목적 : 정신질환의 예방과 정신질환자의 의료 및 사회복귀에 관하여 필요한 사항을 규정함으로써 국민의 정신건강증진에 이바지함
2) 기본이념 : 모든 정신질환자는 인간으로서 존엄과 가치를 보장받고, 최적의 치료를 받을 권리를 보장받으며, 정신질환이 있다는 이유로 부당한 차별대우를 받지 아니함

정답 : 07_③ 08_⑤ 09_①

Psychiatric Nursing

10 환자 면담 시 간호사가 환자에게 자신의 생각을 정리할 수 있는 시간을 주는데 효과적인 의사소통기법은?

① 수용적인 태도를 보이며 대상자의 의견에 동의한다.
② 생각을 정리해보라고 말한다.
③ 초점을 맞춘 대화를 진행한다.
④ 말없이 들어주며 침묵시간을 제공한다.
⑤ 되풀이해서 같은 내용을 질문한다.

▶ 침묵은 대상자에게 사고, 느낌, 결정 등을 심사숙고할 수 있는 시간을 제공하고, 대상자의 반응을 이끌어 내는 행동을 기술함

11 다음 중 초기단계에서 간호사가 해야 할 일이 아닌 것은?

① 대상자와 함께 목적을 수립한다.
② 환자가 긍정적인 대처기전을 쓰도록 조언한다.
③ 환자와 개방적인 의사소통을 실시한다.
④ 대상자와 상호 간에 계약을 맺는다.
⑤ 환자에게 자신을 소개한다.

▶ ② 활동 단계에 해당함

12 다음은 정신간호의 발달사에 대한 설명이다. 틀린 것은?

① 정신간호의 발달사는 정신건강과 정신질환에 대한 사회적 태도를 이해하는 것에 목적을 두고 있다.
② 정신간호발달사를 통해 확대된 정신간호의 역할을 이해할 수 있다.
③ 원시시대에는 정신질환이 죄에 의한 인과관계라고 생각했다.
④ 그리스, 로마시대 때 사용된 정신과적 치료는 심리치료였다.
⑤ 히포크라테스는 인간의 기질은 다혈질, 담즙질, 우울질, 점액질 4가지로 구분하였다.

▶ 심리치료는 현대에 들어와 도입된 정신과적 치료이다.

정답 : 10_④ 11_② 12_④

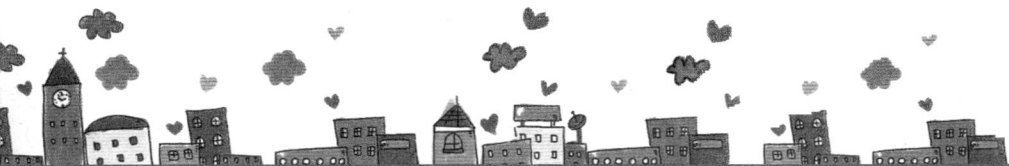
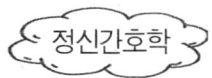
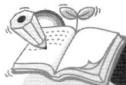

13 다음 중 정신건강증진을 위한 교육내용에 해당하는 것은 무엇인가?

| 가. 스트레스 관리법 | 나. 사회기술훈련 |
| 다. 학교폭력 | 라. PC 중독 |

① 가, 나, 다
② 가, 다
③ 나, 라
④ 라
⑤ 가, 나, 다, 라

해설 연결
- 특히, 재가관리, 응급관리와 함께 만성 정신장애인들을 대상으로 집단치료, 사회기술훈련, 직업훈련, 지역사회 적응훈련, 스트레스 대처훈련 등의 프로그램을 실시, 사회에 복귀하여 건강한 삶을 누릴 수 있도록 도와줌
- 대상자의 건설적 대처기전을 증진시키고 적응적 대처 방안을 최대화하는 공식적 혹은 비공식적 활동은 모두 정신건강 증진교육 내용이 될 수 있음

14 다음 중 주간재활센터의 프로그램으로 옳지 않는 것은?

① 일상생활 기술훈련
② 사회성 훈련
③ 정신건강교육
④ 약물치료
⑤ 여가활동

15 환자의 임종을 앞두고서 행해야 할 태도로 바른 것은?

① 극단적인 감정변화에 관심을 주지 않는다.
② 세세하게 모든 임상결과를 설명한다.
③ 면회를 제한하여 마지막을 조용하게 보내게 한다.
④ 진통제는 내성이 생길 수 있으므로 최소한으로 한다.
⑤ 수 회 정기적 면담을 한다.

국시적중문제 해설

▶ 정신건강 증진교육
- 정신건강 증진교육은 시민, 학부모, 교사, 청소년 등 계층별 맞춤형 교육으로 진행되고 있으며, 정신건강 관련 전문인력 양성과 자원봉사자 교육도 병행하고 있음
- 현대인의 정신건강의 적인 스트레스, 우울증, 치매, 음주, 약물, 알코올, PC 중독, 학교폭력, 청소년 흡연 등에 대해 사례별 조사와 함께 전문적인 시민교육을 실시하고 있음
- 정신장애인들의 다양한 문제와 욕구를 충족시켜 주기 위한 서비스 프로그램을 운영, 정신장애인들의 삶의 질향상에 기여하고 있음

▶ 주간재활센터의 프로그램은 입원치료와 달리 일상생활 기술훈련, 대인관계훈련, 정신건강교육, 여가활동 등 재활 프로그램 중심으로 운영됨

▶ - 정기적으로 환자를 방문하고, 마주보며, 환자의 말에 귀를 기울이고, 피부를 접촉하는 방법 등으로 환자에게 사랑이 넘치는 관심과 지속적인 지지를 베푸는 것임
- 무엇보다 환자에게 정직하게 대하여 신임을 얻어야 하며, 통증의 관리도 매우 중요함
- 가족, 친지의 관심과 지지 또한 환자가 죽음에 직면할 수 있는 힘을 주게 되므로 이상으로 미루어보아 수 회 정기적으로 면담을 시행하는 것이 가장 적합한 답으로 볼 수 있음

정답: 13_⑤ 14_④ 15_⑤

Psychiatric Nursing

16 우리나라 정신간호발달사와 거리가 먼 것은?

① 1953년 항정신병 약물 개발
② 1971년 정신간호학회 창립
③ 1995년 12월 31일 정신보건법 제정
④ 1960년대 미국정신의학의 영향으로 간호사가 오락치료, 예술치료 등에서 치료자 역할
⑤ 일제시대 개방병동 설치되고 격리, 억제대 사용 금지

해설 연결

5) 1960년대 중반부터 환경요법, 활동요법, 오락요법, 예술요법 등 도입
 - 인슐린 치료는 거의 사용하지 않게 되었으며, 미국정신의학의 영향으로 환경치료와 활동치료를 도입하여 간호사도 오락치료, 예술치료 등에서 치료자 역할을 담당하게 됨
6) 1960년대 말부터 분석심리학적 정신치료와 실존분석 정신병리학 도입
7) 1971년 정신간호학회가 시작
8) 1995년 12월 정신보건법이 국회에서 입법 제정
 - 환자의 재활과 사회복귀, 인권보장을 위한 기틀 마련
9) 1999년 정신보건간호사 배출

국시적중문제 해설

▶ 한국의 정신건강간호
 1) 1885년 왕립병원인 광혜원 설립
 2) 1911년 설립된 서울제생원에 최초의 정신병 환자 전문요양 진료 시설 설치
 3) 1913년 조선총독부 의원에 최초의 정신과 병동 설립, 정신병 환자 치료
  - 처음으로 병동내에서 정신과 환자를 간호하게 됨
  - 환자의 안전관리와 보호위주의 간호가 주로 시행
  - 폐쇄병동에서 치료를 하였고, 흥분과 공격행위가 나타날 때는 억제대를 사용
 4) 1953년 항정신 약물의 개발
  - 정신간호의 기능은 보호관리에서 점차로 인슐린 혼수요법이나 전기충격치료 시 치료와 일반적 신체간호, 환자관찰, 투약 등으로 변함

17 다음 문항은 정신건강의 개념에 대한 것들이다. 이들 중 정신건강의 개념을 잘못 설명하고 있는 것은?

① 원만한 대인관계를 가질 수 있는 상태이다.
② 정신질환이 없는 상태를 의미한다.
③ 자신과 남을 사랑할 줄 아는 상태이다.
④ 일상생활에서 즐거움을 느낄 줄 아는 상태이다.
⑤ 자신에게 주어진 임무를 잘 수행할 수 있는 상태이다.

▶ 많은 사람들이 정신건강이라는 단어를 들었을 때 정신질환이 없는 상태를 생각하게 되는 경향이 있으나, 성격 중 어느 부분의 결핍이 있다 할지라도 그것이 정신질환의 증거로서 나타나지는 않는다.

정답 : 16_⑤ 17_②

18 Berne에 의해 개발된 상호교류 분석모형에 대한 설명으로 옳지 않은 것은?

① 상호교류 분석모형의 중요한 기초는 각 사람의 인격은 자아 상태라고 불리는 세 개의 요소로 구성되어 있다.
② 부모 자아 상태는 부모나 교사에 의해 교육받거나 영향을 받아 형성된 태도나 행동을 말한다.
③ 어린이 자아 상태는 각 개인이 어린이로서 가질 수 있는 감정들을 말한다.
④ 성인 자아 상태는 인격의 현실지향적인 성격을 지는 것으로 논리적이며 합리적이다.
⑤ 상호교류 분석모형은 사람들이 각자 관계를 맺는 의식적인 방식에 관한 모형이다.

▶ ⑤번 이론인 상호교류 분석모형은 사람들이 각자 관계를 맺는 무의식적인 방식에 관한 모형으로 중요한 기초는 각 사람의 인격이 부모 자아 상태, 성인 자아 상태, 어린이 자아 상태로 구성되어 있고, 이들이 개인에게 세 사람의 존재가 있듯이 의사소통을 한다는 것이다. 상호교류 유형에는 상호보완적인 교류모형, 교차적인 교류모형, 저의적 교류모형이 있다.

19 다음 중 정신건강 상태를 사정할 때, 가장 고려해야 될 항목은?

① 대상자가 나타내는 행동 ② 혈액검사 자료
③ 뇌의 단층촬영 ④ 가족력
⑤ 지적수준

▶ 대상자의 행동을 평가하여 정상 상태와 병리적 상태를 구분한다.

20 다음 중 정신건강증진을 위한 예방적 활동에 해당되는 내용은?

① 새로운 환자를 조기에 발견하여 정신과 병원에 의뢰한다.
② 고위험군을 대상으로 교육을 시행한다.
③ 병원에서 퇴원한 환자를 대상으로 추후 관리를 한다.
④ 정신장애자가 더 큰 손상을 입지 않도록 지지한다.
⑤ 만성 정신질환자의 일상생활 기능을 증진시킨다.

▶ - 정신건강증진을 캐플란의 일차 예방 개념에 초점을 맞추어 설명할 수 있다.
- 정신건강증진 내용으로는 정상인을 대상으로 건강을 지키도록 도와주는 것과 고위험군을 대상으로 예방활동을 하는 것이다.

정답 : 18 ⑤ 19 ① 20 ②

21 다음 중 건강한 성인을 대상으로 정신건강 증진교육을 실시하고자 한다. 바람직한 내용과 거리가 먼 것은?

① 신체활동과 운동
② 흡연과 알코올
③ 폭력과 학대행위
④ 증상관리와 약물복용
⑤ 정신건강과 질환

▶ 증상관리와 약물복용은 정신질환 대상자의 재활에 해당되는 내용이다.

22 다음 중 히포크라테스가 주장한 내용이 아닌 것은?

① 인간의 기쁨이나 불안을 느끼는 것은 모두 뇌의 작용이다.
② 뇌전증이나 정신이상은 신이 내린 신성한 질병이다.
③ 모든 질병은 혈액, 타액, 황담즙, 흑담즙의 불균형으로 초래된다.
④ 4체액은 공기, 물, 불, 흙과 대응된다.
⑤ 체액 간의 불균형을 바로 잡으려면 목욕, 식이요법을 이용해야 한다.

▶ 뇌전증(간질)이나 정신이상은 신이 내린 신성한 질병이라는 기존의 믿음에 반대함

23 마리 야호다(Marie Jahoda)의 정신건강 기준에 해당하지 않는 것은?

① 의사결정을 스스로 할 수 있는 능력
② 개인의 갈등과 욕구를 조절할 수 있는 능력
③ 주위를 적절히 파악할 수 있는 능력
④ 상황에 대한 효율적인 대처 능력
⑤ 대인관계 기술

▶ 마리 야호다의 정신건강 기준
- 자율성 : 의사결정을 스스로 할 수 있는 능력
- 통합력 : 개인의 갈등과 욕구를 조절할 수 있는 능력
- 현실지각 : 주위를 적절히 파악할 수 있는 능력
- 환경의 지배 : 상황에 대한 효율적인 대처 능력

정답 : 21_④ 22_② 23_⑤

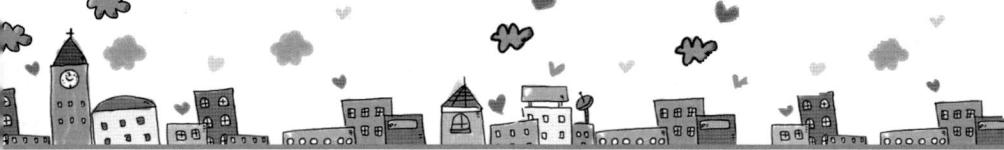
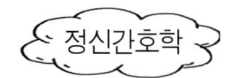

24 정씨는 수술에 필요한 수혈을 거부하고 있다. 환자에게 수혈의 필요성을 교육하기 위해 간호계획을 수립하고자 한다. 먼저 환자의 사회·문화적 배경을 고려하는 간호사의 가장 바람직한 태도는?

① 환자의 종교적 배경을 알아본다.
② 환자의 경제 상태를 알아본다.
③ 환자의 혈액형을 알아본다.
④ 환자의 수혈에 대한 지식 정도를 알아본다.
⑤ 환자의 건강 상태를 알아본다.

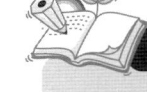

▶ 문화는 문화적, 사회적 상호작용에 의해 강화되는 사회화 과정을 통해 한 세대에서 다음 세대로 전해지며, 민족적 배경, 종교, 사회적 위치 등이 하위문화의 특징들로 구분된다.

25 다음 중 실존주의 모형에 입각한 정신간호 중재에서 일차적으로 특히 중요한 것은?

① 환자의 행동에 대해 보호자가 책임지도록 한다.
② 환자가 자신의 존재 의미를 깨닫도록 한다.
③ 환자의 행동에 변화를 일으킬 만한 과제를 주고 강화훈련을 한다.
④ 환자의 과거에 대해서는 고려하지 않는다.
⑤ 환자에 대해 온정적이며, 수용적인 태도를 취한다.

▶ 정신간호 이론 : 실존적 모형
  * 대상자 및 치료자의 역할
    • 치료자와 대상자
      - 공통된 인간이라는 점에서 동등하다는 점 강조
      - 치료자는 진실을 찾으려고 방황하는 환자를 안내하는 역할
      - 변화해야 할 영역으로 환자를 온정적이고 공감적으로 이끌어 주는데, 환자나 치료자 모두 솔직하고 개방적이어야 함

26 다음 중 정신분석모형에서 사용되는 치료 방법을 모두 고르시오.

가. 사고의 자유연상	나. 로고요법
다. 꿈의 분석	라. 환경의 조작

① 가, 나, 다　② 가, 다　③ 나, 라
④ 라　⑤ 가, 나, 다, 라

▶ 정신간호이론 : 정신분석모형
  - 성격의 재구성 : 자유연상, 꿈의 해석
  - 자유연상 : 어떤 의식적 점검이나 검열 없이 생각이 떠오르는 대로 언어화하는 것
  - 꿈의 해석 : 정신 내적 갈등을 상징적으로 나타내 줌(저항의 특성 파악 가능)

정답 : 24 ①　25 ⑤　26 ②

27 다음은 간호진단 분류에 관한 제5차 국제회의에서 자아개념에 포함된 측면을 나열한 것이다. 해당되지 않는 것은?

① 신체상   ② 자존감   ③ 개인적 정체성
④ 적응력   ⑤ 역할 수행

▶ 간호진단 분류에 관한 제5차 국제회의에서 자기개념의 네 가지 측면은 신체상, 개인의 정체성, 자존감 및 역할 수행 등이다.

28 우리나라 정신보건간호사의 역할로 옳은 것은?

① 정신보건간호사는 사회복귀시설 운영이 불가하다.
② 정신보건간호사는 오로지 정신병동에서 간호사로만 일할 수 있다.
③ 정신질환자의 사회적응과 작업재활을 위해 훈련, 교육, 지시, 상담한다.
④ 방문간호를 포함한 정신질환자에 대한 간호를 한다.
⑤ 정신보건간호사의 역할은 정신보건법에 명시되어 있다.

▶ 우리나라의 정신보건간호사 역할
 - 사회복귀시설의 운영
 - 정신질환자의 사회복귀 촉진을 위한 생활훈련 및 작업훈련
 - 정신질환자와 그 가족에 대한 교육 및 지도·상담
 - 정신질환자의 사회재활에 대한 진단 및 보호 신청
 - 정신질환 예방활동 및 정신보건에 관한 조사·연구
 - 기타 정신질환자의 사회적응 및 직업재활을 위하여 보건복지부장관이 정하는 활동
 - 정신질환자에 대한 자료수집, 판단, 분류 및 그에 따른 환자관리 활동
 - 방문간호를 포함한 정신질환자에 대한 간호

29 지역사회 정신건강을 위한 예방적 활동에 속하지 않는 것은?

① 직장인의 스트레스를 관리해 줄 수 있는 프로그램을 개최한다.
② 보건소에서 가정폭력, 정신장애 등에 대해 상담을 실시한다.
③ 부모와 교사에게 정상적인 성장과 발달을 교육한다.
④ 중증 정신분열병 환자의 자·타해 예방을 위한 안전조치를 취한다.
⑤ 알코올과 약물이 청소년에게 미치는 영향에 대해서 강연 프로그램을 시행한다.

▶ 예방적 활동은 정상인을 대상으로 건강할 때 건강을 지키도록 도와주고, 고위험군을 대상으로 교육을 시행하는 것이나, 중증 정신분열병 환자에게 교육을 시키는 것은 예방이 아닌 치료에 해당함

정답 : 27_④ 28_④ 29_④

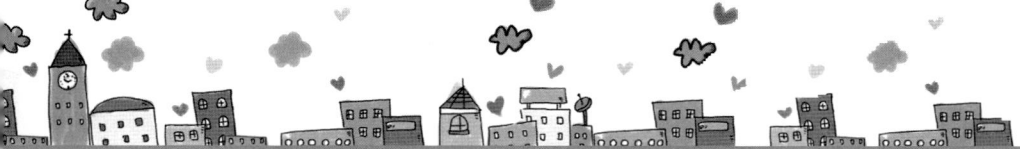
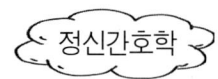
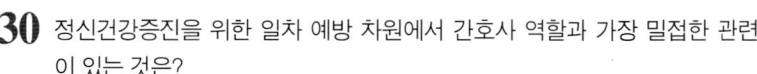

30 정신건강증진을 위한 일차 예방 차원에서 간호사 역할과 가장 밀접한 관련이 있는 것은?

① 정신질환자 조기발견
② 입원환자의 조기치료
③ 응급으로 기거할 수 있는 장소 제공
④ 지역주민을 위한 정신건강교육
⑤ 직업훈련 및 재활

▶ 1차 예방
 - 정신질환의 발생과 새로운 질병의 사례 발생을 감소시키는 것
 - 스트레스원을 피하거나 보다 적응적으로 대처하도록 돕고, 자원, 정책, 환경의 요소들을 변화시킴으로써 더 이상 스트레스를 야기하지 않게 할 뿐만 아니라 건강 기능을 향상시키도록 한다.
▶ 보건소 및 보건지소, 보건진료소, 정신과 외래 및 응급실, 각급 학교 아동 및 청소년 상담기관, 위기센터, 자살예방센터에서는 질병 예방, 사회·환경적 요인 관리, 위기중재, 퇴직자 상담, 결손가족 관리, 가족관계상담, 결혼상담, 소년원 어린이 상담, 집단정신요법, 자조그룹, 학교지지, 부모교육 및 훈련, 지역사회 정신건강 교육 프로그램을 운영
▶ ①, ②, ③은 2차 예방, ⑤는 3차 예방

31 의학적 모형의 적용이 간호사의 역할 변화에 미치게 된 영향은?

① 지역사회 정신간호의 필요성이 강조되었다.
② 병원이 주요 치료 장소로 됨에 따라 2차 예방에 초점을 둔 정신간호 시행이 강조되었다.
③ 재활과 예방을 위한 정치적 제도적 노력을 위한 간호사의 참여가 강화되었다.
④ 정신간호이론에 근거한 과학적 간호 수행이 강조되었다.
⑤ 다양한 분야의 전문간호 수행이 강조되었다.

▶ 의학적 모형은 전통적인 환자 - 의사관계를 기초로 정신질환의 진단에 초점을 두고, 의사를 중심으로 약물 치료, 정신 치료, 전기 충격 치료 등이 치료의 중요한 요소이다. 따라서 간호사는 주로 병원에서 2차 예방에 초점을 둔 정신간호를 시행하게 된다.

정답 : 30_④ 31_②

제 1 장 · 정신건강간호의 이해 | 23

Psychiatric Nursing

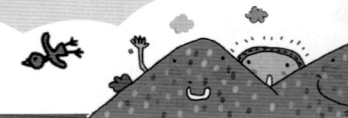

32 다음 중 정신질환에 대한 개념을 잘 설명한 것은?

① 정신질환은 생각하고, 느끼며, 행동하는데 비정상적인 영향을 미치는 정신 상태를 말한다.
② 정신질환은 성격 중 어떤 부분에도 결핍이 없음을 의미한다.
③ 정신질환은 신체적인 질환과는 관련 없이 정신에만 국한된 것을 의미한다.
④ 정신질환은 문화적 규범, 사회관습, 인간의 본질에 의해 영향받지 않는다.
⑤ 정신질환은 신경화학물질의 장애에 의해서 유발되어지며, 치료가 불가능한 질환이다.

▶ ① 정신질환의 정의를 서술한 문항이다.
② 성격 중 어떤 부분의 결핍이 있다할지라도 그것이 정신질환의 증거라고는 말할 수 없다.
③ 신체와 정신은 상호연관성을 가지고 있으므로 정신질환도 신체와 정신 모두와 관련이 있다.
④ 정신질환은 사회관습, 인간의 본질들에 의해 영향 받는다.
⑤ 정신질환은 치료의 개념이 아닌 재활 가능한 질병이다.

33 다음 중 정신간호의 역사로 올바른 것은 무엇인가?

가. 메이어(Meyer)는 정신생물학을 창시하였다.
나. 피넬(Pinel)은 환자를 인도적으로 치료하기 시작하였다.
다. 비어스(Beers)는 정신병원 체험수기를 써 냈다.
라. 1950년대 항정신병약 Chlorpromazine이 발견되었다.

① 가, 나, 다   ② 가, 다   ③ 나, 라
④ 라   ⑤ 가, 나, 다, 라

▶ 가. 메이어(Meyer)는 정신생물학의 창시자로 정신장애환자를 한 사람의 인간으로 볼 것을 강조함
나. 피넬(Pinel)은 인도주의적 치료법을 도입하여 정신이상자들이 인간적인 치료를 받을 수 있게 하였고, 햇빛이 들어오는 환한 방에서 지내게 함
다. 비어스(Beers)는 자서전을 출판하고, 정신질환의 치료표준을 제시함
라. 1950년 Courvoisier와 동료들이 chlorpromazine이 barbiturate에 의해 유도된 수면을 연장시키고, apomorphine에 의한 구토 반응을 막아주며, 조건화된 회피-도피 반응을 억제한다는 사실을 발견함

정답 : 32_① 33_⑤

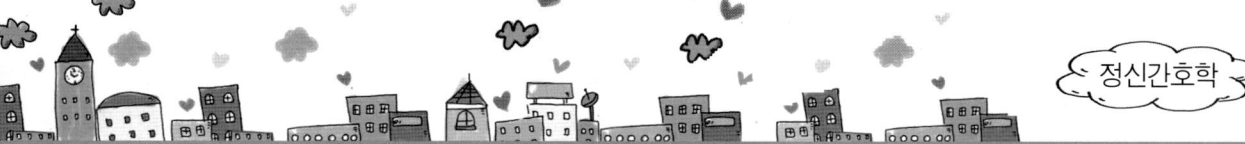

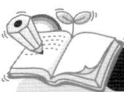 국시적중문제 해설

34 다음 중 실존주의 모형에서의 이상 행동에 대한 관점을 맞게 서술한 것은?

① 불안을 방어하는 수단으로써 증상이 나타나며, 어린 시절의 해결되지 않은 갈등과 관계가 있다.
② 기본적인 두려움은 거절에 대한 두려움으로 자아가 안정감을 경험할 수 없을 때 증상이 나타난다.
③ 사회환경적인 스트레스가 불안을 야기시키며, 그 결과로 증상이 나타난다.
④ 어렸을 때의 발달 과제에 기초를 둔 불안을 조정하는 부적절한 방어기전이다.
⑤ 자신의 주체성과 존재를 인식할 수 없을 때 느끼는 고독감, 무력감과 허무감의 표현이다.

▶ ①, ④는 정신분석모형, ②는 대인관계모형, ③은 사회적 모형

35 간호대상자의 행동에 따라 정신건강을 평가하여 정상 혹은 이상행동으로 구분한다. 다음은 이상행동에 대한 진술들이다. 적절하지 못한 설명은?

① 외부의 자극과 내부의 작용이 서로 조화를 이루지 못할 때 병리적 상태가 될 수도 있다.
② 이상행동이란 개인이 지니고 있는 문제와 그 문제를 처리하려는 잘못된 방법의 표현이다.
③ 이상행동은 본능적인 욕동과는 무관하며 죄악감과 불안을 제대로 처리하지 못할 때 나타난다.
④ 이상행동 양상은 과거 경험에서 얻어졌던 괴로웠던 잠재적인 문제들을 제대로 처리하지 못할 때 증상으로 나타나는 것이다.
⑤ 이상행동은 어려움에 대처하는 최선의 자기존재를 유지하려는 환자의 노력이다.

▶ - 간호대상자의 행동에 따라 정신건강을 평가하여 정상 상태 혹은 병리적 상태인 이상행동 상태로 구분할 수 있다. 이상 행동과 다음과 같은 상황이나 행동에 따라 평가된다.
- 외부의 자극과 내부의 작용이 서로 조화를 이루지 못하고, 개개인 자신이 지니고 있는 문제와 그 문제를 처리하려는 잘못된 방법의 표현으로 이상행동이 나타난다.
- 이상행동은 본능적인 욕동을 제대로 처리하지 못함으로써 나타나며, 과거 경험에서 얻어졌던 괴로웠던 잠재적인 문제들을 제대로 처리하지 못할 때 증상으로 나타나는 것이다. 그리고 어려움에 대처하는 최선의 자기존재를 유지하려는 환자의 노력이다.

정답 : 34_⑤ 35_③

36 간호모형에 대한 설명으로 맞는 것은?

① 대상자의 건강문제를 해결하기 위하여 총체적 전망에서 대상자에게 접근한다.
② 개인의 증상은 신체적, 유전에 의한 요인으로 본다.
③ 진단을 내리는 것이 가장 특징적이다.
④ 투약과 치료의 중요성을 가장 강조한다.
⑤ 간호모형에서의 이탈행동이란 중추신경계의 장애로 발생한다.

▶ ① 간호모형 : 잠재적, 실제적 건강문제에 대한 개인의 반응에 초점
②~⑤는 의학적 모형에 대한 설명임

37 38세 된 김씨는 유방암으로 인한 유방절제술 이후 남편과의 성행위에서 더 이상 절정감에 도달할 수 없음을 호소하며, "남편이 나를 만지고 싶어하지 않을 것 같아요. 나는 이제 더 이상 여자가 아니니까요"라며 우울을 호소하였다. 김씨에게 내릴 수 있는 간호진단으로 가장 적절한 것은?

① 성욕의 감소
② 건강추구 행위의 변화
③ 사회적 상호작용장애
④ 자아정체성 장애
⑤ 성적양상의 변화

▶ 성적양상의 변화는 성적행동이나 활동에 어려움이나 제한, 변화 등이 있는 것으로 대상자는 유방절제술과 관련된 성적양상의 변화를 보이고 있다.

정답 : 36_① 37_⑤

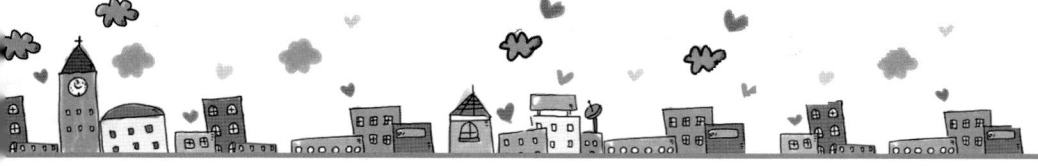
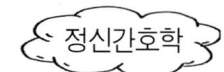

38 정신분석요법이 가장 효과적인 것은?

① 정신분열증
② 정동장애
③ 기질적 뇌증후군
④ 불안장애
⑤ 약물 중독

▶ 정신분석요법의 적응증
- 갈등의 원인이 내면적인 경우, 갈등이 오이디푸스 콤플렉스와 관계있을 때, 불안장애, 전환장애, 우울장애, 약물중독을 겸하지 않은 인격장애자, 성장애, 심하지 않은 정신생리장애, 회복기나 경계상태의 정신질환 등

39 간호모형에서 이탈행동에 대한 견해는?

① 잠재적 실제적 건강문제에 대한 개인의 반응이다.
② 내적으로 억압된 적대감의 표현이다.
③ 자아에 대한 수용과 이해의 부족으로 발생한다.
④ 바람직하지 못한 행동의 학습이다.
⑤ 만족스럽지 못한 대인관계의 경험으로 인한 것이다.

▶ - 간호모형에서 이탈행동에 대한 견해는 잠재적, 실재적, 건강문제에 대한 대상자의 반응으로 본다.
- 대상자의 반응은 건강하고 적응적인 반응에서부터 질환으로 나타나는 부적응적인 반응까지 연속선상으로 나타난다고 본다.
- ②는 정신분석모형 ③은 실존모형 ④는 행동모형 ⑤는 대인관계모형의 견해이다.

40 다음과 같은 정신·분석적으로 치료하는 방법은?

• 과거 혹은 어린시절의 경험을 말해 보도록 한다.
• 어린시절 부모와의 관계를 재현해 보게 한다.
• 최근에 자주 꾸는 꿈내용을 이야기해 보라고 한다.
• 타인과의 관계 개선을 격려한다.

① 대인관계 분석, 집단치료 도입
② 지지적 치료, 가족상담기법 도입
③ 무의식 중요 시, 꿈분석과 자유연상기법 도입
④ 꿈치료, 집단치료 도입
⑤ 자유연상과 집단가족치료 도입

▶ 성격의 재구성 : 자유연상, 꿈의 해석
- 치료자는 일시적으로 환자의 생의 초기 경험에서 중요했던 사람으로 대치될 수 있기 때문에 해결하지 못했던 과거의 갈등을 끌어들여 해결하게 함으로써 보다 성숙한 성인으로 가능하도록 한다.

정답 : 38_④ 39_① 40_③

Psychiatric Nursing

41 인격발달론을 주장한 대표적 학자들과 그 이론에 대한 연결이 올바른 것은?

① 프로이드 – 분리개별화 발달 이론
② 말러 – 무의식 분석
③ 설리번 – 대인관계 발달 이론
④ 피아제 – 분리개별화 발달
⑤ 에릭슨 – 정신성적 발달

▶ 설리번의 대인관계 발달 이론
- 개인의 인격은 대인관계와 사회적 교류에서부터 형성되며, 그 시작은 어머니와의 관계이다. 따라서 자아 개념과 불안은 개인의 영, 유 아동기 및 청소년기 경험과 밀접하게 관련되며, 평생 동안 영향을 미친다.
① 프로이드 : 무의식 분석
② 말러 : 분리개별화 발달 이론
④ 피아제 : 인지 발달 이론
⑤ 에릭슨 : 정신사회적 발달 이론

42 Erikson의 발달 이론에 대한 설명으로 올바른 것은?

① 대인관계 이론을 중요시하였다.
② 지적발달을 중요시하였다.
③ 의식구조의 분류를 통해 설명한다.
④ 프로이드의 발달 이론을 반박하기 위해 제안되었다.
⑤ 인간 전체의 인생 과정을 포함하였다.

▶ Erikson의 발달 이론
- 프로이드의 이론에 보충하여 아동의 성장과 발달에는 사회적·문화적 환경의 영향이 중요함을 강조함
- Freud가 발달 단계를 20세 이전까지 언급한 것에 비해 평생 발달적인 접근을 하여 최초로 성인기를 발달 단계에 포함시켰다.
- 한 단계에서의 실패는 성장 후에라도 적절한 사람의 보살핌이 주어지면 수정이 가능하다고 보았다.
- 초자아의 발달보다 자아의 발달에 따른 건강한 주체성 형성을 중요시하였고, 인격은 심리사회적 위기를 통해 발달하는 것으로 보았다.

정답 : 41 ③ 42 ⑤

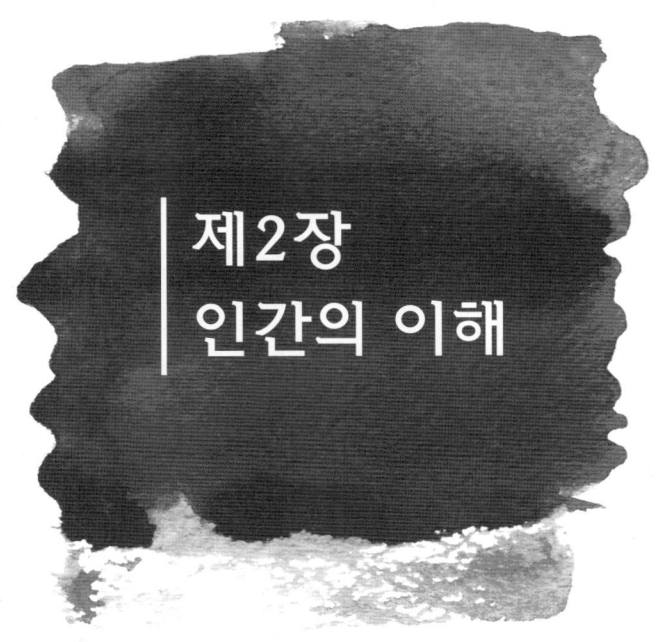

제2장
인간의 이해

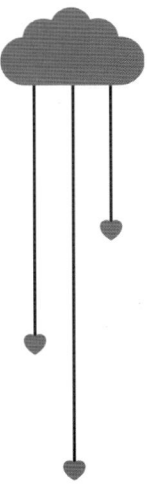

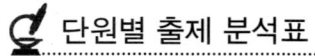# 단원별 출제 분석표

대단원	중단원	출제 년도	출제 빈도
인간의 이해	의식수준	00, 01, 02, 03, 04, 05, 06, 13	★★★★
	성격의 구조	98, 99, 00, 01, 02, 03, 04, 05, 06, 07, 08, 09, 10	★★★★★★☆
	방어기제	98, 99, 00, 02, 03, 04, 05, 06, 07, 09, 10, 11, 12, 13, 14, 15	★★★★★★★★
	Freud의 정신성적 이론	09, 10, 13, 14	★★
	Erikson의 이론	09, 13	★
	Mahler의 이론	15	☆
	화병	15	☆

A. 인간의 이해

❈ 의식수준 〔기출 00, 01, 02, 03, 04, 05, 06, 13〕

의식	• 현재를 지각하는 부분 • 현실에서 쉽게 알아차릴 수 있는 정신 생활의 부분 • 깨어 있을 때에만 작용하는 것 • 논리적이고 합리적으로 행동할 수 있게 함 • 사고 · 감정 · 감각과 관계함
전의식	• 의식과 무의식의 중간에 위치하는 마음의 부분 • 생각과 반응이 저장되었다가 부분적으로 망각되는 마음의 부분 • 외부의 현실적 요구, 도덕 기준, 가치관에 맞추어서 불쾌한 것을 피하고, 본능적 욕구의 방출을 지연시킴 • 전의식의 내용은 의도적으로 회상하려고 하면 기억되기도 함 • 현실주의 원칙에 입각하여 기능함
무의식	• 비논리적, 비합리적이며 시공간을 초월하는 마음의 부분 • 인간의 가장 큰 마음의 부분으로 일생 동안 경험한 모든 기억, 감정, 경험이 저장되는 영역 • 본능에 속하며 역동적인 힘과 밀접한 관계가 있음 • 의도적으로 내용을 회상하기가 불가능한 부분

❈ 성격의 구조 〔기출 98, 99, 00, 01, 02, 03, 04, 05, 06, 07, 08, 09, 10〕

원본능 (id)	• 생물학적 과정과 가장 밀접하게 관련되어 있는 성격의 요소 • 성격의 가장 깊숙한 핵심 • 본능적으로 쾌락을 추구하고 불쾌함을 회피하는 부분 • 태어날 때부터 존재하는 가장 기본적인 생물적 충동임(음식 섭취 및 배설 등의 욕구, 성적인 욕구 및 공격적인 욕구) • 쾌락의 원리(pleasure principle)에 따라 요구를 만족시킴 • 대부분 인식되지 않으며, 무의식의 영역으로 꿈의 분석을 통해서, 그리고 신경증적인 다양한 형태들을 통해서 원본능에 관해 알게 됨
자아 (ego)	• 현실이라는 외부세계와 접촉하여 성격을 지배하고 통제함 • 우리의 의식의 대부분을 차지하고 있음 • 원본능의 욕구들을 만족시키되 사회현실의 요구들을 고려하여 현실세계에 알맞은 행동을 통해서, 때로는 욕구 충족을 참으면서 혹은 억제하며, 욕구들을 어떤 방식으로 충족시킬 것인가를 결정하고 집행함
초자아 (superego)	• 어떤 행위가 나쁜가 하는 선악을 구분하는 개인의 양심 • 부모와 다른 사람들이 어린이에게 가르쳐준 사회의 가치와 도덕의 내면화된 표상이므로 그 사회의 전통적인 가치나 이상을 나타냄 • 처음에 부모는 어린이들에게 보상과 처벌을 통해서 직접적으로 행동을 통제하지만, 시간이 지남에 따라 어린이들은 부모의 표준을 자신의 초자아에 통합시킴으로써 스스로의 행동을 통제하게 됨 • 초자아의 기준에 따라 행동하게 되면 심리적인 보상으로는 자부심과 자기애를 얻을 수 있는 반면 이에 위반했을 경우에는 죄책감과 열등감을 갖게 됨 • 원본능의 충동을 억제하도록 하며, 자아가 현실적인 목표 대신 도덕적인 목표를 추구하도록 함

- 인격 발달에 영향을 미치는 요인
  ① 생물학적 요인 : 타고난 체형, 유전, 체질, 중추신경계, 내분비계
  ② 사회적 요인 : 질병, 이혼, 수입, 정치 등
  ③ 심리적 요인 : 어린시절 양육 태도, 발달 위기, 외상 경험, 정체성 미확립

최다빈출내용

❋ 방어기제 기출 98, 99, 00, 02, 03, 04, 05, 06, 07, 09, 10, 11, 12, 13, 14

- 정의
  - 본능적 충동과 초자아에 의한 통제 사이의 갈등에서 강한 불안이나 죄책감을 느낄 때 무의식적으로 어떤 형태의 적응적 행동을 보이며, 자아를 보호하려는 기제

억압 (repression)	• 위협적인 충동이나 생각을 의식밖으로 밀어내는 것 • 죄의식을 일으키는 기억을 의식에서 제거하는 무의식적 기전 • 예 : '전 남편의 이름을 잊어버리는 것', 슬픈 일에 대한 망각
억제 (suppression)	• 개인에게 불유쾌하거나 용납할 수 없는 충동, 감정, 사고를 의식적이며, 의도적으로 전 의식계로 추방하는 것 • 잊고 싶은 기억이나 용납되지 않는 욕구나 생각을 잊으려 하는 의식적인 노력 • 예 : '한밤중에 공동묘지를 지나가면서 무서운 생각이 떠오를 때, 그런 생각을 하지 않으려고 큰 소리로 노래 부르면서 가는 것'
합리화 (rationalization)	• 개인이 사회적으로 용납되는 그럴싸하고 수용할 수 있는 이유나 설명으로 행동이나 감정을 정당화시킴 • 자아 존중을 지속하고 죄책감을 감소시키거나 사회적인 승인이나 수용을 얻기 위하여 사용 • 예 : '신 포도 기제' '단 레몬 기제' 　- 신 포도 : 자신이 바라던 것을 얻지 못했을 때 그것의 가치를 깎아내림으로써 마음의 평안을 얻으려는 것 　- 단 레몬 : 자신이 인정하고 싶지 않은 일을 억지로 받아들여야 할 때 그것이 마치 바라던 일인 것처럼 생각하는 것 　　(예 : 내일 시험을 볼 예정인데 오늘 등산을 다녀왔다. B학점의 시험 결과를 받고서' 건강하고 B학점을 받는 것이 A학점을 받고 빨리 죽는 것보다 훨씬 낫다')
승화 (sublimation)	• 의식적으로 허용하기 힘들거나 사회적으로 용인되지 않는 충동이나 행위를 개인적이나 사회적으로 수용 가능한 활동으로 방향을 바꾸는 방어기제로 가장 능률적이고 창조적인 기전 • 예 : '공격적인 고등학생이 축구팀에 합류하여 분노나 충격을 물건을 부수거나 난폭한 행동으로 표현하는 대신에 방향을 바꾸어 축구장에서 축구공을 차는 데 발산하는 것' 　- 성충동이나 폭력 충동이 예술적 승화
투사 (projection)	• 개인이 원하지 않거나 불쾌한 감정, 사고 및 자신과 관련된 태도를 다른 사람의 탓으로 돌리는 방어기제, 물질 관련 장애자에게 흔히 나타남 • 편집증 환자나 피해망상 환자에게 두드러짐, 착각, 환각 • 예 : '가랑잎이 솔잎더러 바스락거린다고 한다', '똥 묻은 개가 겨 묻은 개 나무란다' 　- 상대방을 미워하면서 상대방이 자신을 미워하기 때문이라 생각
공격자와 동일시	• 두려운 대상의 특징을 닮아 자기화하여 그 대상에 대한 두려움을 극복하는 방법 • 예 : '호된 시집살이를 한 며느리가 이후에 더 호된 시어머니가 되는 것'
동일시 (동일화)	• 다른 사람의 바람직한 속성이나 태도나 행동을 들여와서 자신의 성격의 일부로 삼게되는 방어기제 • 예 : '초등학교 일학년 학생들이 담임선생님의 걸음걸이나 글씨체를 그대로 닮아가는 것'
퇴행 (regression)	• 개인이 불안을 감소시키기 위하여 이미 지나간 행동 수준으로 후퇴하고 의존적인 역할을 추구하는 방어기제 • 예 : 오줌을 잘 가리던 형이 동생을 본 후 오줌을 싸는 것
합일화 (incorporation)	• 동일시의 원시적 형태로 자기와 자기가 아닌 것을 전혀 분별하지 못하는 것 • 예 : '어린아이가 어머니가 웃으면 자기가 웃는 줄 알고 자기가 좋아하는 줄 아는 상태
격리 (isolation)	• 과거나 현재의 경험에 있어서 실제 사실은 의식에 남아 있으면서도 그 사실과 관련된 고통스러운 감정이나 충동은 그 사실과 분리시킴으로써 무의식에 남게 하는 방어기제 • 예 : '너무 억울한 일을 당한 사람이 일정 기간은 그 일을 다시 말하면서 억울한 감정을 억제하지 못하여 울거나, 욕을 하면서 이야기하게 되나, 일정기간이 더 지나고 자신의 형편이 나아지게 되면 그 일을 하나의 흘러간 사건으로 "내가 예전에는 이런 일을 당했었다"고 감정을 섞지 않고 사실만 이야기하는 것
반동형성 (reaction formation)	• 수용할 수 없는 감정이 억압되고 있는 동안에 개인이 다른 사람이나 상황에 대하여 그 상황에서 통상적으로 기대되는 것과 반대되는 감정, 태도나 행동을 표현하는 방어기제 • 예 : '미운 자식에게 떡 하나 더 준다', '미운 사람에게 쫓아가 인사한다'
대리형성 (substitution)	• 욕구불만을 생긴 긴장을 감소시키기 위하여 원래 대상과 비슷하며 동시에 사회적으로 용납되는 다른 대상으로 만족하는 방어기제 • 예 : '꿩 대신 닭'

> 최다빈출내용

상환 (restitution)	• 배상하는 행위를 통해 무의식에 있는 죄책감으로 인한 마음의 부담을 줄이려는 방어기제 • 예 : '다이너마이트를 발명하여 이것이 전쟁에 사용됨으로써 많은 사람의 생명을 잃게 하고 돈을 많이 번 노벨이 이 돈을 사용하여 세계 평화에 기여하려고' 노벨 평화상'을 제정하는 행위
상징화 (symbolization)	• 사물, 사고나 행위가 다른 일반적인 형태를 통하여 다른 것으로 표출되는 방어기제 • 즉 상징화는 무의식의 언어라고 볼 수 있다. • 예 : '꿈, 공상, 신화, 농담'
전환 (conversion)	• 불안을 감소시키기 위해서 개인의 강한 정신적 갈등이 신체적 증상, 즉 신체의 감각기관과 수의근계의 증상으로 표출되는 방어기제 • 예 : '노인이 친한 친구의 사망 소식을 듣고는 하지 기능을 상실하는 것'
해리 (dissociation)	• 의식에서 갈등을 분리시키고 떼어냄으로써 정서적으로 충전된 갈등과 관련된 감정을 인식하지 못하도록 하여서 개인을 보호하는 방어기제 • 다중성격 • 예 : '이브의 세 얼굴', 'Jekyll 박사와 Hyde'
보상 (compensation)	• 개인이 실제이거나 상상으로 신체적 또는 정서적 결손이나 특별한 행동이나 기술에 대한 무능함을 메우려 시도하거나 자아존중감이나 자존감을 유지하려고 하는 방어기제 • 예 : '키 때문에 자기 반에서 데이트를 한 번도 신청 받아 보지 못한 젊은 여인이 그녀의 반에서 최신 유행하는 스타일의 옷을 입고 패션 전문가가 되는 것'
부정 (denial)	• 의식적으로 용납할 수 없는 생각, 감정, 소망, 욕구나 외부 현실에 대한 인식을 회피하도록 하는 무의식적 방어기제 • 말기 암환자의 병식 상실하고 미래에 대한 계획을 세우는 것 • 예 : '귀 막고 방울 도둑질한다.', '입 막고 고양이 흉내내기'
취소 (undoing)	• 죄책감을 경감시키기 위하여 이전에 행한 양심적으로 허용할 수 없는 행동이나 경험을 부인하는 방어기제 • 예 : '강박장애를 가진 대상자에서 나타나는 반복해서 손을 씻거나 청소하거나 확인하는 것'
공상 (fantasy)	• 실제로는 이루어질 수 없는 욕구나 소원을 마음속으로 만족시키기 위하여 상상된 사건이나 정신이미지 속에서 비현실적인 것을 상상하는 방어기제 • 예 : '백일몽'

❋ 인간의 정신 심리적 이해   기출 09, 10, 11, 13, 14

• Freud의 정신성적 이론
    - 정신에너지의 일종인 리비도(libido)가 핵심 개념으로, 성격은 이 에너지를 중심으로 발달하며, 이 에너지가 중심이 된다고 믿는 신체 부위가 바뀌면서 단계별로 성격이 발달한다고 봄

단계	나이	특징
구강기	0~1.5세	• 젖 혹은 손가락을 빨거나 주위에 있는 인형·장난감·이불 같은 대상을 입 속에 집어넣는 행위를 통해 입의 욕구를 만족시키는 시기인데, 이 시기에 이러한 욕구를 지나치게 만족시키면 성인기에 유아적이고 의존적이며, 수동적인 성격을 갖게 될 수 있음. 반면, 이 시기에 이가 자라면서 깨물거나 물어뜯는 공격적인 특성이 지나치게 발달될 경우 성인이 되면, 냉소적, 비판적, 부정적인 성격을 갖게 될 수 있음
항문기	1.5~3세	• 배설물(대변)을 보유하거나 배설하는 활동을 통해 성적 쾌감을 경험하는 시기인데, 이 시기의 경험이 적절하지 못한 경우에는 항문기적 성격 (질서정연, 완고함, 규율엄수, 외고집, 근검절약)으로 발전하게 된다고 봄. 이와 반대로 방어에 실패하면 우유부단, 양가적 태도, 지저분하고, 규율에 반항적이거나 가학성이나 피학성을 나타냄
남근기	3~6세	• 본능적인 에너지가 성기 주위에 집중되는 시기로 성기가 자극을 받을 때 아동에게 일어나는 신체 변화가 쾌감을 가져다 줌. 오이디푸스 콤플렉스나 일렉트라 콤플렉스와 같은 복잡한 심리적 사건을 겪게 됨. 초자아(superego)가 형성됨
잠복기	6~12세	• 초자아(superego)의 형성과 자아(ego)의 성숙으로 본능적 충동을 통제할 수 있게 됨. 동성 간의 교류와 리비도 에너지 및 공격적 에너지(libidinal & aggressive energy)가 공부나 놀이로 승화(sublimation)됨, 오이디푸스 콤플렉스나 일렉트라 콤플렉스의 해소는 시기임
성기기	12~성인이 되기 전	• 생리적인 변화와 더불어 성기능의 성숙, 호르몬 변화로 성본능이 강화됨에 따라 그동안 형성된 성격 구조의 퇴행과 과거의 발달 단계에서 생긴 갈등이 다시 재개되면서 해결의 기회를 가지게 되며, 해결 결과 성숙한 성인의 모습을 갖게 됨. 이 시기에는 부모로부터 독립하고 성숙된 이성 간의 관계를 성취하며, 자신의 성격에 대한 정체감을 가지고 사회의 기대, 문화적 가치를 가지고 새로운 적응과 통합을 이루게 됨

> 최다빈출내용

- 에릭슨의 정신 사회적 발달 이론

단계	심리적 과업/위기	긍정적 효과	의미있는 관계
유아기 (0~1세)	신뢰감 / 불신감	다른 사람에 대한 신뢰감 형성	어머니, 양육인
영아기 (2~3세)	자율성 / 수치심	자존감의 손상없이 자신을 조절하게 됨	부모
학령전기 (3~5세)	주도성 / 죄책감	목적의식과 의사표현에 대한 학습이 이루어짐	가족
학령기 (6~12세)	근면성 / 열등감	지적, 신체적 능력에 대한 자신감 확인	이웃, 학교
청소년기 (12~20세)	정체감 / 혼미	자신에 대한 독자적으로 통합된 이미지의 형성	동료 집단
성인 초기 (20~25세)	친밀성 / 고립감	친밀한 인간 관계 형성과 결혼	친구 : 性, 경쟁, 협동
성인기 (25~65세)	생성감 / 정체성	자신의 가정, 사회, 후세에 대한 책임을 느낌	일의 분담, 가사 분담
노년기 (65세 이후)	통합감 / 절망감	인생에 대한 충만감 ; 죽음을 기꺼이 기다림	혈연 관계, 인류

※ **화병** 기출 15

① 화병은 우리나라 민간사회에서 널리 사용되어 왔던 하나의 병이다. 화병은 한국인의 전통적인 고유 정서 표현으로 알려진 한과 징후 및 감정적 원인면에서 공통적이어서 상호 깊은 관련이 있다.
② 화병은 한국의 문화에 독특한 문화연계증후군으로 이해할 수 있다.

최다빈출문제

1. 프로이트의 정신성적 개념 설명으로 옳은 것은? ★★★★
   ① 정신에너지는 성적에너지에서 비롯된다.
   ② 정신에너지는 거절에 대한 두려움에서 비롯된다.
   ③ 정신에너지의 분배와 균형이 성격 형성에 영향을 준다.
   ④ 정신에너지를 방어 기전에 사용하는 것이 바람직하다.
   ⑤ 정신에너지는 양육자와의 초기 관계에서 성립된다.

2. 말기 암환자가 "나는 병에 걸린 게 아니에요. 잠시 쉬는 것 뿐이지"라고 말한다. 이 환자가 사용한 방어기전은 무엇인가? ★★★★
   ① 전환   ② 신체화
   ③ 부정   ④ 투사
   ⑤ 합리화

   ▶ ① 전환 : 심리적 갈등이 신체 감각기관과 수의근계 증상으로 표출되는 것이다.
   ② 신체화 : 불안감이 무의식적으로 명백한 기질적 손상이 없는 신체 증상으로 나타나는 것이다.
   ③ 부정 : 현실에서 야기되는 고통 또는 불안으로부터 탈출하기 위해 무의식적으로 부정하는 과정이다.
   ④ 투사 : 감정적으로 받아들여질 수 없는 개인의 특징들을 거부하고 이것의 원인을 다른 사람, 대상, 상황 탓으로 돌리는 것이다.
   ⑤ 합리화 : 용납할 수 없는 감정, 사고, 행동에 대해 이유나 변명으로 개인의 행동을 정당화하는 것이다.

3. 간호사가 알코올 중독 환자에게 술을 마시는 이유에 대해 물었을 때 "아내가 너무 세고, 바가지를 긁어서 술을 마실 수 밖에 없어요"라고 대답한다면, 이는 어떤 방어기제를 사용하고 있는 것인가? ★★★★
   ① 양가감정   ② 투사
   ③ 취소   ④ 전환
   ⑤ 반동형성

   ▶ - 양가감정 : 동일한 대상이나 상황에 대하여 정반대의 감정이나 태도, 또는 생각이나 욕구를 동시에 가지고 있는 것, 정상인에서도 나타날 수 있다.
   - 투사 : 개인이 원하지 않거나 불쾌한 감정, 사고 및 자신과 관련된 태도를 다른 사람의 탓으로 돌리는 방어기제, 물질관련장애자에게 흔히 나타난다.
   - 취소 : 죄책감을 경감시키기 위하여 이전에 행한 양심적으로 허용할 수 없는 행동이나 경험을 부인하는 방어기제
   - 반동형성 : 수용할 수 없는 감정이 억압되고 있는 동안에 개인이 다른 사람이나 상황에 대하여 그 상황에서 통상적으로 기대되는 것과 반대되는 감정, 태도나 행동을 표현하는 방어기제

4. 인격발달론을 주장한 대표적 학자들과 그 이론에 대한 설명이 바르게 연결된 것은? ★★★
   ① 프로이드 - 무의식 분석
   ② 말러 - 대인관계 발달
   ③ 설리번 - 욕구단계 분석
   ④ 피아제 - 분리개별화 발달
   ⑤ 에릭슨 - 정신성적 발달

   ▶ ② 분리개별화 이론
   ③ 대인관계
   ④ 인지발달 단계
   ⑤ 정신사회적 발달론

5. 과거에 겪었던 충격적인 사건이나 사고에 대해서 이야기할 때, 이와 관련된 고통스러운 감정을 전혀 내보이지 않고 마치 자신과 관련이 없는 사건을 이야기하는 듯 보이는 대상자가 있다. 환자에게서 나타나는 방어기제 유형으로 적절한 것은? ★★★
   ① 전환   ② 격리
   ③ 투사   ④ 합리화
   ⑤ 주지화

   ▶ 제 2 장 32p. 최다빈출내용 참조

6. 에릭슨에 따른 청소년기의 심리사회 발달 상의 특징으로 적절한 것은? ★★★
   ① 기본적 신뢰감이 형성된다.
   ② 근면성을 개발하기 시작한다.
   ③ 사회의 기대와 압력을 의식하면서 수치감과 의심이 생기기 시작한다.
   ④ 정체감 형성에 대한 욕구가 커진다.
   ⑤ 자신과 가족에 대한 책임을 갖는다.

   ▶ 제 2 장 34p. 최다빈출내용 참조

7. 프로이드의 이론으로 의식 밖에 있으나 집중하면 의식화할 수 있는 의식의 영역은? ★★★
   ① 이드   ② 자아   ③ 의식
   ④ 초자아 ⑤ 전의식

   ▶ 제 2 장 31p. 최다빈출내용 참조

8. 프로이드 – 에릭슨 – 피아제 발달이론에 근거한 5세 아동의 발달 시기를 바르게 설명한 것은? ★★★

① 남근기 - 자율성 - 감각운동
② 남근기 - 솔선감 - 직관적
③ 항문기 - 자율성 - 형식적
④ 잠복기 - 솔선감 - 직관적
⑤ 성기기 - 근면성 - 형식적

▶ 제 2 장 33p. 최다빈출내용 참조

9. 동성애를 인정할 수 있는 정신성적 발달 단계는? ★★

① 오이디푸스기   ② 잠복기
③ 성기기   ④ 청년기 초기
⑤ 청년기 후기

▶ 제 2 장 33p. 최다빈출내용 참조

10. 부모가 학령기 아동인 자녀에게 친구를 때리는 것은 나쁜 행동이라고 교육할 때, 다음 중 관련 있는 것은? ★★

① 의식   ② 자아
③ 이드   ④ 초자아
⑤ 전의식

▶ 제 2 장 31p. 최다빈출내용 참조

11. 성적에너지가 지적흥미로 전환되며, 사회화가 촉진되는 시기에 해당하는 나이는? ★★★

① 1세   ② 3세
③ 5세   ④ 8세
⑤ 15세

▶ 제 2 장 33p. 최다빈출내용 참조

12. 생각과 반응을 저장하였다가 부분적으로 망각되는 마음의 일부분으로서 집중하면 쉽게 떠오르는 반기억 상태는? ★

① 의식   ② 무의식
③ 전의식   ④ 잠재의식
⑤ 자아

▶ 제 2 장 31p. 최다빈출내용 참조

13. "부모가 착해야 효자가 난다" 라는 것을 잘 설명할 수 있는 방어기전은? ★

① 반동형성   ② 합리화
③ 억제   ④ 억압
⑤ 동일시

▶ 제 2 장 32p. 최다빈출내용 참조

14. 파혼 후 자살 시도를 한 적이 있는 여성이 입원 후 "난 괜찮아요. 우울하지 않고 잠도 잘 자요"라고 하였다. 이 여성이 사용하고 있는 방어기전은? ★★

① 반동형성   ② 부정
③ 취소   ④ 격리
⑤ 전환

▶ 제 2 장 33p. 최다빈출내용 참조

15. Freud가 말한 성장발달 단계 중 퇴행하거나 억압되었을 때, 강박적인 행동을 보인 시기는? ★

① 구강기   ② 항문기
③ 잠복기   ④ 생식기
⑤ 오이디프스기

▶ 제 2 장 33p. 최다빈출내용 참조

정답 1.③ 2.③ 3.② 4.① 5.② 6.④ 7.⑤ 8.②
9.③ 10.④ 11.④ 12.③ 13.⑤ 14.② 15.②

간호사국가시험 적중문제

01 자아에 관한 설명으로 옳은 것은?

① 의식과 전의식에만 존재한다.
② 학습을 통해 형성되며, 양심의 기능을 한다.
③ 생후 9~10개월에 발달한다.
④ 자아는 의식수준에 있고, 본능과 초자아를 통합한다.
⑤ 일차 사고과정이다.

02 에릭슨의 인격발달이론에서 건강한 성격의 가장 기본적인 요소이며, 후일 대인관계에 가장 결정적으로 영향을 미치는 발달업무는 무엇인가?

① 신뢰감　　② 자율성　　③ 주도성
④ 근면성　　⑤ 정체감 확립

03 다음의 정신기제 중 연결이 잘못된 것은?

① 보상 – 작은 고추가 맵다.
② 전치 – 동에서 뺨맞고 서에서 화풀이
③ 부정 – 꿩 대신 닭
④ 합리화 – 신포도 이솝우화
⑤ 투사 – 잘못된 것은 조상 탓

▶ 자아
- 현실적으로 대처하는 방식
- 외부세계와 이드와 초자아 사이의 갈등을 해결(본능의 욕구와 초자아의 억압 사이에서 조정자 역할)
- 가장 개성있는 인격의 집행자
- 합리적 자기
- 이차 사고과정(현실적, 합리적, 논리적, 체계적인 사고, 언어적, 욕구를 참고 지연시킴)
- 생후 4-6개월에 발달
- 자아는 대부분 의식에 속하지만 방어기전을 일으키는 부분은 무의식에 속하고, 갈등이 없는 자아의 부분은 전의식과 무의식에 속한다.

▶ - 에릭슨은 인격발달이론에서 영아기(0-1세)에 자신을 돌보는 사람의 일관성 있고 안정감 있는 행동을 경험할 때 신뢰감이 발달된다고 하였다.
- 신뢰감은 건강한 성격의 가장 기본적인 요소이며, 후일 대인관계에 가장 결정적으로 영향을 미치게 된다.

▶ ③ '꿩 대신 닭'은 방어기제 중 대리형성(substitution)임

정답 : 01 ④　02 ①　03 ③

Psychiatric Nursing

04 이기적이고, 인색하고, 의존적이고, 탐욕적인 사람의 성격 특성은?

① 구강기 성격
② 항문기 성격
③ 강박적 성격
④ 편집성 성격
⑤ 연극성 성격

05 28세 여자가 정신치료를 주 2회 받던 중 치료자가 헤어진 남자친구처럼 느껴져 치료시간이 기다려지지만, 한편으로는 부담스럽다고 하였다. 이러한 장애 요인은?

① 퇴행
② 전이
③ 역전이
④ 치료저항
⑤ 치료동맹

06 '공격적인 고등학생이 축구팀에 합류하여 분노나 충격을 물건을 부수거나 난폭한 행동으로 표현하는 대신에 방향을 바꾸어 축구장에서 축구공을 차는 데 발산하는 것' 과 관계있는 것은 무엇인가?

① 승화
② 부정
③ 전치
④ 억압
⑤ 합리화

07 어린시절에 이유없이 아버지로부터 폭행을 당했던 기억을 남의 일처럼 아무렇지 않게 말하고 있는 45세 여자가 정신치료를 받고 있다. 여기에 나타나는 방어기제는?

① 취소
② 분열조장
③ 억제
④ 반동형성
⑤ 고립

국시적중문제 해설

▶ **구강기 (0-1.5세)**
- 욕구의 과잉충족 시 : 지나친 낙관주의, 자기애, 염세주의, 의존성, 주는 것보다 받는 것을 좋아하기, 선망과 질투, 불평이나 불만, 요구의 증대, 술, 담배, 과식, 껌씹기 같은 입놀림을 증가하는 행동 → 구강기적 성격(의존적, 욕심쟁이, 양보 모름)

▶ **전이**
- 환자가 어린시절 중요한 사람과의 관계에서 나타내었던 행동양식, 태도, 감정들이 정신분석 치료 동안 분석가와의 관계에서 재현되는 현상임

▶ 승화 (sublimation)는 의식적으로 허용하기 힘들거나 사회적으로 용인되지 않는 충동이나 행위를 개인적이나 사회적으로 수용 가능한 활동으로 방향을 바꾸는 방어기제

▶ ① 취소 : 대상에 대한 욕구로 인해 상대가 입을 피해를 상징적으로 만회
② 분열조장 : 모든 것이 좋고 나쁘다는 명백한 이분법적 구도로 사물을 인식
③ 억제 : 의식적인 억압
④ 반동형성 : 용납할 수 없는 충동과 정반대로 행동
⑤ 고립 : 가슴 아픈 사건이나 생각은 기억하나 수반된 정서만 망각

정답 : 04 ① 05 ② 06 ① 07 ⑤

08 교통사고로 다리골절을 당한 강아지를 간호해 주지 않는다고 간호사에게 욕을 하고 공격적 행동을 하는 것의 방어기제는?

① 부정 ② 상징화 ③ 보상
④ 투사 ⑤ 반동 형성

09 Erikson의 정신사회적 발달이론에서 학령기에 사회적응기술을 하면서 습득하는 것은?

① 신뢰 대 불신 ② 자율성 대 수치
③ 생성 대 정체 ④ 근면 대 열등감
⑤ 정체성 대 역할 혼미

10 다음 중 Piaget의 구체적 조작기에 대해 맞는 설명은?

① 보존개념을 획득한다.
② 가설수립 및 현실검증을 할 수 있다.
③ 무생물에게도 생명, 감정을 부여한다.
④ 논리성, 합리성을 토대로 추출이 가능하다.
⑤ 도덕적 타율성으로 인해 정해진 규칙에 맹목적으로 복종한다.

국시적중문제 해설

▶ ④ 투사 : 용납할 수 없는 자신 내부의 문제나 결점의 원인이 자기 외부에 있다고 생각하는 방어기제의 하나

▶ - 영아기 : 신뢰/비신뢰
- 걸음마기 : 자율성/수치, 의심
- 학령전기 : 주도성/죄책감
- 학령기 : 근면성/열등감
- 청소년기 : 자아정체성/혼돈
- 후기 성인기 : 생성/정체
- 노년기 : 통합/절망

▶ Piaget 인지발달
1) 감각운동기 : 대상 영속성
2) 전조작기
 - 상징적 (꿈이 실제로 인식, 비체계적, 비논리적 사고)
 - 자아중심적 사고
 - 물활론 : 생명이 없는 대상에 생명을 부여, magical thinking
3) 구체적 조작기
 - 논리적 사고
 - Classification
 - 보존개념
4) 형식적 조작기 : 추상적 사고, 가설

정답 : 08_④ 09_④ 10_①

Psychiatric Nursing

11 "길에서 지갑을 주으면 어떻게 하겠느냐?"는 질문은 무엇을 검사하기 위한 것인가?

① 지능 ② 언어 ③ 집중력
④ 판단력 ⑤ 추상적 사고

▶ "우표가 붙어 있고, 수취인의 주소가 명확히 써 있는 편지봉투를 길에서 주으면 어떻게 해요?" 등의 질문으로 사회적인 판단력을 알아볼 수 있음

12 52세 남자가 말기 췌장암 진단을 받고서 평소와 같게 열심히 일하면서 자신은 결코 죽지 않을 것이라고 믿고 있었다. 죽음에 대한 적응단계 중 현재 환자가 겪고 있는 바로 다음으로 나타나는 단계에 대한 설명은?

① 교회에 다니며 신앙으로 극복하려고 한다.
② 우울해하고 혼자만의 시간을 보내려고 한다.
③ 좋은 일에 자신의 재산을 기부한다.
④ 의사나 주위 사람들에게 분노와 적개심을 보인다.
⑤ 죽음을 성숙한 태도로 받아들이고 가족들과 삶을 정리한다.

▶ 죽음에 대한 적응단계
  - 충격과 부정 → 분노 → 타협 → 우울 → 용납
  ① 타협 ② 우울 ③ 타협 ⑤ 용납

13 남편 돈을 주식으로 다 날린 박씨는 손을 계속적으로 씻는 모습을 보인다. 어떠한 방어기전이 사용된 것인가?

① 억압 ② 취소 ③ 반동형성
④ 승화 ⑤ 억제

▶ ① 위협적인 충동이나 생각을 의식밖으로 밀어내거나 죄의식을 일으키는 기억을 의식에서 제거하는 무의식적 기전
② 죄책감을 경감시키기 위하여 이전에 행한 양심적으로 허용할 수 없는 행동이나 경험을 부인하는 방어기제
③ 그 상황에서 통상적으로 기대되는 것과 반대되는 감정, 태도나 행동을 표현하는 방어기제
④ 의식적으로 허용하기 힘들거나 사회적으로 용인되지 않는 충동이나 행위를 개인적이나 사회적으로 수용 가능한 활동으로 방향을 바꾸는 방어기제
⑤ 잊고 싶은 기억이나 용납되지 않는 욕구나 생각을 잊으려 하는 의식적인 노력

정답 : 11_④ 12_④ 13_②

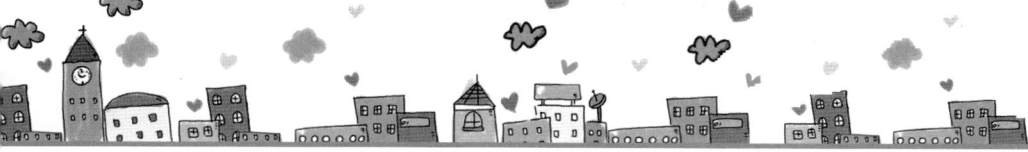
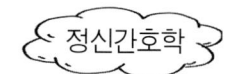

14 다음 중 Erikson의 정신사회적 발달이론에서 영아기부터 청소년까지 이루어야 할 발달과제로 옳은 것은?

① 신뢰감-자율성-근면성-주체성-통합성
② 근면성-신뢰감-자율성-주도성-주체성
③ 신뢰감-자율성-근면성-주도성-통합성
④ 신뢰감-자율성-주도성-근면성-주체성
⑤ 자율성-신뢰감-주도성-근면성-주체성

▶ 정신사회적 이론 - Erickson
 - 영아기 : 신뢰감 대 불신감 (0-1세)
 - 초기 아동기 : 자율성 대 수치, 의심 (1-3세)
 - 후기 아동기 : 주도성 대 죄책감 (3-6세)
 - 학령기 : 근면성 대 열등감 (6-12세)
 - 청소년기 : 주체성 대 역할 갈등 (12-18세)
 - 초기 성인기 : 친밀감 대 고립감 (18-45세)
 - 중년기 : 생산성 대 자기침체 (45-65세)
 - 노년기 : 통합 대 절망 (65세 이후)

15 중학교 2학년 남학생이 하교길에 동기학생들로부터 구타를 당하고 돈을 뺏긴 후 손가락을 빠는 등의 행동을 보였다. 이 학생이 사용하는 방어기전은 무엇인가?

① 상징화   ② 전환   ③ 대리형성
④ 고착   ⑤ 퇴행

▶ 퇴행(regression)은 개인이 불안을 감소시키기 위하여 이미 지나간 행동수준으로 후퇴하고 의존적인 역할을 추구하는 방어기제로, 구타를 당하고 돈을 빼앗겼을 때의 불안을 감소시키기 위해 손가락을 빠는 행위를 보이는 것으로 볼 수 있음

16 다음 중 분리개별화 이론을 설명한 사람은 누구인가?

① 피아제   ② 말러   ③ 에릭슨
④ 설리반   ⑤ 프로이드

▶ 분리개별화 이론 - Mahler
 - 미국의 여자소아정신분석의사 Mahler가 1950년대 중엽에 자신의 임상경험과 관찰을 통하여 인간이 최초로 사랑했던 대상인 어머니한테서 떨어져 나오는 심리과정을 발표함
 - ①은 인지이론, ③은 정신사회적 이론, ④는 대인관계이론, ⑤는 정신성적이론을 설명함

정답 : 14_④ 15_⑤ 16_②

Psychiatric Nursing

17 40대 중반의 남성이 교통사고로 의식상실이 2일간 지속된 후 기억력 상실, 언어 이해력 저하, 공격적 행동, 냄새를 구별못하는 등의 증상이 나타났다면, 다음 중 뇌의 어느 부위가 손상되었다고 판단할 수 있는가?

① 시상하부   ② 뒤통수엽 (후두엽)   ③ 이마엽 (전두엽)
④ 관자엽 (측두엽)   ⑤ 마루엽 (두정엽)

▶ 관자엽은 기억, 언어의 이해, 청각 및 후각의 수용과 평가에 중요한 역할을 담당하며, 손상 시 기억력의 상실과 함께 일부 공격적이고 폭력적인 행동양상도 보일 수 있음

18 젊은 여인이 전쟁에서 남편을 잃은 후 적십자사의 자원봉사자가 되어 부상병들을 치료하면서 긴장감이나 슬픔에서 벗어나게 되었다면, 다음 중 어떤 기전에 대한 설명인가?

① 부정   ② 전치   ③ 승화
④ 억압   ⑤ 합리화

▶ 승화(sublimation)
- 의식적으로 허용하기 힘들거나 사회적으로 용인되지 않는 충동이나 행위를 개인적이나 사회적으로 수용 가능한 활동으로 방향을 바꾸는 방어기제
- '공격적인 고등학생이 축구팀에 합류하여 분노나 충격을 물건을 부수거나 난폭한 행동으로 표현하는 대신에 방향을 바꾸어 축구장에서 축구공을 차는 데 발산하는 것'

19 다음 중 정신질환에서의 진단평가에 이용되는 영상기술의 종류 중 종양, 알츠하이머형 치매에서의 비대된 뇌실과 백색질의 변화 등 뇌조직을 해부학적으로 자세히 보여줄 수 있는 것은 무엇인가?

① 초음파
② 컴퓨터 단층촬영술 (CT scan)
③ 양전자 방출 단층촬영술 (PET)
④ 단일 광전자방출 단층촬영술 (SPECT)
⑤ 자기공명영상 (MRI)

▶ - CT scan : 뼈에 관한 것을 자세히 보여주고, 머리 손상 및 종양의 위치를 확인하는데 유용함
- PET : 정신분열병, 양극성 장애, 노인성 치매, 자폐증, 주의력결핍 과잉행동 장애 등의 정신질환과 관련된 생화학적 비정상을 보여줌
- SPECT : 알츠하이머병의 진단에 중요함

정답 : 17 ④ 18 ③ 19 ⑤

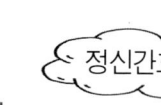

20 말러의 분리개별화에 따라 완전하게 성숙한 아동은?

① 어머니의 행방에 깊은 관심을 가진다.
② 생존을 위한 기본적인 욕구 충족과 안위에 초점을 둔다.
③ 어머니는 자신의 매일의 필요를 충족시키는 사람으로 인식한다.
④ 엄마와 자신을 완전히 분리시켜 다른 사람으로 인식한다.
⑤ 엄마와 분리되어 다른 사람과의 관계를 형성하려고 한다.

21 다음 중 Freud가 말하는 의식수준에 대한 옳은 설명이 아닌 것은?

① 무의식의 내용은 충동과 억압된 사고와 감정이며, 일차 사고과정이 이용된다.
② 무의식은 이드와 초자아로 구성되어 있고, 행동과 사고의 결정에 중요한 역할을 한다.
③ 전의식은 의식이나 무의식에 쉽게 접근할 수 있는 영역으로, 일차 사고과정이 이용된다.
④ 의식은 개인이 쉽게 기억하고 즉시 활용 가능한 모든 정보이며, 이차 사고과정을 따른다.
⑤ 전의식은 자아와 초자아로 되어 있고, 의식이나 무의식에 쉽게 접근할 수 있는 부분이다.

22 '오줌을 잘 가리던 형이 동생을 본 후 오줌을 싸는 것' 과 관련있는 방어기제는?

① 합일화 ② 투사 ③ 퇴행
④ 동일시 ⑤ 전환

국시적중문제 해설

▶ 분리-개별화기에서 최종 단계인 통합기에 해당하는 영아는 어머니로부터 궁극적인 개체와 자아분리감이 형성된다.

▶ 의식과 전의식은 2차 사고과정에 따르며, 무의식은 1차 사고과정이 이용됨

▶ 퇴행은 소변가리기 훈련이 다 끝난 어린 이에게 동생이 태어나면 다시 누워서 바지에다 오줌을 싸고, 손가락을 빨고, 우유를 컵으로 마시기를 거절하고 우유병에 넣어서 아기 옆에서 먹겠다고 떼쓰는 퇴행행동은 '나도 갓 태어난 동생에게 기울이는 관심을 받고 싶다' 는 일시적이고 정상적인 퇴행행동으로 볼 수 있음

정답 : 20.④ 21.③ 22.③

23 이 시기에 이가 자라면서 깨물거나 물어뜯는 공격적인 특성이 지나치게 발달될 경우 성인이 되면 냉소적·비판적·부정적인 성격을 갖게 될 수 있다. 이 시기란 언제인가?

① 구강기　　② 항문기　　③ 남근기
④ 잠복기　　⑤ 생식기

24 다음 내용들과 관련있는 시기는?

- 초자아(superego)가 형성됨
- 오이디푸스 콤플렉스를 경험함
- 본능적인 에너지가 성기 주위에 집중됨

① 생식기　　② 남근기　　③ 항문기
④ 잠복기　　⑤ 구강기

25 '노인이 친한 친구의 사망 소식을 듣고 다리 기능을 상실하는 것' 과 관련있는 방어기제는 무엇인가?

① 보상　　② 해리　　③ 상환
④ 전환　　⑤ 억제

국시적중문제 해설

▶ 구강기(oral stage)
- 젖 혹은 손가락을 빨거나 주위에 있는 인형·장난감·이불 같은 대상을 입 속에 집어넣는 행위를 통해 입의 욕구를 만족시키는 시기인데, 이 시기에 이러한 욕구를 지나치게 만족시키면 성인기에 유아적이고 의존적이며, 수동적인 성격을 갖게 될 수 있음
- 반면, 이 시기에 이가 자라면서 깨물거나 물어뜯는 공격적인 특성이 지나치게 발달될 경우 성인이 되면 냉소적·비판적·부정적인 성격을 갖게 될 수 있음

▶ 남근기(phallic stage)
- 본능적인 에너지가 성기 주위에 집중되는 시기로서 성기가 자극을 받을 때 아동에게 일어나는 신체변화가 쾌감을 가져다 줌
- 오이디푸스 콤플렉스나 일렉트라 콤플렉스와 같은 복잡한 심리적 사건을 겪게 됨
- 초자아(superego)가 형성됨

▶ 전환 (conversion)
- 불안을 감소시키기 위해서 개인의 강한 정신적 갈등이 신체적 증상, 즉 신체의 감각기관과 맘대로근 (수의근)계의 증상으로 표출되는 방어기제

정답 : 23_① 24_② 25_④

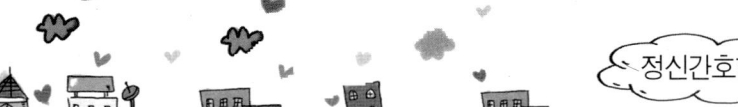

26 '초등학교 1학년 학생들이 담임선생님의 걸음걸이나 글씨체를 그대로 닮아가는 것'은 어떤 방어기제와 관련이 있는가?

① 동일시 ② 반동형성 ③ 억압
④ 억제 ⑤ 대리형성

▶ 동일시(동일화, identification)
- 다른 사람의 바람직한 속성이나 태도나 행동을 들여와서 자신의 성격의 일부로 삼게 되는 방어기제

27 방어기전의 특성으로 옳은 것은?

① 초자아의 압력으로 인한 불안으로부터 자아를 의식적으로 보호하기 위한 기전이다.
② 현실을 왜곡하기도 하고 거부, 위조하기도 한다.
③ 정상인도 사용하기는 하지만 지나치게 사용하면 정신질환을 보인다.
④ 투사, 부정, 현실왜곡, 퇴행이 정신장애에서 가장 많이 사용된다.
⑤ 방어기전은 하나만이 아닌 중복되어서 사용되어 진다.

▶ 방어기제는 이드의 사회적으로 용납될 수 없는 욕구, 충동과 이에 대한 초자아의 압력 때문에 발생하는 불안으로부터 자아를 무의식적으로 보호하기 위한 기전이다.
- 어려운 문제에 부딪히면 현실을 왜곡하기도 하고 거부, 위조하기도 하지만 자신은 인식하지 못한다.
- 이는 건강한 개인들도 삶에 스트레스가 있을 때 많은 방어기제를 사용하지만 대부분 일시적이다.

28 청소년기에 자아주체성을 확립하지 못했을 때, 나타날 수 있는 것은 무엇인가?

① 자아역할 혼동 ② 타인과의 대인관계 결여
③ 변태성욕자 ④ 강박적 성격
⑤ 과음과 과흡연

▶ 청소년기 : 주체성 대 역할 갈등 (12~18세) - Erickson
- 자신이 누구이며, 장래에 어떤 사람이 되어 무슨 일을 하며, 누구를 사랑할 것인지를 결정하는 정체감 형성 시기
- 자아를 개발한 뒤 삶의 통일성과 지속성을 개발할 수 있어야 함

정답 : 26_① 27_② 28_①

제 2 장 · 인간의 이해 | 45

Psychiatric Nursing

29 다음 중 유년기나 아동기의 인격 성숙에 중요한 정신기제는 무엇인가?

① 공상 ② 해리 ③ 퇴행
④ 동일시 ⑤ 억압

▶ 동일시
- 다른 사람의 바람직한 속성이나 태도나 행동을 들여와서 자신의 성격의 일부로 삼게 되는 방어기제

30 다음과 같은 상황에서 신규간호사가 사용한 방어기전으로 옳은 것은?

> 신규간호사가 수간호사와의 면담으로 훈계를 받은 후에 다음과 같은 반응을 보였다. "흥! 다른 병원은 길게 오리엔테이션을 받는다는데, 신규간호사가 3주 교육받고 이 정도 한 거면 잘 한 거지!"

① 반동형성 ② 투사 ③ 부정
④ 합리화 ⑤ 취소

▶ 합리화는 용납될 수 없는 감정, 사고, 행동에 대해 이유나 변명으로 개인의 행동을 정당화하는 것으로 대표적으로 이솝 우화의 신포도 이야기가 해당된다.

31 다음 중 자아에 관한 설명으로 맞는 것은?

① 원본능의 충동을 억제하도록 해준다.
② 현실이라는 외부세계와 접촉하여 성격을 지배하고 통제한다.
③ 이를 위반했을 경우에는 죄책감과 열등감을 갖게 된다.
④ 태어날 때부터 존재하는 가장 기본적인 생물적인 요소이다.
⑤ 신경증적인 다양한 형태들을 통해서 알게 된다.

▶ 자아
- 현실적으로 대처하는 방식
- 외부세계와 이드와 초자아 사이의 갈등을 해결(본능의 욕구와 초자아의 억압 사이에서 조정자 역할)
- 가장 개성있는 인격의 집행자
- 합리적 자기
- 이차 사고과정(현실적, 합리적, 논리적, 체계적인 사고, 언어적, 욕구를 참고 지연시킴)
- 생후 4-6개월에 발달
- 자아는 대부분 의식에 속하지만 방어기전을 일으키는 부분은 무의식에 속하고, 갈등이 없는 자아의 부분은 전의식과 무의식에 속함

정답 : 29_④ 30_④ 31_②

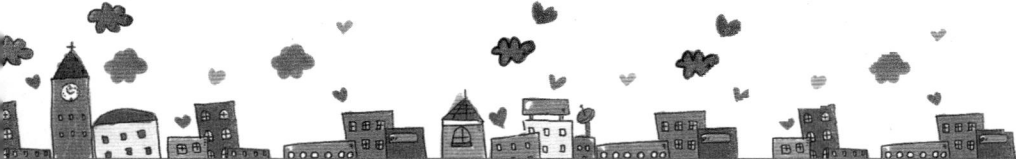
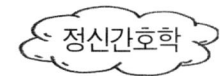

32 다른 사람과 서로 만족하는 관계를 형성하는 능력은 부모나 중요한 사람들과 인생 초기의 상호작용이 비롯되는 내재화 양상과 관련되어 별 문제가 없는 사람에서는 적개심을 적게 가지고 의미있는 관계를 유지할 수 있는 기능은 무엇인가?

① 사고과정　　② 자아억압　　③ 대상관계
④ 자아방어기능　　⑤ 자극장애

▶ 사고과정은 주의, 기억, 집중, 예측, 개념 형성을 추진하고 촉진시키며, 현실과 부합되는 인지와 이차 사고과정을 처리하는 능력이고, 자아억압은 더 나은 성취를 위해 적응 시 자아기능 수준이 적응을 위해 억압할 수 있는 능력이고, 대상관계는 좋고 나쁜 사람과의 융합이나 분리의 정도를 결정할 수 있는 능력이며, 자아방어기능은 위협적인 내·외적 자극에 대해 방어하고, 자극장애는 여러 수준의 감각 자극을 통합하고 조절해서 수용하는 능력이다.

33 다음 중 개인이 원하지 않거나 불쾌한 감정, 사고 및 자신과 관련된 태도를 다른 사람의 탓으로 돌리는 방어기제는 무엇인가?

① 부정　　② 투사　　③ 전치
④ 승화　　⑤ 상환

▶ 투사
- 개인이 원하지 않거나 불쾌한 감정, 사고 및 자신과 관련된 태도를 다른 사람의 탓으로 돌리는 방어기제. 물질관련 장애자에게 흔히 나타남
- 편집증 환자나 피해망상 환자에게 두드러짐
- 예 : '가랑잎이 솔잎더러 바스락거린다고 한다', '똥 묻은 개가 겨 묻은 개 나무란다'

34 5번째 재발로 입원한 만성 정신분열병 환자인 35세의 김씨는 대부분의 시간을 병실에서 나오지 않고 침실에서 태아의 자세로 구부리고 있었다. 이때 대상자가 보이는 행동은?

① 고착 (fixation)
② 퇴행 (regression)
③ 대리 형성 (substitution)
④ 상징화 (symbolization)
⑤ 전환 (conversion)

▶ 대상자의 행동이 발달 초기단계의 전형적인 모습이라면 그것은 퇴행증상을 의미한다.

정답 : 32_③　33_②　34_②

Psychiatric Nursing

국시적중문제 해설

35 Erikson의 정신사회적 발달이론에서 영아기에 부모에게 사랑을 받지 못하고 적절히 양육되지 않으면 형성되는 것은 무엇인가?

① 친밀감 ② 열등감 ③ 신뢰감
④ 정체감 ⑤ 불신감

▶ 영아기 : 신뢰 대 불신 (0-1세) - Erikson
- 부모가 일관성이 있고 믿을 수 있다고 느낄 때 영아는 부모에 대한 기본적인 신뢰감을 발달시킴

36 열등감을 가진 환자가 나타내는 행동은?

① 다른 환자와 대화할 때 피상적인 대화를 한다.
② 다른 사람의 의견을 무시한다.
③ 토론할 때 자신의 의견이 무시되면 화를 낸다.
④ 새로운 사람을 만나는 것을 꺼리고 위축된 행동을 한다.
⑤ 과장되고 연극적인 행동을 한다.

▶ - 열등감을 가진 사람은 자기의 단점(약점)이 폭로될 상황에 직면하면 불안과 공포를 느낀다. 따라서, 그러한 상황에 직면하는 것을 회피한다.
- 예컨대, 얼굴에 붉은 점(혈관종)이 있는 사람은 차 속에서 고개를 숙이고 앉거나 다른 사람의 눈에 띄지 않는 구석에 서게 된다.
- 학력에서 열등감을 가진 사람은 학교 이야기가 나오면 피한다.
- 또 다른 사람이 자기 이야기를 하지 않는가 하고 항상 걱정을 한다.

37 설리반의 인격발달이론의 핵심 개념은?

① 자아발달 ② 사회적 교류
③ 어머니와의 분리 ④ 성적발달
⑤ 인지적 발달

▶ - Sullivan의 인격발달이론의 핵심 개념은 사회적 교류이다.
- 자아발달은 Erikson의 핵심개념이며, 어머니와의 분리는 Mahler, 성적발달은 Freud, 인지적 발달은 Piaget의 핵심 개념이다.

정답 : 35_⑤ 36_③ 37_②

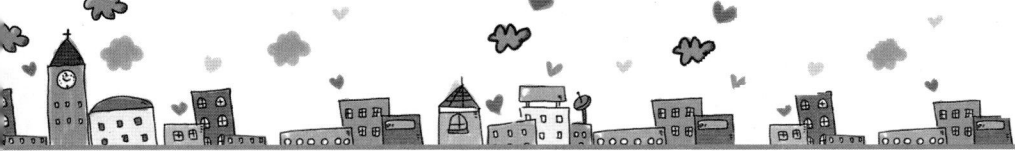
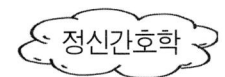

38 시어머니에게 시집살이를 심하게 겪은 며느리가 팔다리가 마비되었다면, 어떤 방어기제가 사용된 것인가?

① 부정　　　　② 전환　　　　③ 퇴행
④ 신체화　　　⑤ 전치

▶ 전환 (conversion)
- 불안을 감소시키기 위해서 개인의 강한 정신적 갈등이 신체적 증상, 즉 신체의 감각기관과 맘대로근 (수의근)계의 증상으로 표출되는 방어기제
- '노인이 친한 친구의 사망 소식을 듣고는 하지 기능을 상실하는 것'

39 다음은 인격발달론을 주장한 대표적인 학자들이다. 맞게 연결된 것은?

① 인간의 전체 인생 과정을 모두 포함시켰으며, 정신사회적 발달에 중점을 두었다. - Erickson
② 인간은 대인관계의 결과로 행동하는 것을 배운다. - Piaget
③ 대상관계를 연관시킨 정신성적 발달이론을 제시했다. - Piaget
④ 인간의 인지발달에 대한 이론을 개발하였다. - Sullivan
⑤ 인격의 지적발달을 중요시 여겼다. - Freud

▶ ② Sullivan
　③ Freud
　④ Piaget
　⑤ Piaget

40 다음에서 Freud의 인격발달단계 중 형제들 간의 경쟁의식이 생기는 시기는 어느 때인가?

① 구강기　　　② 항문기　　　③ 성기기
④ 잠복기　　　⑤ 생식기

▶ 생식기는 남녀 형제들과의 경쟁의식이 생긴다.

정답 : 38_② 39_① 40_⑤

Psychiatric Nursing

국시적중문제 해설

41 다음의 이론가들 중 인간을 사회적인 존재로 보며, 초기 어머니와의 관계가 생애 전반에 걸친 개인의 발달에 영향을 미친다고 본 이론가는?

① 프로이드 ② 카프란 ③ 설리반
④ 하이데거 ⑤ 스키너

▶ ① 정신은 모든 인간 행동의 기초가 된다고 봄
② 사회적 환경이 인간의 경험에 영향을 미친다고 봄
④ 인간은 단순한 지성적인 존재 이상이며, 자신의 정상적인 환경에서 멀어질 때 이상행동이 발생한다고 봄
⑤ 인간의 모든 행동은 학습된 것으로 봄

42 5세 된 여자아이가 아빠와 함께 별도의 시간을 보내려고 한다. 이 아이의 행동을 Freud의 발달 이론에 맞추어 설명한다면?

① 잠복기를 표현할 것이다.
② 오이디푸스 갈등을 표현한 것이다.
③ 구강기 요구를 표현한 것이다.
④ 항문 유형을 표현한 것이다.
⑤ 성기기 요구를 표현한 것이다.

▶ - 프로이드의 정신성적 인격발달 이론에 따르면 여아는 3~5세 사이에 자신의 부친을 대상으로 성적인 느낌을 경험한다.
- 오이디푸스 갈등은 이성부모에 대한 애착의 느낌을 가지고 동성의 부모에 대해서는 선망과 공격심을 갖는 것이다.
- ①은 학령기 ③은 영아기 ④는 대·소변훈련 시기에 나타나며, ⑤는 사춘기에 해당한다.

43 Erickson은 발달 이론에서 각 발달단계마다 극복해야 할 과업을 제시했다. 짝지어진 내용이 서로 다른 것은?

① 영아기 – 신뢰감 대 불신
② 초기 아동기 – 자유성 대 수치감
③ 후기 아동기 – 주도성 대 의심
④ 학령기 – 근면 대 열등감
⑤ 초기 성인기 – 친밀감 대 고립

▶ - 초기 아동기에 자율성을 발달시키지만 원만하지 못했을 때는 자신에 대해 수치감이나 의심이 생기게 된다.
- 그리고 후기 아동기에는 주도성을 발달시키며, 원만하지 못했을 때는 죄책감이 생긴다고 했다.

정답 : 41.③ 42.② 43.③

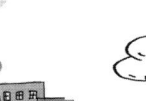
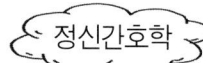
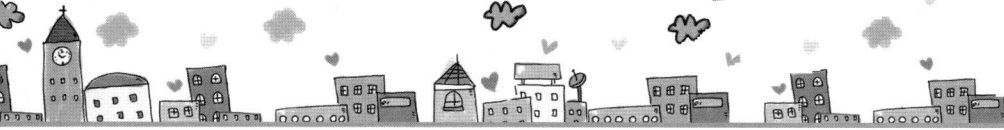

44 자신의 생애를 되돌아보고 장래를 바라보기 시작하는 환자는 Erickson의 발달 이론에 따르면, 어떤 단계에 해당하는가?

① 근면성 대 열등감　② 신뢰 대 불신
③ 통합 대 절망　④ 생산성 대 자기침체
⑤ 주체성 대 역할갈등

▶ 에릭슨에 따르면 노년이 되면 자신의 생애를 돌아보고 그것이 과연 가치가 있었는지를 평가해보며, 앞으로 올 죽음을 맞이한다.

45 다음은 설리반(Sullivan)의 발달 이론에 대한 설명이다. 틀린 것은?

① 프로이드의 이론이 정신증 환자에게 적용될 수 없다는 것을 인식했다.
② 대인관계를 중심으로 인격발달을 6단계로 나누고 있다.
③ 어린시절 양육자의 태도가 중요하다.
④ 신경증 아동의 발달 과정을 관찰하여 이론적 근거로 삼았다.
⑤ 어린시절의 욕구만족을 중요시 생각했다.

▶ ④ 정상아동의 발달 과정임

46 다음 중 대인관계를 최초로 경험하게 되는 계기는 어느 것인가?

① 배변훈련　② 학교생활　③ 놀이
④ 이성관계　⑤ 수유

▶ 영아기(0~18개월)
 - 구강이 환경과의 상호작용에 가장 중요한 역할
 - 수유가 최초의 대인관계(영아)

47 인격이 성숙되고, 사회생활에 있어 융통성을 지니며, 사회적 성취감에 대한 만족감을 가지고, 사회적 책임감을 지니는 시기는?

① 영아기　② 청소년기　③ 성인기
④ 갱년기　⑤ 노년기

▶ 후기 청소년기는 선택적 성적활동의 형성에서부터 완숙한 개인이 되어 보다 성숙한 대인관계를 확립할 때까지의 시기를 말하며, 성인 초기는 경력준비, 친밀한 관계 혹은 부모관계 형성, 정신성적 성숙 등이 주요 발달과제가 되며, 전반적으로 성인기는 청소년기에 주체성을 완성한 후 진정한 친밀감 형성 등 성숙한 대인관계를 하는 시기이다.

정답 : 44_③ 45_④ 46_⑤ 47_③

제 2 장 · 인간의 이해 | 51

Psychiatric Nursing

48 고등학생인 박군은 이번 시험성적이 현저하게 떨어지자 시험문제가 다른 때보다도 어려웠으며, 자신은 성적이 모든 것을 결정짓지 않는다고 생각한다고 말한다. 어떤 방어기전의 예인가?

① 합리화　　② 상환　　③ 부정
④ 분단　　⑤ 해리

▶ - 사회적으로 용납될 수 없는 일이나 행동에 대해 이유를 붙여 개인의 행동을 정당화하는 것으로 무의식적인 기전이다.
- 예로는 이솝 우화의 신포도 이야기가 있다.

49 화병이란 무엇인가?

① 신체적 증상은 나타나지 않는다.
② 사회적 의미가 있는 것을 질병분류학적으로 명명하기에는 부적합하다.
③ 사회경제적 수준과는 무관하다.
④ 개인적인 성격 특성과는 별개로 사회구조적 측면에서 기인한다.
⑤ 문화적 차이 및 성역할에 따른 차이가 반영된다.

▶ 화병은 우리나라 민간사회에서 널리 사용되어 왔던 하나의 병명이다. 화병은 한국인의 전통적인 고유 정서표현으로 알려진 한과 징후 및 감정적 원인 면에서 공통적이어서 상호 깊은 관련이 있다. 이렇게 볼 때 화병은 한국의 문화에 독특한 문화연계증후군으로 이해할 수 있다.

50 다음 중 정신역동에 포함되지 않는 것은?

① 욕동　　② 감정　　③ 방어기전
④ 욕망　　⑤ 행동

▶ 정신역동이란 인간의 내부에 있는 정신적인 힘이 상호작용한 결과와 현상으로, 행동을 할 수 있도록 추진하는 것이 여기에 속한다.

정답 : 48 ① 49 ⑤ 50 ⑤

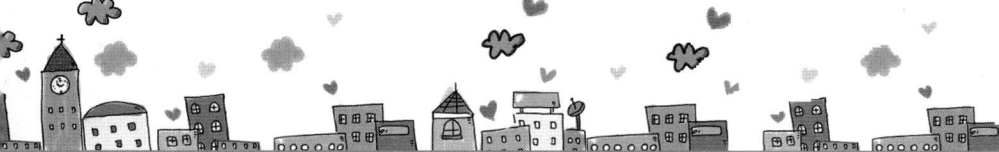
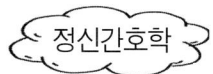
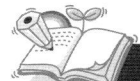

51 Erickson의 발달 이론에 대한 설명이다. 올바른 것은 무엇인가?

① 인격의 구조는 개인적인 기능 양상을 고찰하는 부분이다.
② 스트레스는 인격발달에 관여하는 중요한 요소이다.
③ 이드는 현실상황을 조정한다.
④ 인격은 시간과 장소에 따라 다양하게 표출된다.
⑤ 인격의 기초를 이루는 부분은 자아이다.

▶ - Freud는 인격의 구조모형을 통하여 이드, 자아, 초자아란 개념을 설정하였는데, 이것은 개인적인 기능 양상을 고찰하는 방법이다.
- 인격발달에 관여하는 중요한 요소는 무의식이고, 인격은 비교적 일관되게 표출된다.
- 인격의 기초를 이루는 부분은 이드이며, 현실세계와 밀접히 접촉하여 현실상황을 조정하는 것은 자아이다.

52 남편의 외도로 인해 병원에 입원한 부인이 '나는 인생을 헛살았어요' '내 잘못입니다' '내가 잘못해서 남편이 떠나간거에요' 라고 이야기 하고 있을 때, 가능한 간호진단은?

① 두려움　　　② 불안　　　③ 자존감 저하
④ 공포감　　　⑤ 무기력

▶ 자존감이란 생애 전반에 걸쳐 자기반영과 다른 사람에게서의 피드백을 통해 개인의 능력과 한계를 알고 수용하는 것이다. 남편의 외도로 자신의 생애 전반에 걸친 부정적인 평가와 객관성을 유지하지 못하는 대상자에게는 자존감 저하의 간호진단을 내릴 수 있다.

53 영아가 좀 더 자라서 '자기' 와 '자기 아닌 것' 정도를 구별하는 시기에 일어나고, 도덕, 가치, 양심을 형성하는데 영향을 미치기 때문에 매우 중요하다. 동일시의 강력한 형태로 일컬어져 왔다. 해당되는 방어기전은?

① 함입　　　② 함일화　　　③ 공상
④ 상환　　　⑤ 상징화

▶ 함입은 타인에게 향했던 모든 감정을 자신에게로 향하게 되는 기전이며, 자신에게 중요한 사람의 성격 특성, 태도, 사고를 자신에게 융합하는 방어기전임

정답 : 51 ① 52 ③ 53 ①

Psychiatric Nursing

54 프레드릭 펄스에 의해 사용된 치료로 인간생활을 형태의 점진적 형성과 소멸의 과정으로 보고 있다. 즉 정신적으로 건강한 사람이란 이 형태의 생성과 소멸의 과정이 방해받지 않고 비교적 잘 진행된 사람을 말한다. 어떤 치료인가?

① 대상자 중심치료 ② 지지치료
③ 현실치료 ④ 의미치료
⑤ 게슈탈트 치료

국시적중문제 해설

▶ - 게슈탈트는 전체 또는 형태를 의미하는 독일어이며, 부분들이 지각적 전체로 통합되는 독특한 양식이라는 뜻으로 게슈탈트를 보았다.
- 이 모형에서는 인간생활을 형태의 점진적 형성과 소멸의 과정으로 보고 그 과정 자체가 바로 적응에 대한 기준이 되는 것이다.
- 형태의 생성 및 소멸의 과정을 방해하는 원인으로는 외적세계 및 자기자체에 대한 각성이 명확히 이루어지지 않는 경우와 스스로 욕구와 행동을 억압하므로 좋은 형태의 형성을 방해하는 경우를 들 수 있다.
- 따라서 이 접근 모형에서는 '어떻게'와 '무엇 '을' 왜 '보다 더 중요시 한다.
- 즉 현재 무엇을 어떻게 하고 있나에 대해서 각성을 시키는 것이 중요하다고 보며, 과거의 일이나 행동의 원인에 대해서는 별로 신경 쓰지 않는다.

55 다음 중 이드(id)에 대한 설명이 아닌 것은?

① 인간이 본능적으로 쾌락을 추구하게 하는 부분이다.
② 태어날 때부터 존재하는 가장 기본적인 생물적 욕구가 속한다.
③ 대부분 의식적으로 인식되지 않는 부분이다.
④ 의식의 대부분을 차지하며, 성격을 지배한다.
⑤ 쾌락의 원리에 따라 욕구를 만족시키려 한다.

▶ ④ 자아(ego)에 대한 설명임

56 우울증 환자의 주요 방어기제는?

① 부정 ② 보상 ③ 함입
④ 전치 ⑤ 승화

▶ 함입(introjection)
- 자신에게 중요한 사람의 성격 특성, 태도, 사고를 자신에게 융합하는 것을 의미
- 남에게 향했던 모든 감정을 자신에게로 향하게 하는 기전으로 자학, 우울, 자살을 유발하기도 함

정답 : 54_⑤ 55_④ 56_③

57 평소 술을 많이 먹고 여자관계가 복잡한 중년남자가 발기부전으로 부인과 성관계를 맺기가 어렵게 되자 오히려 부인의 남자관계가 복잡하다고 부인을 괴롭히기 시작했다. 이 중년남자가 사용하는 방어기제는?

① 반동형성(reaction formation)
② 합리화(rationalization)
③ 대리형성(substitution)
④ 투사(projection)
⑤ 함입(introjection)

▶ 의처증 환자들이 많이 사용하는 방어기제는 투사(projection)이다.

58 동생의 눈이 너무 아름다워 질투를 느낀 언니가 "동생의 눈이 짝눈이 되어버렸으면 좋겠어"라고 생각을 하였다. 이 생각은 그녀의 무의식 속에서 죄책감을 일으켰다. 언니의 주된 방어기제는?

① 억압　　　　　② 투사　　　　　③ 취소
④ 합리화　　　　⑤ 해리

▶ 여기서 "죄책감"이 key point
 - 죄책감을 상쇄하기 위하여 행동한 것으로 보임
 - 취소 : 죄책감을 경감시키기 위하여 이전에 행한 양심적으로 허용할 수 없는 행동이나 경험을 부인하는 방어기제

59 다음은 프로이드의 인격발달 단계에 대한 설명으로 틀린 것은?

① 잠복기는 역할 동일시와 관련이 있다.
② 오이디푸스 콤플렉스는 동성의 부모와 동일시를 통해 해결할 수 있다.
③ 항문기를 원만하게 보낸 경우 자주적이며, 긍지와 자존심이 높은 성격이 형성된다.
④ 구강기에 성격이 고착되면 의존적이고, 자기중심적인 성격이 형성된다.
⑤ 성기기는 성적에너지가 다시 분출되어 억압되었던 충동이 드러나게 되는 시기이다.

▶ 잠복기는 본능적 욕구가 잠재되어 있으며, 이성에 대한 관심이 줄어들고, 사회화 발전에 중요한 기초가 되는 시기이다.

정답 : 57_④　58_③　59_①

Psychiatric Nursing

국시적중문제 해설

60 고소공포가 있는 30대 회사원이 옥상이 시원하다고 틈만 나면 동료들과 빌딩 옥상으로 올라가곤 했다. 이러한 행동의 주된 방어기제는?

① 반동형성 ② 보상 ③ 승화
④ 저항 ⑤ 합리화

▶ 반동형성 (reaction formation)
 - 수용할 수 없는 감정이 억압되고 있는 동안에 개인이 다른 사람이나 상황에 대하여 그 상황에서 통상적으로 기대되는 것과 반대되는 감정, 태도나 행동을 표현하는 방어기제

61 다음 중 자아에 대한 설명으로 옳은 것은?

① 옳고 그름에 대한 감각이 없다.
② 원시적이고 본능적이다.
③ 양심, 가치, 도덕이 주를 이룬다.
④ 논리적이고 판단적이며, 사고과정과 관련되어 있다.
⑤ 이드의 충동을 억제하는 역할을 한다.

▶ - ①, ② 이드
 - ③, ⑤ 초자아

62 다음은 Freud의 인격발달 각 단계에 대한 설명이다. 적절치 않은 것은?

① 구강기 - 구강을 통하여 쾌감을 느끼며, 요구, 지각, 표현방법이 이에 집중되어 있다.
② 항문기 - 이 시기의 갈등을 원만히 넘기면 성장하여 항문기적 성격이 된다.
③ 남근기 - 이 시기 말에 동성부모에 대한 경쟁심과 관련하여 동일시 기제가 작용한다.
④ 잠복기 - 전에 가졌던 충동들이 잠재되는 시기로 지적활동에 에너지를 쏟는다.
⑤ 성기기 - 성적에너지가 재분출되어 억압되었던 충동이 드러나고 현실화할 수 있다.

해설 연결
- 잠복기 : 성적욕구가 억압되어서 전에 가졌던 충동들이 잠재되는 시기로 운동이나 게임 등 지적활동에 에너지를 쏟는다.
- 성기기 : 성적에너지가 다시 분출되어 억압되었던 충동이 드러나게 되고, 이 충동을 현실적으로 수행할 수 있게 된다.

▶ Freud의 인격발달 단계는 구강기, 항문기, 남근기, 잠복기, 성기기로 각 단계별 특성은 다음과 같다.
 - 구강기 : 구강을 통하여 성적욕구를 충족하며, 쾌감을 느끼며, 요구, 지각 표현 방법이 구강 근처에 집중되어 있으므로 일관성 있는 돌봄을 통해 적절히 만족될 수 있다.
 - 항문기 : 항문 부위가 초점으로 대변의 보유나 배출에서 쾌감을 느끼는데 현실적인 요구와 배출하는 만족감 사이에서 갈등한다. 원만히 넘기면 자주적인 성격, 과잉충족이나 좌절을 경험하면 인색하고 완고한 항문기적 성격이 된다.
 - 남근기 : 자기생식기에 대해 관심을 갖고 쾌감을 느끼며, 이 시기 말에 동성부모에 대한 경쟁심과 관련하여 동일화 기제가 작용되어 어른의 역할을 배운다.

정답 : 60 ① 61 ④ 62 ②

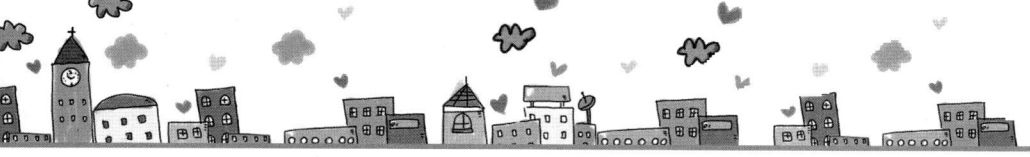
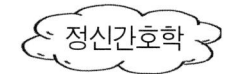

63 다음 중 프로이드의 정신성적 발달단계 중 남근기에 대한 설명이 아닌 것은?

① 아동의 관심이 입과 항문에서 성기쪽으로 쏠리는 시기이다.
② 자신의 성기에 호기심을 지니고 쾌감의 원천으로 발견한다.
③ 성기를 중심으로 성적욕구가 커지고 이성에 대한 관심이 증가한다.
④ 오이디푸스 콤플렉스가 형성되는 시기이다.
⑤ 여아의 경우 남근을 선망하기도 한다.

▶ ③ 성기기에 관한 설명임

64 위기의 4단계 중 2단계 전개 과정에 대한 설명으로 틀린 것은?

① 사건의 위협적 지각으로 불안 증가
② 감정의 혼란 가중
③ 일상적 대처 방법 사용
④ 사건 분석
⑤ 불안으로 인한 무감동

▶ 2단계는 일상적 대처 방법을 사용하는 시기로 독자적 문제해결 방식, 사건분석, 친구와 의논, 부정을 사용하며, 무감동은 3단계의 특성이다.

65 다음 중 인격발달에 대한 설명으로 맞는 것은?

① 아동기 때의 고통스러운 경험은 영향을 미치지 않는다.
② 성격은 생애 동안 변하지 않는다.
③ 인격발달 관계는 그 시기마다 특별한 문제와 갈등이 있다.
④ 인격발달은 고정되어 있다.
⑤ 어린시절 발달은 성인의 행동에 영향을 미치지 않는다.

▶ - ①, ⑤ Freud는 인생의 초기인 영아기와 아동기가 인격의 발달에 결정적 역할을 한다고 하였음
- ② Erickson에 의하면 인격발달은 전 생애를 통하여 이루어진다고 함
- ④ 인격발달 관계는 그 시기마다 특별한 문제와 갈등을 안고 있으며, 그를 극복하는 것에 따라 인격이 달라진다고 주장함

정답 : 63_③ 64_⑤ 65_③

Psychiatric Nursing

66 Mahler의 발달이론에 대한 설명 중 올바른 것은 무엇인가?

① 말러는 청소년기에 부모의 영향력으로부터 독립하는 과정을 기술했다.
② 말러는 생애 초기에 양육자와의 관계에서 자기가 분리되는 과정을 기술했다.
③ 말러의 발달이론으로 설명할 수 있는 정신장애는 반사회적 인격장애이다.
④ 이 이론은 아동기 인지발달에 대해 기술하였다.
⑤ 이 이론은 아동기 도덕성 발달을 기술하였다.

▶ ① Mahler는 출생 시에서 36개월까지 양육자와의 관계에서 자기가 분리되는 과정을 기술함
③ 말러의 발달이론으로 설명할 수 있는 정신장애는 경계성 인격장애임
④, ⑤ 인지발달이론은 Piaget가 제시했고, 도덕성 발달이론은 Kohlberg가 제시함

67 20대 중반의 최군은 신용카드를 무절제하게 사용하여 빚을 지게 되자 부모의 통장을 몰래 가지고 가출하였다가 경찰에 의해 연행되어 왔다. 최군의 정신 역동에 대한 설명으로 적절한 것은 무엇인가?

① 자아가 지나치게 강하다.
② 이드가 강하다.
③ 이드가 약하다.
④ 초자아가 강하다.
⑤ 초자아가 약하다.

▶ 반사회적 행동을 나타내는 사람들은 초자아가 약하다.

68 엄마에 대해 분노가 심한 김씨는 간호사에게 분노를 표출했다면, 어떤 방어기제를 사용한 것인가?

① 이인증(depersonalization)
② 전치(displacement)
③ 부정(denial)
④ 해리(dissociation)
⑤ 상징화(symbolization)

▶ 엄마에 대한 분노나 부정적인 감정을 직접적으로 표현하지 못하고 간호사에게 그 감정을 전가시키는 전치를 사용함

정답 : 66_② 67_⑤ 68_②

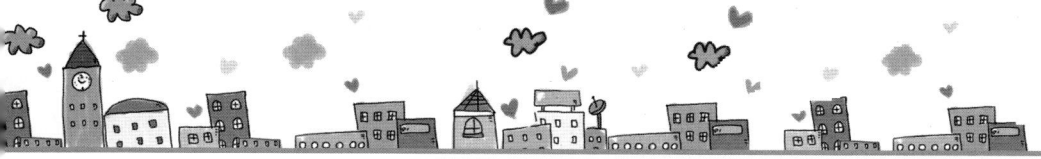

정신간호학

69 구강기 성격에 해당하는 것은?

① 융통성이 없고 자기중심적이다.
② 의존적이며 수동적이다.
③ 인색하고 욕심이 많다.
④ 강박적이고 완벽주의자이다.
⑤ 관대하지 못하고 자신감이 결여된다.

▶ 구강기 (0 -1.5세)
- 리비도 : 입술, 혀, 입주변 기관에 집중
- 유아의 관계는 어머니의 보호와 수유에서 시작
- 영아는 빨고, 깨물고, 뱉고, 우는 행동으로 긴장 완화
- 욕구의 과잉 충족 시 : 지나친 낙관주의, 자기애, 염세주의, 의존성, 주는 것보다 받는 것을 좋아하기, 선망과 질투, 불평이나 불만, 요구의 증대, 껌씹기 같은 입놀림을 증가하는 행동 → 구강기적 성격 (의존적, 욕심쟁이, 양보 모름)
- 이 시기를 잘 지낸다면 자신감 있고, 관대하며, 자급자족하고, 주고받을 줄 알고, 다른 사람을 신뢰하고, 남에게 의존하지 않는 긍정적인 성격을 발달시킬 확률이 높다.

70 시어머니에게 꾸중을 들은 며느리가 개의 옆구리를 차는 과정과 관련있는 정신기제는?

① 투사　　② 전치　　③ 억압
④ 상징화　⑤ 섭취

▶ 전치 (displacement)
- 개인이 좌절, 적개심, 또는 불안 같은 감정이나 정서를 원래 파생된 곳에서부터 덜 위협적이고 더 받아들이기 쉬운 다른 대상으로 이동하는 방어기제

71 사적 감정에 치우치지 않고 타인의 감정, 정서를 인식하고 이해하는 것은?

① 공감　　② 동일시　　③ 투사
④ 동정　　⑤ 이해

▶ 공감
- 타인의 감정, 의견, 주장에 대하여 자기도 그렇다고 느낌. 완화시키기 위해 대상자를 도우려는 욕망

정답 : 69_③　70_②　71_①

제 2 장 · 인간의 이해 | 59

72 시험을 앞둔 남자가 '도서관에 가서 시험공부를 할까? 아니면 데이트를 할까?'를 생각하다가 도서관에 가기로 결정하였다. 남자는 버스를 타고 가다가 무심코 여자 친구의 집앞에 내렸음을 발견하였다. 이러한 행동을 설명할 수 있는 것은?

① 의식
② 전의식
③ 무의식
④ 자아
⑤ 초자아

▶ 무의식의 내용은 행동과 사고의 결정에 아주 중요한 역할

73 위기의 종류와 그 특성을 설명하는 예로서 잘못된 것은?

① 이혼과 같은 복잡한 스트레스 사건이 있다.
② 이웃마을 홍수와 같은 상실이 있다.
③ 사랑하는 사람의 죽음과 같은 상실이 있다.
④ 다른 나라로 전근을 가는 전환점이 있다.
⑤ 승진과 같은 도전이 있다.

▶ 위기는 어떤 사건에 대한 노출로 상실의 경우에는 사랑하는 사람의 죽음, 이혼, 상실, 가정과 재산의 파괴 등이 해당됨

74 피아제의 인지발달 이론에서 아동이 구체적 조작기에 할 수 있는 일은?

① 반복활동을 한다.
② 물건이나 대상을 자신과 구분하지 못한다.
③ 자기중심적 사고를 한다.
④ 물건 크기의 서열을 매길 수 있고 지도를 그릴 수 있다.
⑤ 자유, 정의, 사랑 같은 추상적 개념을 이해할 수 있다.

▶ ①, ②는 감각운동기에 대한 설명, ③은 전조작기에 대한 설명, ⑤는 형식적 조작기에 대한 설명

정답 : 72_③ 73_② 74_④

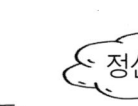
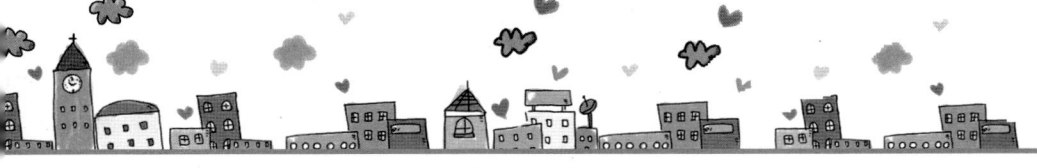

정신간호학

75 스트레스를 처리하기 위해 많이 사용되는 방어기제들이다. 그에 대한 설명이 올바른 것은 무엇인가?

① 전환은 신체적인 병리 상태를 정신적인 상태로 표현하는 것이다.
② 부정은 수용할 수 없는 감정을 다른 사람의 탓으로 돌리는 것이다.
③ 환상은 무의식적으로 바라는 것들을 의식적으로 왜곡시키는 것이다.
④ 투사는 현실을 거부하기 위해 존재하고 있는 사실을 없는 것처럼 여기는 것이다.
⑤ 반동형성은 정서 경험을 회피하기 위해 생각과 지적인 활동으로 대치하는 것이다.

▶ ① 심리적인 문제가 신체적으로 표현되는 것
② 투사
④ 부정
⑤ 주지화

76 자신의 열등감과 무능감을 감추기 위해 오히려 우월하고 자신감 있게 행동하는 것은 다음의 방어기제 중 어느 것에 속하는가?

① 투사　　② 보상　　③ 반동형성
④ 승화　　⑤ 관찰

▶ 보상 (compensation)
  - 개인이 실제이거나 상상으로 신체적 또는 정서적 결손이나 특별한 행동이나 기술에 대한 무능함을 메우려 시도하거나 자아존경이나 자존감을 유지하려고 하는 방어기제

77 Rogers가 제시한 간호사 - 환자의 치료 관계 중 제외되는 것은?

① 신뢰성　　② 수용성　　③ 진실성
④ 공감적 이해　　⑤ 동정

▶ Rogers가 제시한 간호사-환자의 치료관계
  - 신뢰, 전문성, 돌봄, 공감, 진실성, 무조건적인 긍정적 관심

정답 : 75 ③　76 ②　77 ⑤

제 2 장 · 인간의 이해 | 61

Psychiatric Nursing

78 다음 중 피아제의 인지발달 단계 중 학령전기에 대한 바른 설명은?

① 대상영속성 개념을 획득하기 시작한다.
② 감각운동 기능에 의한 반복활동을 통해 인지가 발달한다.
③ 분류 및 서열을 조작하고 가역적 사고가 가능하다.
④ 표상적 사고가 발달하나 자기중심적이고 비가역적이다.
⑤ 추상적 사고나 가설적 사고를 능숙하게 할 수 있다.

▶ - 피아제의 인지발달 단계에서 학령전기는 전조작기에 해당함
 - 즉 2~7세의 인지발달 특징인 표상적 사고, 자기중심적이고 비가역적인 사고를 주로 보임

79 "저 사람들이 나를 죽이려고 모의하고 있어요"라고 호소하는 환자의 방어기제는?

가. 전치	나. 투사
다. 동일시	라. 부정

① 가, 나, 다 ② 가, 다 ③ 나, 라
④ 라 ⑤ 가, 나, 다, 라

▶ 투사
 - 개인이 원하지 않거나 불쾌한 감정, 사고 및 자신과 관련된 태도를 다른 사람의 탓으로 돌리는 방어기제. 물질관련 장애자에게 흔히 나타남
 - 편집증 환자나 피해망상 환자에게 두드러짐
 - 예 : '가랑잎이 솔잎더러 바스락거린다고 한다', '똥 묻은 개가 겨 묻은 개 나무란다'
▶ 부정
 - 의식적으로 용납할 수 없는 생각, 감정, 소망, 욕구 또는 외부 현실에 대한 인식을 회피하도록 하는 무의식적 방어기제
 - 예 : '귀 막고 방울 도둑질한다', '입 막고 고양이 흉내내기'

80 Erickson의 발달 이론에 대한 설명이다. 올바른 것은 무엇인가?

① 프로이드의 발달이론을 반박하기 위해 제안되었다.
② 8단계설이며 생애 초기단계를 강조하였다.
③ 각 발달단계에서 극복해야 할 정신내적 갈등을 강조하였다.
④ 시설아동을 관찰한 내용을 중심으로 구성되었다.
⑤ 전 생애를 발달 과정으로 보았다.

▶ ⑤ Freud의 발달 이론을 반박하기 보다 더 보충하는 이론이며, 전생애 기간을 발달기간으로 보았다. 각 발달단계에서 자아가 극복해야 할 과제를 강조하였다.
 - 시설아동을 관찰한 내용이라기보다는 자신의 성장경험을 바탕으로 구성되었다.

정답 : 78_④ 79_③ 80_②

81 다음 중 자아와 관련된 내용들이다. 거리가 가장 먼 것은?

① 자아는 주로 무의식계를 조절하며 본능을 조절한다.
② 자아가 발달되지 않은 경우 반사회적 성격이 형성된다.
③ 판단 기능과 현실감각 기능을 담당한다.
④ 의식계에 속한다.
⑤ 성격과 정신과정의 여러 부분을 서로 통합시키는 기능을 한다.

▶ 무의식계를 조절하며, 본능을 조절하는 곳은 이드이다.

82 정신분석모형에서 설명하는 방어기전에 대한 내용으로 옳지 않은 것은?

① 개인이 자기생활 속에서 조절되지 않는 일들을 처리할 수 있게 해준다.
② 한 상황에 여러 가지 기제가 사용되기도 하고, 한 가지 상황에 한 가지 기제만 사용되기도 한다.
③ 정신적으로 건강한 사람에 의해서도 사용된다.
④ 불안을 방어하고자 하는 욕구의 발로다.
⑤ 의식수준에서 일어나는 방어기제이다.

▶ 이드와 초자아가 갈등을 일으키면 자아가 불안을 경험하게 되는데, 이때 불안에 대처하기 위해 무의식적으로 정신방어기제가 작용한다.

83 22세 된 여자가 집단치료를 통해 다른 환자들도 나와 같이 증상을 창피해하고, 남에게 숨기고 조절하지 못한다는 것을 알게 되었다. 이 경우 치료인자는 무엇인가?

① 학습 ② 이타심 ③ 보편성
④ 감정정화 ⑤ 집단압력

▶ 자신과 같은 문제를 가진 사람이 자기만이 아니라는 인식은 보편화임

정답 : 81_① 82_⑤ 83_③

Psychiatric Nursing

84 다음 중 무의식에 대한 설명으로 옳지 않은 것은?

① 의식화되지 않은 상태이다.
② 행동을 결정하는데 큰 영향을 준다.
③ 노력하면 회상이 가능하다.
④ 사고를 형성하는데 큰 영향을 준다.
⑤ 이드와 초자아가 적용되는 부분이다.

▶ 무의식은 의도적으로 회상하는 것이 불가능함

85 손씻기와 닦기를 반복하는 환자들이 불안을 해결하기 위해 사용하는 방어기제는?

① 취소, 격리, 반동형성
② 투사, 격리, 해리
③ 전환, 취소, 억제
④ 응축, 해리, 투사
⑤ 퇴행, 취소, 해리

▶ - 취소 (undoing) : 죄책감을 경감시키기 위하여 이전에 행한 양심적으로 허용할 수 없는 행동이나 경험을 부인하는 방어기제
- 격리 (isolation) : 과거나 현재의 경험에 있어서 실제 사실은 의식에 남아 있으면서도 그 사실과 관련된 고통스러운 감정이나 충동은 그 사실과 분리시킴으로써 무의식에 남게 하는 방어기제
- 반동형성 (reaction formation) : 수용할 수 없는 감정이 억압되고 있는 동안에 개인이 다른 사람이나 상황에 대하여 그 상황에서 통상적으로 기대되는 것과 반대되는 감정, 태도나 행동을 표현하는 방어기제

86 다음 중 프로이드가 제시한 남근기의 특징으로 올바른 것은 무엇인가?

① 물활론
② 거세불안
③ 분리불안
④ 양가감정
⑤ 오이디푸스 콤플렉스의 재출현

▶ ② 대략 4세경부터 5~6세경까지 지속되는데, 본능적인 에너지가 성기 주위에 집중되어 이 부위가 자극을 받을 때 아동은 신체적 쾌감을 느끼기도 하며, 거세불안을 느끼기도 함. Freud는 이 시기 동안 아동이 성에 대해 실제로 자각한다고 하였으며, 이러한 자각이 오이디푸스 콤플렉스나 일렉트라 콤플렉스와 같은 복잡한 심리적 사건을 겪게 한다고 하였음

정답 : 84_③ 85_① 86_②

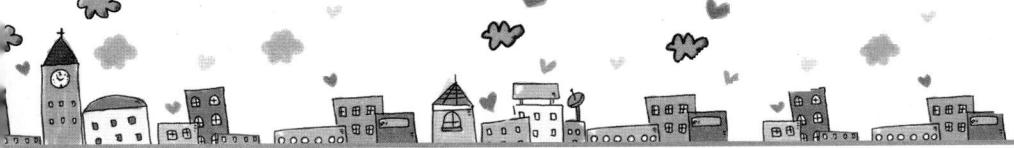
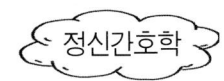
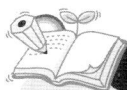

87 위기의 형태 중 상황위기가 아닌 것은?

① 애인과의 이별　　　② 불치병의 진단
③ 손자의 출산　　　　④ 원하지 않는 임신
⑤ 중년기의 실직

▶ 손자의 출산으로 조부모가 되는 것은 성숙위기이다.

88 다음 중 구체적 조작기부터의 아동이 획득할 수 있는 사고는?

① 상징적 사고　　　　② 주도성 및 경쟁적 사고
③ 물활론적 사고　　　④ 자아중심적 사고
⑤ 도덕적 자율성

▶ ① 상징적 사고 : 전조작기
② 주도성 및 경쟁적 사고 : 전조작기
③ 물활론적 사고 : 전조작기
④ 자아중심적 사고 : 전조작기

89 55세 남자가 간암으로 치료 중이다. 이 남자는 60일 전부터 몸에 좋다는 것을 구하려 애쓴다고 한다. 이 환자에게서 볼 수 있는 죽음의 인식단계는?

① 부정　　② 분노　　③ 협상
④ 우울　　⑤ 수용

▶ - 1단계(충격, 부정) : 믿으려하지 않고, 오진이거나 잘못된 것이 있다고 생각하는 기간
- 2단계(분노) : '왜 내가?' 하는 반응을 보이며, 신, 가족, 친구, 의사, 병원 등에 대해서도 화를 냄
- 3단계(타협) : 의사, 가족, 신 등과 타협하려 함. 어떻게 하면 죽지 않을까 하여 여러 가지 행동을 함
- 4단계(우울) : 절망하고 우울해 하며, 위축되고 정신운동이 감퇴함. 자살도 고려
- 5단계(수용) : 죽음을 받아들이며, 사후의 일에 대해 관계자들과 솔직히 토론하고 대책을 세움

90 3세 된 철민이는 엄마에 대해 미움과 사랑을 동시에 갖고 있다. 옳은 것은?

① 함입　　　② 불안　　　③ 승화
④ 반동형성　⑤ 양가감정

▶ 양가감정(ambivalence)
- 한 대상에 대해 반대 감정이 공존하는 것으로 사랑하는 사람에 대해 미워하는 감정을 같이 갖고 있는 경우

정답 : 87_③　88_⑤　89_③　90_⑤

91 현실감을 갖고 욕구를 연기하는 현실 원칙을 추구하며 합리적, 논리적, 언어적, 이차적 사고 과정을 통해 기능을 수행하는 성격 구조는?

① 이드　　② 자아　　③ 초자아
④ 무의식　⑤ 전의식

92 고부 갈등이 심한 가정의 며느리가 시어머니와의 다툼 후에 다리를 쓸 수 없게 되었다. 며느리에게 나타난 방어기제는 무엇인가?

① 부정　　② 전환　　③ 억압
④ 신체화　⑤ 격리

93 Freud의 정신성적 발달 이론에서 남아는 오이디푸스 콤플렉스와 거세 공포를 느끼고, 여아는 남근을 선망하는 성격은 어느 단계의 성격인가?

① 구강기 성격　　② 항문기 성격　　③ 남근기 성격
④ 잠복기 성격　　⑤ 성기기 성격

94 프로이드-에릭슨-피아제 발달 이론에 근거하여 3세 아동의 발달 단계로 올바른 것은?

① 남근기-자율성-감각 운동
② 항문기-자율성-직관적
③ 잠복기-솔선감-직관적
④ 남근기-솔선감-직관적
⑤ 성기기-근면성-형식적

국시적중문제 해설

▶ **자아**
- 현실감을 갖고 욕구를 연기하는 현실 원칙을 추구한다. 이러한 현실 원칙은 합리적, 논리적, 언어적, 이차적 사고 과정을 통해 수행된다.
- 자아는 방어기제를 사용하여 마음의 불안을 처리하는 부분이기도 하다.

▶ **방어기제**
① 부정: 현실에서 야기되는 고통 또는 불안으로부터 탈출하기 위해 무의식적으로 부정하는 과정
② 전환: 심리적 갈등이 감각기관과 수의근계의 증상으로 표출되는 것(주로 시력 장애, 팔다리마비)
③ 억압: 원치 않거나 받아들여질 수 없는 생각을 의식계로부터 쫓아내려는 무의식적인 과정
④ 신체화: 심리적 갈등이 감각 기관, 수의근계를 제외한 기타 신체 부위의 증상으로 표출되는 것
⑤ 격리: 고통스러운 감정, 기억을 의식에서 몰아내는 것, 사실은 기억하지만 감정은 사실과 분리시켜 무의식에 남게 하는 방어기제

▶ **남근기(생식기: 4~7세)**
- 성적 정체감을 배우고 생식기 부위의 자각이 발달되고 동일시를 시작한다.
- 남아에게는 오이디푸스 콤플렉스와 거세 공포가 나타나고, 여아에게는 남근 선망이 나타난다.

▶ 3세 아동의 발달 단계는 각각 프로이드-에릭슨-피아제의 발달 단계에서 항문기-자율성-직관적(전조작기)에 해당한다.

정답: 91_② 92_② 93_③ 94_②

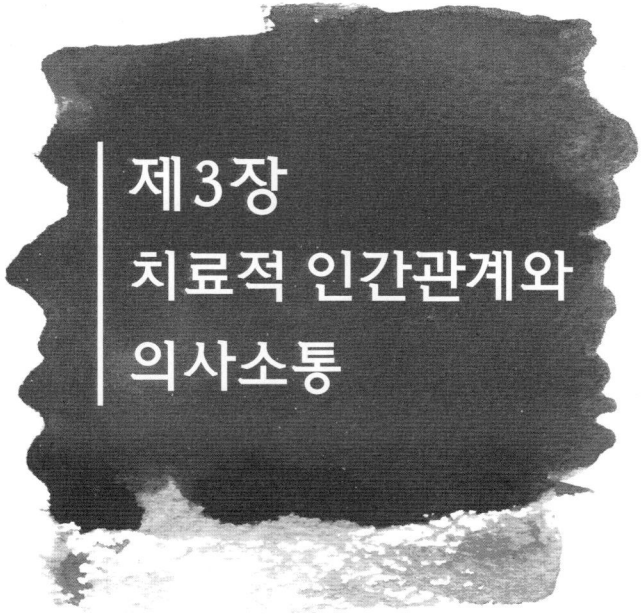

제3장
치료적 인간관계와 의사소통

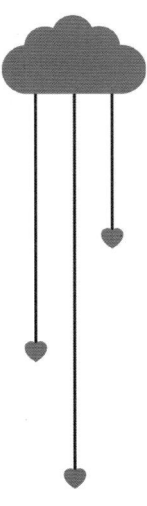

단원별 출제 분석표

대단원	중단원	출제 년도	출제 빈도
치료적 인간관계	특징	14	☆
	치료자 (간호사)의 요건	01, 04, 10, 14, 15	★★☆
	촉진요인	98, 99, 01, 10, 15	★★☆
	장애요인	99, 03, 15	★☆
	단계	98, 99, 00, 04, 05, 10, 14	★★★☆
치료적 의사소통	의사소통 과정의 구조적인 요소	04	☆
	치료적 의사소통 기술	00, 01, 02, 03, 04, 06, 09, 13, 14, 15	★★★★★
	비치료적 의사소통 기술	14	☆

A. 치료적 인간관계

❋ **특징** 기출 14

① 간호사와 대상자 각각의 인격에 기반을 두면서 이루어지며, 상호 간에 존경을 하며, 문화적인 차이점을 수용하면서 진행됨
② 간호사와 대상자 상호 간에 학습 경험이 되며, 대상자에게는 교정적인 정서 경험이 됨
③ 대상자가 지닌 가치관을 존중해 주어야 하며, 대상자 자신의 자아정체감을 좀 더 잘 정의내릴 수 있도록 도와야 함
④ 인간 행동에 대한 목적과 과학적인 지식을 가지고 시작하여야 함

❋ **치료자 (간호사)의 요건** 기출 01, 04, 10, 14, 15

- 자기 인식 ("나는 누구인가?")
  ① 자신의 느낌과 행동, 반응을 시험해 볼 수 있어야 함
  ② 자기 자신을 확실히 이해하고 수용함으로써 대상자의 독특성을 인식할 수 있어야 함
  ③ 조하리 창 (Johari window) : 자기 인식의 증진 및 대인 관계 개선에 도움이 되는 개념 틀

제1사 분원 : 나와 남이 아는 나	제2사 분원 : 남만 아는 나
• 개방 영역 • 자신에 대해 자신도 알고 있고 타인도 알고 있는 영역 • 일반적으로 잘 드러나 있거나 타인도 자신에 대해 알고 있는 실제적 정보	• 눈이 먼 영역 • 타인들은 알고 있으나 자기는 모르고 있는 영역 • 일반적으로 다른 사람이 자신에 대해서 가지고 있는 인상과 자신의 행동에 대한 다른 사람의 설명 등
제3사 분원 : 나만 아는 나	제4사 분원 : 나도 남도 모르는 나
• 숨겨진 영역 • 타인은 모르지만 나만 알고 있는 영역 • 공포, 불안, 의심, 성생활, 의미 있는 대상과의 싸움, 갈등 등	• 알려지지 않은 영역 • 자신에게도 알려져 있지 않을 뿐만 아니라 다른 사람에게도 알려지지 않은 영역

- 가치관의 명료화 ("나에게 중요한 것이 무엇인가?")
  ① 인간관계에 솔직할 수 있게 함
  ② 자신의 욕구를 만족시키기 위해 대상자를 부당하게 혹은 비윤리적으로 이용하는 것을 막아줌
  ③ 가치관의 갈등 상황을 규명할 수 있게 함, 자신의 가치관을 다른 사람에게 투사 또는 강요하는 것을 막아줌
- 감정에 대한 탐색
  ① 자신의 느낌을 인식하고 조절할 수 있으며, 적절히 표현할 수 있어야 함
  ② 자기 감정에 개방적인 간호사는 자신이 대상자에게 어떻게 반응하는지, 대상자에게 어떻게 보이는지는 알 수 있음
- 역할 모델
  - 간호사는 대상자에게 건강한 역할 모델이 되어야 하고, 간호사가 자기 자신을 치료적으로 이용해야 함
- 이타주의 ("나는 왜 다른 사람을 도와주기를 원하는가?")
  ① 사람들에게 관심을 가지고 있으며, 인본주의적 사랑에 의해 남을 도와야 함
  ② 보상이나 인정을 기대해서는 안 됨
  ③ 자기 희생을 하라는 의미가 아님
- 윤리의식과 책임감
  ① 사람과 사회에 대해서 가지고 있는 개인의 믿음은 행동을 하는데 있어서 하나의 지침이 됨
  ② '간호윤리강령'은 치료적 인간 관계에서 책임감에 관한 가치를 반영하고 있으며, 대상자의 안녕과 사회적 책임감에 대해 판단을 하는데 있어서 참고가 되는 기틀을 제공함

> 최다빈출내용

❋ 치료적 관계의 기본요소

- 치료적 관계의 목적은 대상자의 인격 성숙이며, 다음과 같은 영역들이 포함된다.
    ① 자기수용, 자존감, 자기실현 증진
    ② 확고한 정체감과 통합성 증진
    ③ 친밀하고 상호의존적인 관계를 맺을 수 있는 능력과 사랑을 주고 받을 수 있는 능력 증진
    ④ 욕구를 적절하게 만족시키고 현실적 목표를 성취할 수 있는 능력 증진

❋ 촉진 요인 (C. Rogers) 기출 98, 99, 01, 10, 15

신뢰 (trust)	• 치료적 관계에서 가장 기본이 되는 것 • 당황스럽고 실망할 수 있는 상황에 놓일 것을 알면서도 타인과 더불어 나 자신이 위험 부담을 함께 떠맡는 것을 포함 • 간호사는 대상자로 하여금 비난하거나 얕보지 않으며, 두려운 존재가 아니고 온정어린 존재로 믿을 수 있게 해야 함
전문성 (professionalism)	• 간호사는 치료적 인간관계에서 전문적 지식과 기술을 가지고 간호에 임해야 함 • 간호사는 정신건강 문제에 대한 전문지식과 효과적으로 중재할 수 있는 능력을 구비해야 함 • 간호사는 정서적이고 실용적인 측면에서 대상자를 도울 수 있도록 유능해야 함
돌봄 (caring)	• 간호실무의 본질, 관심·사랑·지지·나눔·정성·온정 등의 속성을 지니고 있음 • 돌봄 행위는 인간의 생명에 대한 관심과 존중이 요구되며, 성장과 변화, 생명의 영적 차원을 인정함 • 자기 자신을 치료적으로 이용하고, 대상자의 욕구를 확인하고 반응하며, 위로하여 주는 것이 포함

공감
(empathy)
	• 다른 사람의 관점에서 사건이나 사물을 바라보고, 이러한 이해를 가지고 그 사람과 의사소통할 수 있는 능력
	• 자신의 상황 속에서 대상자의 심정을 이해하고 수용하는 것
	• 돕는 기술의 하나. 대상자의 치료 효과에 중요한 영향을 주는 요소
	• '다른 사람의 입장에 서는 것', '다른 사람의 마음으로 사물을 바라보는 것' 등으로 표현
	• 상대방의 내면세계를 마치 자기 자신의 것처럼 경험할 수 있는 능력, 상대방의 느낌과 의미를 지각하여 여기에서 이해된 것을 상대방에게 전달하는 능력
	• 자기 확인의 욕구를 충족, 대상자의 느낌을 알아차리고 인정하는 것
	  - 대상자는 치료자의 공감적 이해를 통해 자아개념의 변화 가져오게 됨
	  - 자아개념의 변함에 따라 행동이 변화하게 되어 치료에 긍정적인 결과 가져오게 됨

진실성 (genuineness)	• 최상의 의사소통을 위한 기초 • 솔직하게 있는 그대로 인간 대 인간으로 관계를 맺는 것 • 대상자가 간호과정을 더 쉽게 신뢰하고, 대상자의 개방적인 자기 탐색을 촉진하고 격려 • 자신의 참된 생각과 감정을 언어와 비언어적 수단인 얼굴 표정과 제스처와 자세까지도 포함된 행동이 일치되게 다른 사람에게 표현하는 것 • 대상자가 자신의 생각과 느낌을 자유롭게 표현할 수 있게 함. 간호사에 대한 신뢰감 가짐 • 현 상황에서 이용할 수 있는 정보를 획득할 수 있음 • 편안한 환경에서 긴장 없이 지낼 수 있게 함 • 진정으로 인간과 대화하는 분위기를 즐길 수 있음
무조건적인 긍정적 관심	• 대상자를 한 인간으로 존중하며, 그의 감정, 사고, 행동을 평가하지 않고 잠재력과 감정을 지니고 있는 가치있는 대상으로 받아들이는 것 • 대상자가 자신이 직업의 일부로 대해지는 것이 아니라 진심으로 존중받고 있다고 느낄 때 간호사를 신뢰하게 됨 • 대상자가 긍정적 관심을 받고 있다고 느낄 때 대상자는 자유롭게 자신의 감정을 경험하고 표현할 수 있어, 치료적 변화가 일어날 가능성이 증가함

최다빈출내용

❋ 장애요인 기출 99, 03, 15

저항	• 대상자가 변화를 두려워하여 불안을 야기하는 사항을 인식하지 않은 채 머물러 있으려고 하는 것
	• 치료적 관계의 단계 중 활동단계에서 많이 볼 수 있음
	• 저항행위를 하도록 자극하는 상황
	  - 대상자의 감정에 대해 지나치게 빠르게 다루려고 할 때, 지나치게 깊숙이 탐색하려고 할 때
	  - 대상자에 대한 존중심이 결여되었을 때, 치료적인 역할 모델이 되지 못할 때
	• 대상자가 저항할 때 간호사가 해야 하는 가장 중요한 것은 '경청' 임

전이	• 대상자가 아동기에 중요한 인물에게 나타냈던 행동 양상이나 정서적 반응을 무의식적으로 치료자에게로 옮겨오는 것 • 무의식적 갈등에 근거 • 예 : 대상자가 어린시절에 어머니를 미워하였던 감정이 지금의 치료자인 간호사를 미워하게 되는 감정으로 옮아오는 것

역전이	• 치료자의 과거 갈등 경험이 무의식적으로 대상자에게로 옮겨져 치료자가 대상자에 대해 부적절하고 왜곡된 반응을 보이는 현상
	• 간호사에게 있어 가장 흔한 역전이 증거는 대상자에 대한 지나친 동일시
	• 예 : 어렸을 때 자신의 오빠를 미워했던 간호사가 자신의 대상자를 오빠처럼 미워서 보기 싫어하는 것
	  → 역전이 현상이 일어나고 있음을 알아차리게 되면 치료자는 대상자와의 객관성을 유지할 수 있도록 임상감독이나 다른 치료자에게 도움을 청하거나 치료자나 대상자를 바꾸는 것이 바람직함
	  → 치료에서 촉진 요인으로 작용할 수도 있음

경계선 침해	• 간호사가 치료적 관계의 경계를 넘어 대상자와 개인적이고, 사회적인 관계를 맺으려고 할 때 일어남 • 예 : 간호사 자신의 행동이 대상자와 가족에게 지나치게 관여하거나 침해한다고 피드백을 받는 경우

❋ 단계 기출 98, 99, 00, 04, 05, 10, 14

상호작용 전 단계	• 자신의 불안과 두려움의 근원 확인, 간호사는 자신의 느낌, 상상, 두려움 등을 분석하는 자기탐색의 과정을 거쳐야 함 • 자신의 전문적인 강점과 한계점에 대해서 분석하고, 가능하다면 대상자에 대한 자료를 수집함 • 대상자와의 첫 만남에 대해 계획함
초기단계 (소개단계)	• 간호사는 대상자에게 첫 입원수속 또는 기술적 간호를 제공 • 간호사는 먼저 대상자의 이름을 알고 난 후에 자신을 소개해야 함(수용적이고 개방적인 의사소통을 하면서 협력 관계를 형성함) • 간호사는 대상자의 행동을 수용, 신뢰감이 형성될 수 있도록 노력 • 문제 확인, 간호진단 내리기, 목표 세움, 우선 순위 설정, 간호계획 세움 • 대상자와 간호사는 면담시간 및 장소, 문제 탐색, 비밀 보장 등에 대한 계약을 맺음 • 평가 : 신뢰감이 발달됨에 따라 안정감을 느끼게 되었는지, 대상자가 자신의 생각과 감정을 말로 표현하도록 도움을 받았는지, 부적절한 스트레스 적응 영역이 확인되었는지, 대상자의 강점과 약점이 사정되었는지, 간호사와 대상자 관계의 목적이 설정되었는지 확인

활동단계	• 간호사는 대상자가 자신의 감정으로 표현하고 새로운 적응 방법을 시도할 수 있도록 격려해야 하며, 효과적인 문제 해결 방법을 강화시켜야 함
	• 실제적인 행동의 변화가 이 단계의 초점
	• 치료적 과제
	  - 대상자는 특수한 개인적 경험에 대한 현실감이 증가되어야 함
	  - 자아개념이 발달되고 자신감이 증진되어야 함
	  - 불편한 감정이 존재할 수 있음을 인식하고 그것을 말로 표현할 수 있어야 함
	  - 대상자가 독립적으로 기능할 수 있도록 준비되어 있는지를 사정하여 독립의 기회를 제공함
	  - 대상자가 건설적인 적응 기전을 향상시킬 수 있도록 도와야 함

종결단계	• 대상자와 간호사에게 학습 경험이 최대한으로 일어나는 단계 • 대상자의 진행 사항과 목적의 달성 여부에 대해서 상호 간에 평가하는 시간

B. 치료적 의사소통

※ 치료적 의사소통기술 `기출 00, 01, 02, 03, 04, 06, 09, 13, 14, 15`

개방적 질문	• 대상자의 의사소통 시작, 계속성, 표현의 초점을 맞출 때 도움을 제공받음 • 대상자가 그의 메시지를 끝낼 때까지 기다리고, 대상자가 반응할 수 있는 충분한 시간을 줌 • 예 : "○○○씨는 괴로운 것이 무엇인지 저에게 말씀하십시오", "오늘 기분은 어떻습니까?"

경청	• 대상자를 이해하려고 할 때 필수적으로 필요한 기법임
	• 경청은 적극적인 과정이며, 대상자에 대해 존중하는 마음을 표현하는 것임
	• 경청 시에는 집중력을 키우기 위해 다음과 같은 노력이 필요함
	  - 주의산만함을 최소화함
	  - 간호사가 객관적임을 전달함
	  - 동의 또는 반대의 표현을 하지 않음
	  - 대상자의 행동에 초점을 둠
	  - 객관성 있는 피드백을 이용함

명료화	• 대상자의 말에서 명확하게 표현하지 않은 모호한 생각을 확인하거나 언어화하려고 할 때 사용 • 정서나 감정적인 것은 언어로 표현하기 보다는 은유적으로나 함축적으로 표현하는 경향이 많고, 대상자의 말을 잘 듣지 못했거나 이해하지 못한 경우 명료화 기법 사용 • 예 : "당신이 무엇을 의미하는지 확실히 알지 못합니다. 그것에 대해서 다시 한 번 말씀해 주시겠어요?"

반영	• 대상자가 나타낸 느낌이나 경험, 내용을 간호사가 다음 용어로 대상자에게 다시 표현하는 것
	• 느낌 반영
	  - 대상자가 설명한 단어나 메시지에서부터 느껴지는 느낌과 정서를 진술함
	  - 질문형이 아닌 억양을 사용하고, 대상자가 반응할 때까지 기다린다.
	  - 감정이입이 이루어진 간호사 - 대상자의 상호작용은 서로의 신뢰관계에 도움을 줌
	• 내용 반영
	  - 대상자가 가지고 있는 주요 생각을 좀 더 새롭고 간략한 언어로 반복하는 것
	  - 대상자에게 간호사가 자신의 말을 지금 듣고 있다는 것과 내용을 이해하고 있음을 알도록 함
	  - 이해한 메시지의 내용을 서술적이고 인지적인 단어를 사용해서 진술함
	  - 질문형이 아닌 억양을 사용함
	  - 대상자가 반응할 때까지 기다림

내용 설명	• 이해한 사고나 관념을 간호사 고유의 단어로 반복 • 대상자가 사용한 특별한 단어나 생각을 반복 • 의문형의 억양으로 개방적인 의사소통을 사용 • 대상자가 반응할 때까지 기다림 • 메시지 내용의 일부를 반영하는 것은 간호사가 그 행동에 대해 정확한 상황을 이해하기 위해서 적극적으로 경청하고 있음을 대상자에게 전달하는 방법

직면	• 느낌 직면
	  - 간호사가 인지한 느낌이나 감정을 묘사함
	  - 간호사의 인식에 영향을 주는 대상자의 계속적인 행동을 기술함
	  - 질문형의 억양을 사용하며, 모순을 확인함
	  - 대상자의 반응을 기다림
	• 내용 직면
	  - 인지적인 용어를 사용해서 간호사가 지각한 것을 기술함
	  - 대상자의 특수한 인지적 용어를 사용해서 간호사가 지각한 혼란된 메시지를 기술함
	  - 질문형이 아닌 어조로 모순을 확인함
	  - 대상자의 반응을 기다림

최다빈출내용

지각확인	• 대상자가 생각하고 느끼고 있는 것을 간호사가 이해하고 있다는 것을 대상자에게 확인시키는 것을 말함 • 대상자가 묘사한 내용이나 느낌과 유사한 용어로써 대상자의 행동에 대한 간호사의 지각을 묘사 • 간호사의 지각을 확인하기 위해 의문스러운 어조로 개방적 의사소통 • 대상자의 반응을 기다림
자기노출	• 치료적 의사소통에서 가장 중요한 원칙 중 하나는 간호사가 대상자의 관심사에 초점을 맞추어야 함 • 자기 노출은 대상자가 자신의 느낌이나 감정의 메시지를 묘사한 후에 사용 • 대상자가 메시지나 느낌을 설명 • 간호사가 경험한 유사한 경험이나 느낌을 묘사 • 대상자의 반응을 기다림
정보제공	• 활동, 절차, 상황 등의 목적을 진술, 기술, 구성 요소를 확인 • 건강교육이나 언제 약을 복용해야 하는지, 어떤 부작용이 있는지 등에 관한 교육적인 자료를 제공할 때 사용할 수 있는 기술

침묵	• 대상자의 반응을 이끌어 내는 행동을 기술
	• 침묵은 생각할 시간을 주며 대상자가 통찰력을 다시 얻도록 도와줄 수 있음
	• 침묵의 의미
	  - 말을 많이 하는 대상자에게 간호사의 침묵은 대상자의 말을 경청하고 있다는 것을 알리는 의미
	  - 대상자가 말하기를 멈추었을 때는 간호사가 자신의 말에 반응을 하기를 기대하고 있다는 의미 (간호사가 반응을 하지 않는다면 대상자는 거절이나 적대감 혹은 무관심한 것으로 지각할 수 있음)
	  - 우울하거나 위축된 대상자에게는 간호사의 침묵이 지지, 이해, 수용을 하고 있다는 의미
	  - 내향적인 대상자에게는 침묵의 순간에 편안하게 자신이 조용히 있을 수 있으며, 누군가 자신을 좋아하고 있다는 것을 발견하도록 하는 의미
	• 침묵 사용 시 고려해야 하는 사항
	  - 의문문이나 평서문 형식의 어조로 개방적 의사소통을 함
	  - 대상자의 반응을 기다림
	  - 대상자에게 사고, 느낌, 결정 등을 심사숙고할 수 있는 시간을 제공함

안내	• 노출식의 의문문이나 평서문의 형식을 사용하고, 비언어적이거나 간결한 의사소통을 함 • 대상자가 그의 생각과 느낌을 탐색하고 표현할 수 있도록 격려함으로써 간호사의 관심과 주의집중을 전달해 주는 기술 • 대상자가 계속해서 말할 수 있도록 암시를 주는 것 • 예 : "계속하십시오", "OOO씨는 이전에 이것을 말씀하셨죠", "음-으음" 과 고개를 흔드는 것

인도
(leading)
	• 간호사가 개방적인 대화를 할 수 있도록 격려하기 위해 사용
	• 간호사와 대상자가 대화를 처음 시작하는 단계에서 필요
	• 구체적인 목적
	  - 대상자가 느낌을 표출하고 이미 표현된 느낌들을 보다 분명히 하도록 함
	  - 대상자가 더욱 자유롭게 감정을 표현하도록 함
	  - 대화하는 동안 대화의 주도권을 대상자에게 주어 적극적으로 대화하도록 격려하는데 있음

질문	• 간호사는 치료적 의사소통 동안에 "네", "아니오"로 답할 수 있는 것과 조사하고 심문하는 것 같은 질문은 피함 • 노출식 질문 : 대상자의 행동에 대해 '언제', '어떻게', '무엇을', '어디서' 등과 같은 것을 이끌어 내는 데 도움이 되는 방법 • 예 : "자세히 말씀해 보시겠습니까?", "예를 하나 들어 주시겠습니까?"
요약	• 특별한 용어로서 상호작용을 재고하고, 대상자의 반응을 기다리고 경청함 • 잘못 이해한 것을 설명함 • 상호작용에서 주제를 시험하고, 전반적인 과정을 조사해 볼 수 있도록 대상자를 돕기 위한 효과적인 방법, 대상자 상담의 종결기에 적합한 기술

> 최다빈출내용

✤ 비치료적 의사소통기술 기출 14

안심	• 걱정할 이유가 없다고 말하는 것으로, 불필요한 말을 하거나 일시적으로 안심시키는 것은 환자의 개인적 느낌을 평가하는 잘못된 방법이며, 이해와 감정이입의 결여를 초래함 • 신뢰나 느낌의 표현을 저해하는 말 • 예: "모든 것은 잘 될 거예요."
즉각적인 찬성	• 대상자의 생각과 행동을 인정함으로써 간호사가 대상자의 생각과 느낌과 행동을 독단하게 되므로 대상자는 하고 싶은 대로 자유로이 말을 할 수 없음
거절	• 대상자의 생각 혹은 행동을 사려하지 않는 경우로 거절 시 대화는 중단되고 신뢰심 역시 깨짐
비난	• 대상자의 행동과 생각은 대상자 자신의 가치평가이거나 병적인 것이라서 거기에는 옳고 그름의 판정을 내릴 수는 없음
동의	• 대상자의 행동과 생각에 평가를 주는 것이 되어 다음 기회에 그의 이야기의 내용을 전복시키고 싶어도 간호사가 두려워서 자유로이 하지 못함 • 간호사는 대상자편 혹은 반대편에 서는 것이 아니라 자신이 자신의 생각대로 결론을 내리는 것을 도와주어야 함 → 의견 제시와 판단은 대화에 적당하지 않음
불일치	• 대상자의 생각과 간호사의 생각이 다름을 의미 • 대상자의 생각과 행동의 잘못에 대한 평가를 하는 경우 대상자는 그 평가에 대해 방어하려 하고, 불안을 느껴 문제 해결에서 멀어지게 됨
충고	• 대상자에게 어떻게 하라고 하는 것 • 대상자 개인의 인격과 자신의 일은 자신이 결정한다는 대상자의 권리를 침해하는 것 • 대상자에게는 선택할 수 있는 능력이 없다는 메시지를 주는 것 • 사람이 충고를 구할 때는 자신은 이미 결정을 하고 있으며, 다만 자신의 생각에 대한 확인을 들으려고 하는 것뿐이라는 것을 기억해야 함 • "당신은 어떻게 했으면 좋겠습니까?" 라고 말하는 것이 바람직함
조사	• 대상자에게 꼬치꼬치 묻는 것으로 대상자에게 이야기할 문제를 제시함 • 간호사의 의무: 대상자가 스스로 생각을 깊이, 넓게 할 수 있도록 돕는 것
도전	• 대상자로 하여금 증거를 요구하는 것 • 대상자의 생각과 행동이 간호사의 판단에서 어긋나는 경우, 그 말과 사건에 대해 증명을 요구하여 대상자가 사실을 이야기하기 위해 변명을 하도록 해서는 안 됨
방어	• 대상자의 인상, 의견, 느낌들이 비방어적일 때 간호사가 방어하게 되면 대상자는 그의 생각, 감정, 행동을 자유로이 표현할 수 없게 됨
해명요구	• 대상자로 하여금 생각, 느낌, 행동과 시간에 대한 이유를 말하기를 원하는 것 • 왜냐고 묻는 것보다는 "어떻게 사건이 진전되었나요?" 하고 묘사하는 것이 바람직함
외적 원인이 있음을 시사	• 사고, 느낌, 행동 등의 원인을 다른 사람, 또는 외적 영향의 탓으로 돌리는 것 • 환자는 문제의 진정한 이유를 인식할 수 없게 되고, 피상적이거나 외적인 대상에게 투사하는 행동을 반복하게 될 수 있음
느낌을 얕잡아 봄	• 대상자의 불평 정도를 잘못 판단한 것 • 대상자의 느낌이 다른 사람에게는 가치가 없으며, 중요하지 않다는 메시지를 전달하는 것
진부한 논평	• 때때로 상호관계 시작 시 의도적으로 다리 역할로서 사용하는 상투어는 괜찮음 • 예: "날씨가 참 좋습니다. 오늘 퇴원하니까 기분 좋지요? 이것은 모두 ○○○씨를 위해서 입니다."
문자적인 반응	• 대상자가 이야기하는 뜻을 생각지 않고 한 말 그대로를 받아들여 대답해 주는 것 • 말 그대로의 반응을 하면 대상자는 간호사가 자기의 감정을 이해 못해 준다고 생각함 → 대상자의 말보다는 느낌에 반응해야 함
관련 없는 주제	• 간호사가 대화의 주제가 상당히 불편할 때 화제를 바꾸는 것 • 바꾼 주제는 대상자의 관심과는 거리가 먼 주제가 되고, 의사소통은 피상적인 수준에 머물게 됨

최다빈출문제

1. 문화와 정신 사이의 관계에 대해 옳게 설명한 것은? ★★★★

   ① 춤과 노래와 같은 문화적 요소는 정신 형성에 영향을 미치지 않는다.
   ② 문화와 상관없이 정신 발달은 모두 똑같다.
   ③ 정신 행동 양상은 문화적 요소와 관계가 있다.
   ④ 윤리와 도덕은 문화적 배경과 상관이 없다.
   ⑤ 행동을 일으키는 동기는 문화적 가치와 상관없이 조건화된다.

   ▶ 정신 질환에 미치는 문화적 영향을 보면 정신 질환의 양상이나 대처 반응은 사회문화적 규범, 가치, 신념, 사회적 기대치 등에 의해 크게 영향을 받는다.

2. 이혼 후 위기에 처한 50세 남성을 중재하는 방법으로 옳은 것은? ★★★★

   ① 인생을 변화시키기 위해 노력한다.
   ② 스스로 문제 해결 방법을 선택할 수 있도록 한다.
   ③ 다 괜찮아 질 것이라고 말해준다.
   ④ 간호사가 모든 문제를 해결해준다.
   ⑤ 위기를 회피하게 둔다.

3. 배우자를 폭행하는 가해자의 정신역동 특징으로 옳은 것은? ★★★★

   ① 자존감이 높다.
   ② 열등감이 없다.
   ③ 소유욕이 강하다.
   ④ 충동 조절을 잘 한다.
   ⑤ 사회적 인간 관계를 잘 수립한다.

   ▶ 지나친 질투, 즉 잠정적인 성적 파트너 뿐만 아니라 소유, 아이, 직업, 친구, 다른 가족구성원과의 질투에 의해 이루어지는 관계는 더욱 폭력적일 수 있다.

4. "잘 할 수 없을 것 같아요"라고 말하는 대상자에게 적절한 치료적 의사소통은? ★★★★

   ① 왜 그렇게 생각하세요?
   ② 지금 바쁘니 나중에 이야기해요.
   ③ 낙담하지 마세요. 곧 괜찮아 질 거예요.
   ④ 저라면 그렇게 생각하지 않을 겁니다.
   ⑤ 잘 할 수 없을 거란 생각에 실망스럽군요.

   ▶ 반영은 대상자가 표현한 내용이나 느낌을 다른 용어로 표현하여 다시 대상자에게 말해주는 것이다.

5. 치료적 접근을 위해 도움되는 간호사의 태도는? ★★★★

   ① 감정억제   ② 자기 인식
   ③ 역전이   ④ 자기중심적 태도
   ⑤ 대상자 과잉보호

   ▶ 일반적으로 치료적 관계의 목적은 대상자의 성장을 가져오는 것이며, 간호사 - 대상자와의 건강 문제 해결을 하려면 상호의존적 대인관계 형성, 주체성 확립, 현실적 목표 성취, 자기 인식, 자기 수용 등이 요구된다.

6. 치료적 대상자 - 간호사의 활동 단계로 알맞은 것은? ★★★★

   ① 대상자의 강점, 약점을 사정한다.
   ② 대상자에게 간호사 자신을 소개한다.
   ③ 치료적 계약을 한다.
   ④ 진행 상황, 치료 결과를 재탐색한다.
   ⑤ 건설적인 적응 양상을 격려한다.

   ▶ - 간호사는 대상자가 자신의 감정으로 표현하고 새로운 적응 방법을 시도할 수 있도록 격려해야 하며, 효과적인 문제 해결 방법을 강화시켜야 한다.
   - 실제적인 행동의 변화가 이 단계의 초점

7. Johari의 마음의 창문이론에는 4가지의 영역이 있는데, 이 중에서 어느 영역을 넓히는 것이 효과적인 인간관계의 발달을 이룬다고 생각하는가? ★

   ① 제1사분원   ② 제1, 제2사분원
   ③ 제2, 제3사분원   ④ 제3, 제4사분원
   ⑤ 제1, 제3사분원

   ▶ 제 3 장 70p. 최다빈출내용 참조

8. 매일 잠도 자지 않고 사업을 구상하는 50대 이씨가 있다. 월급을 모두 주식에 투자한 후 가정불화로 가족들에 의해 강제 입원하였다. 간호사가 이씨에게 행할 간호중재로 가장 적절한 것은? ★★

   ① 성취감을 경험하기 위해 경쟁적인 활동에 참여시킨다.
   ② 낮에 행동을 제한한다.
   ③ 활동을 격려하고 적절한 신체적 중재를 한다.
   ④ 집단치료를 격려한다.
   ⑤ 같은 증상의 환자와 어울리게 한다.

   ▶ - 간호사는 적절한 표현으로 격려하고 신체적 중재를 함
   - 간호사는 대상자의 행동을 수용, 신뢰가 형성될 수 있도록 노력

9. 대상자와 치료적인 관계를 맺기 전에 간호사가 해야 할 일은? ★★

① 간호목표 설정
② 대상자의 인식과 기대 명료화
③ 신뢰감 형성
④ 간호사 자신 소개
⑤ 간호사 자신의 감정 탐색

▶ 제 3 장 69p. 최다빈출내용 참조

10. 현실과 접촉을 피하고 혼자만의 생각 속에 몰두하고 있는 정신증 환자에게 접근할 때, 사용할 수 있는 바람직한 대화는? ★

① "무엇하고 계세요? 얘기해야만 해요."
② "혼자 계시지만 말고 운동을 하세요."
③ "안녕하세요. 날씨가 좋군요."
④ "같이 앉아서 얘기를 해도 좋을까요?"
⑤ "왜 다른 사람과 얘기를 하지 않습니까?"

▶ 제 3 장 71p. 최다빈출내용 참조

11. 정신간호 수행 시 간호사에게 발생할 수 있는 '역전이 현상'과 관계 없는 것은? ★

① 환자의 칭찬이 업무의 활력소가 된다.
② 환자 꿈을 꾼다.
③ 면담 후 기분이 우울해진다.
④ 특정 환자를 보살피고 싶어 한다.
⑤ 면담시간을 정확히 지킨다.

▶ 제 3 장 71p. 최다빈출내용 참조

12. 환자-간호사 관계 중 활동단계에서 이루어지는 것이 아닌 것은? ★

① 신뢰감을 형성한다.
② 행동양식을 규명하고 조사한다.
③ 계속적인 문제의 사정 및 조사 평가를 한다.
④ 갈등을 해소할 수 있도록 적극적으로 돕는다.
⑤ 특수요법 사용 및 문제 해결 기술을 사용한다.

▶ 제 3 장 71p. 최다빈출내용 참조

13. 의심이 많은 환자에 대한 설명으로 옳은 것은? ★★

① 타인을 이분법적으로 인식한다.
② 자신을 좋아한다는 확신 없이는 타인과의 관계를 회피한다.
③ 타인과 어울리는 것을 싫어한다.
④ 감정표현이 적고 경계를 한다.
⑤ 타인의 정직성을 확인하기 위해 말을 바꿔 이야기한다.

▶ 타인에 대해 불신하고, 감정표현이 거의 없음

14. 다음 중 치료적 의사소통의 예를 든 것은? ★

① 사람은 누구나 다 우울할 때가 있습니다.
② 저는 00씨가 ~해야 한다고 생각합니다.
③ 00씨는 슬픔을 느꼈고, 상처도 받았군요.
④ 좋군요. 그 계획을 들으니 무척 반갑군요.
⑤ 00씨, 그렇게 행동해서는 안 됩니다.

▶ 제 3 장 72p. 최다빈출내용 참조

15. 대상자와 간호사 사이에 신뢰감이 형성된 후 대상자에게 나타나는 문제 또는 모순된 점을 치료적 중재를 위해 간호사가 대상자에게 직접적으로 주의를 환기시키는 것은 어떤 치료적 대화인가? ★★★

① 명료화   ② 요약
③ 침묵   ④ 피드백
⑤ 직면

▶ 제 3 장 72p. 최다빈출내용 참조

16. 환자가 간호사에게 자신에 대한 이야기를 잘 하던 중 부모님과 관련된 이야기가 나오자 침묵을 하였다. 이 때 간호사의 올바른 중재는? ★★

① 생각을 정리해보라고 말한다.
② 중요한 이야기이므로 계속 물어본다.
③ 빨리 다른 소재로 화제를 돌린다.
④ 관심있는 표정으로 바라보며 기다려준다.
⑤ 부모님에 초점을 맞춘 대화를 진행한다.

▶ 제 3 장 73p. 최다빈출내용 참조

17. 환자면담 시 간호사가 환자에게 자신의 생각을 정리할 수 있는 시간을 주는데 효과적인 의사소통기법은? ★

① 생각을 정리해 보라고 말한다.
② 초점을 맞춘 대화를 진행한다.
③ 되풀이해서 같은 내용을 질문한다.
④ 말없이 들어주며 침묵시간을 제공한다.
⑤ 수용적인 태도를 보이며 대상자의 의견에 동의한다.

▶ 제 3 장 73p. 최다빈출내용 참조

18. 간호사와 환자와의 치료적인 의사소통의 장애 요인은? ★

① 환자가 표현한 감정을 파악하며 환자에게 되물어 본다.
② 환자의 이야기를 정확하게 이해했는지 확인해본다.
③ 환자가 이야기 할 영역을 간호사가 결정해준다.
④ 말없이 환자 옆에 앉아 있는다.
⑤ 환자가 이야기하도록 지지한다.

▶ 제 3 장 72~73pp. 최다빈출내용 참조

19. 치료적 의사소통을 위해 간호사가 가장 먼저 해야 하는 것은? ★★★

① 안심시키기 위해 좋은 말만 해준다.
② 초반에는 간호사가 환자를 대신하여 모든 결정을 내려준다.
③ 환자의 역할에 대해 설명해준다.
④ 간호사 자신의 가치 판단에 기초하여 환자를 평가한다.
⑤ 환자와 신뢰감을 형성한다.

▶ 제 3 장 70p. 최다빈출내용 참조

20. 환자가 "주치의는 나를 이해하지 못하고 오히려 고통스럽게 해요"라고 할 때, 가장 적절한 간호사의 치료적 대화는? ★★★

① "주치의는 당신을 이해하고 있을 거예요."
② "당신은 아직 더 치료를 받아야 해요."
③ "주치의에게 화가 많이 나셨군요."
④ "주치의를 믿어 보세요."
⑤ "주치의가 실력이 없나봅니다."

▶ 제 3 장 74p. 최다빈출내용 참조

21. 다음 중 올바른 치료적 의사소통인 것은? ★★

① 환자 : 약 먹기 싫어요. 약을 먹고 나서부터 바보 같고 힘들어요.
   간호사 : 저는 그것에 동의하지 않습니다.
② 환자 : 저는 하루 빨리 집에 가소 싶어요.
   간호사 : 병이 없다면 퇴원할 수 있겠죠.
③ 환자 : 나는 더는 못 견딜 것 같아요. 자살할거에요.
   간호사 : 살면서 누구나 절망적으로 느낄 때가 있기 마련이에요.
④ 환자 : 엄마는 아무 것도 걱정하지 말라고 하세요.
   간호사 : 그런 말을 들으면 어떤 느낌이 드나요?
⑤ 환자 : 저는 정말 살 가치가 없어요.
   간호사 : 아니에요. 사람은 누구나 소중해요.

▶ 제 3 장 72~73pp. 최다빈출내용 참조

22. 위기의 특징으로 옳은 것은?

① 성숙위기는 청소년기에만 겪는다.
② 인격발달 과정 중 어떤 특정한 기간에 겪는 위기를 상황위기라고 한다.
③ 재난, 상실 등은 성숙위기에 해당한다.
④ 위기 상태에는 불안이 극대화된다.
⑤ 독립, 결혼, 출산 등은 상황위기에 해당한다.

▶ 위기 상태는 높은 불안을 동반하므로 적응해서 이전의 정신건강 상태로 돌아가거나 더욱 건설적인 대처기술을 개발하거나 아니면 기능수준의 저하를 가져온다.

23. 정신분열증, 행동장애 환자들의 공격성, 분노 등의 정신에너지를 건설적으로 표현하여 해소시키는 것은 무엇인가?

① 미술요법　② 음악요법　③ 활동요법
④ 자조그룹　⑤ 그룹치료

▶ 활동치료는 정신과 환자들이 그들의 에너지를 건설적인 방향으로 사용할 수 잇는 여러 가지의 치료적인 활동, 즉 오락, 음악, 작업, 그림, 문학 등에 참여할 수 있도록 기회를 제공하여 치료 효과에 도움을 주는 치료 방법이다.

24. 최근 실직한 50대 남성이 심한 우울증으로 인해 내원한 대상자가 간호사에게 퇴원을 요구하여 면담을 하였다. 그는 입원한지 4일이나 지났는데, 기분이 별로 달라지지 않는다고 말하였다. 간호사의 옳은 반응은 무엇인가?

① 아니에요. 저희가 보기엔 기분이 좋아 보이세요.
② 부인분이 면회 오지 않아서 그런가 봐요.
③ 조금만 더 계시면 달라지실 겁니다.
④ 입원하시고도 기분이 달라지지 않아서 염려하시는 군요.
⑤ 자꾸 신경을 쓰니까 그렇게 느껴지는 거예요.

▶ 감정 반영은 대상자의 느낌을 자신의 견해를 섞지 않고 다시 표현하며 대화의 내용보다는 느낌에 초점을 두어 막연한 감정을 분명하게 하고 공감을 전달할 수 있다.

정답
1. ③　2. ②　3. ③　4. ⑤　5. ②　6. ⑤　7. ①　8. ⑤
9. ⑤　10. ④　11. ②　12. ①　13. ④　14. ②　15. ⑤
16. ④　17. ④　18. ③　19. ⑤　20. ③　21. ④　22. ④
23. ③　24. ④

간호사국가시험 적중문제

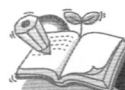
국시적중문제 해설

01 간호사와 환자의 치료적 관계를 방해하는 것은?

① 간호사의 가치관 정립 ② 전이 역전이
③ 치료적 계약 ④ 자기노출
⑤ 침묵

▶ 정신질환자와 인간관계를 형성하는데 장애가 되는 요인들은 비판적 태도, 낮은 자존감, 과도한 질문 등이 있다. 전이와 역전이 현상이 일어나고 있음을 알아차리게 되면 간호사는 대상자와의 관계에서 객관성을 유지할 수 있도록 임상감독이나 다른 간호사에게 도움을 청하거나 간호사나 대상자를 다른 사람으로 바꾸는 것이 바람직하다.

02 20세 남자환자가 정신병동에 입원했다. 환자가 "약을 먹고 나서부터 바보 같고 힘들어요. 안 먹으면 훨씬 좋아질 것 같아요"라고 하자, 간호사는 "약 먹기가 싫고 부담스러운가 보군요"라고 하였다. 이와 같은 의사소통은?

① 반영 ② 현실인식
③ 명료화 ④ 정보제공
⑤ 함축된 의미의 언어화

▶ 반영
1) 느낌 반영
 - 대상자가 설명한 단어나 메시지에서부터 느껴지는 느낌과 정서를 진술한다.
 - 질문형이 아닌 억양을 사용한다.
 - 대상자가 반응할 때까지 기다린다.
 - 감정이입이 이루어진 간호사-대상자의 상호작용은 서로의 신뢰관계에 도움을 준다.
2) 내용 반영
 - 대상자가 가지고 있는 주요 생각을 좀 더 새롭고 간략한 언어로 반복하는 것
 - 대상자에게 간호사가 자신의 말을 지금 듣고 있다는 것과 내용을 이해하고 있음을 알도록 한다.
 - 이해한 메시지의 내용을 서술적이고 인지적인 단어를 사용해서 진술한다.
 - 질문형이 아닌 억양을 사용한다.
 - 대상자가 반응할 때까지 기다린다.

▶ ②는 활동단계에 해당함

03 다음 중 초기단계에서 간호사가 해야 할 일이 아닌 것은?

① 대상자와 함께 목적을 수립한다.
② 환자가 긍정적인 대처기전을 쓰도록 조언한다.
③ 환자와 개방적인 의사소통을 실시한다.
④ 대상자와 상호 간에 계약을 맺는다.
⑤ 환자에게 자신을 소개한다.

정답 : 01 ② 02 ① 03 ②

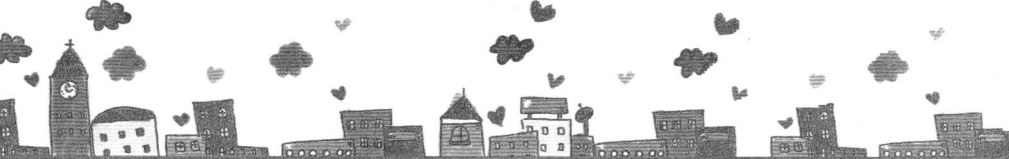
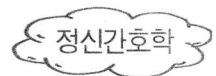

04 정신사회적 치료기법에 대한 설명으로 옳은 것은?

① 정신분석 : "지금 그리고 여기"에서 일어난 문제를 다룬다.
② 단기역동 정신치료 : 인격 전체보다는 현실적 심리문제를 다룬다.
③ 지지정신치료 : 전이를 분석한다.
④ 통찰지향 정신치료 : 암시와 충고를 사용한다.
⑤ 인지치료 : 과거 사건에서 현재 문제의 원인을 찾는다.

▶ ②단기역동 정신치료 : 환자의 현재 문제나 위기를 다룰 수 있도록 단기간 도와주는 치료 방법
- 정신증상이나 인격의 근본적인 해결보다 지금, 그리고 여기에서 일어난 문제, 즉 현실 상황에 겪는 문제를 중점적으로 해결하고자 함

05 정신과 면담을 할 때, 바르게 된 설명은?

① 환자가 불편해 하는 질문은 안 한다.
② 폐쇄적인 질문부터 한다.
③ 자살사고에 관해서는 물어보지 않는다.
④ 정신연령보다 실제 연령으로 대한다.
⑤ 환자의 눈을 똑바로 직시하면서 마주 앉아서 면담한다.

▶ - 환자 스스로 자신의 문제를 표현하도록 포괄적인 질문을 던지는 것이 좋고, 환자에게 거북한 주제를 묻는 것을 두려워하지 않아야 하며, 시선이 너무 직접적으로 마주치지 않도록 자리 배치에도 배려가 필요함
- 가족 등 정보제공자와의 면담이 중요할 수 있지만, 반드시 함께 해야 하는 것은 아님

06 긴장 상태를 풀어줌으로써 각종 심신증을 해소하는 방법은 무엇인가?

① 주장요법 ② 이완요법 ③ 현실요법
④ 대인관계치료 ⑤ 광치료

▶ - 이완요법은 근육계-신경계-심혈관계 등의 긴장상태를 풀어줌으로써 각종 심신증을 해소하는 방법
- 대개 단전호흡법, 초월명상법, 기공, 참선 체조 등에 활용되고 있는 이 이완요법은 환자가 자신의 심신증이 세균이나 바이러스 등에 의한 질환이 아니라 신경성에 의한 것임을 깨닫고 스스로 해결한다고 하는 점에서 의미가 있음

정답 : 04_② 05_④ 06_②

Psychiatric Nursing

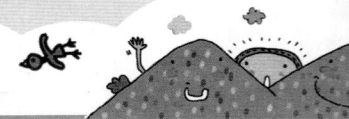
국시적중문제 해설

07 다음 중 치료적 의사소통에 해당하는 것은?

① "내가 당신이라면 그렇게 하지 않았을거에요"
② "다음에 얘기합시다"
③ "걱정하지마요"
④ "당신은 잘못 생각하고 있어요"
⑤ "다시 한 번 말씀해보시겠어요?"

▶ 치료적 의사소통
① "당신이 생각하는 것은 무엇인가요" 가 적절하다.
② "그것을 좀 더 살펴봅시다" 가 적절하다.
③ "그것에 대해 걱정되는 것이 무엇인가요?" 가 적절하다.
④ "나는 당신의 결정에 동의하지 않지만 당신이 그런 선택을 한 이유를 이해할 수 있어요" 가 적절하다.
⑤ 명료화 기법

08 '마음 속에 떠오르는 생각이나 감정을 걸러내지 않고 모두 말하는 것' 은 다음 중 어떤 치료 방법을 말하는 것인가?

① 집단치료기법　　② 가족상담기법
③ 대인관계 치료기법　　④ 꿈해석기법
⑤ 자유연상기법

▶ 자유연상은 마음 속에 떠오르는 생각이나 감정을 걸러내지 않고 모두 말하는 것으로, 정신분석학에 기반한 심리치료에 사용되며, 지그문트 프로이트에 의해 창시되었음

09 대인관계 모형에서는 치료의 기본적인 과정으로서 치료자와 환자 간의 안전한 관계 형성을 중요시한다. 치료자와 환자가 안전감을 갖기 위해서 환자에게 기본적으로 형성되어야 할 것은 무엇인가?

① 지지　　② 경청　　③ 의존감
④ 신뢰감　　⑤ 상호협조

▶ - 경청과 지지는 신뢰감 형성을 위한 요건이 되며, 상호협조는 신뢰감이 형성된 후에야 가능함
- 의존감은 어느 경우에도 바람직하지 못함

정답 : 07_⑤ 08_⑤ 09_④

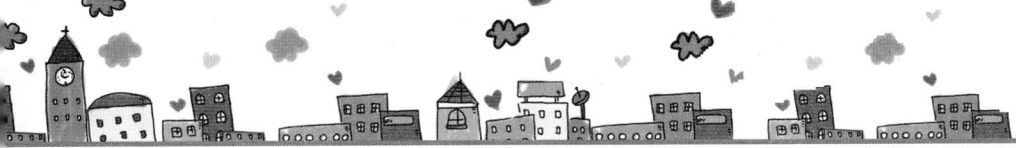
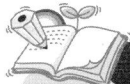

10 치료 과정에서 환자가 치료자에게 긍정적 또는 부정적으로 강한 느낌을 갖는 것으로, 특히 환자에게 과거에 중요했던 사람에 대한 반응으로 치료적 과정에 영향을 미치는 것은?

① 전이　　　　② 역전이　　　　③ 저항
④ 부정　　　　⑤ 투사

▶ - 전이는 환자가 치료자에게 긍정적이거나 부정적으로 강한 느낌을 갖는 것을 말한다.
- 이 느낌은 분석가의 현재 행동이나 특성과는 관계없이 환자에게 과거에 중요했던 사람에 대한 반응을 나타내는 것이다.
- 이때 강한 긍정적 전이가 있을 때는 치료에 만족하여 치료자의 해석을 받아들이는 반면 강한 부정적 전이는 저항을 불러 일으켜 치료에 방해가 된다.
- 반대로 치료자가 환자에 대해 갖는 역전이 또한 제대로 다루지 않으면 치료에 방해가 될 수 있다.

11 치료자와 환자 간의 치료적 관계를 촉진시키는 행동적 요소에 대한 설명으로 옳지 않은 것은?

① 대상자로 하여금 자신의 감정과 태도, 신념, 행위에 있는 불일치를 인식하도록 하는 것이며, 양가감정을 발견하도록 한다.
② 대상자가 현재 느끼는 감정과 그 감정의 의미를 정확하게 지각한다.
③ 대상자와의 관계에서 현재 일어나고 있는 상호작용에 초점을 둔다.
④ 대상자가 느낀 감정이나 경험과 유사한 자신의 경험들을 공유하고 유사점과 차이점을 강조한다.
⑤ 감정을 외부로 표출하고 그것을 분석하고 함께 다룬다.

▶ - ①번은 직면, ②번은 공감, ③번은 즉시성, ④번은 자기노출, ⑤번은 정서적 카타르시스를 설명하였다.
- 공감은 행동적 요소가 아닌 치료적 관계를 촉진시키기 위한 반응 영역에 속하는 요소이다.

12 다음 중 행동치료를 통한 효과 중 옳지 않은 것은 무엇인가?

① 공격성이 증대된다.
② 생산적 행동이 강화된다.
③ 행동의 객관적 측정이 가능하다.
④ 긍정적인 적응적 행동이 강화된다.
⑤ 이상행동을 점차적으로 제거한다.

▶ 행동치료를 통하여 공격성을 감소시킬 수 있음

정답 : 10 ① 11 ② 12 ①

13 환자 이씨는 몰핀 중독으로 병원에 입원치료 중이다. 이씨가 간호사와 나눈 대화 중 간호사가 가장 우선적으로 관심과 주의를 기울여야 할 내용은?

① "내 주위엔 이제 아무도 없어요. 우리 가족들은 모두 나를 떠나가 버렸어요."
② "몰핀을 맞고 나면 모든 괴로움을 잊게 되요. 그래서 자꾸 또 사용하고 싶은 거죠."
③ "난 이젠 완전한 폐인이에요. 이렇게 사느니 죽는 것이 차라리 낫겠어요."
④ "몰핀을 맞은 다음부터는 피부가 가렵고 주의집중이 잘 안돼요."
⑤ "나는 내가 원할 때는 언제든지 몰핀을 끊을 수 있다는 것을 알아요."

▶ - 어떤 상황에서든지 환자가 자살에 대한 생각을 이야기하면 간호사는 이에 관심을 가지고 더욱 환자의 생각을 주의깊게 사정하여야 한다.
- 환자가 자살에 대한 생각을 가지고 있는 경우는 지속적으로 관찰하고 자살에 대한 생각을 말로 표현하도록 하고 적절한 상담을 제공해야 한다.

14 치료적인 의사소통기법의 특성에 관한 설명 중 가장 옳은 것은?

① 환자를 일시적으로 안심시키기 위해 달래주거나 좋은 말로 타이른다.
② 환자가 하여야 할 역할을 모두 이야기 해준다.
③ 간호사 자신의 가치판단에 기초를 두고 혼자 행동을 판단한다.
④ 환자가 자신의 문제에 중점을 가지고 이야기하도록 지지한다.
⑤ 환자의 문제해결 방법을 결정한다.

▶ 환자가 병식 및 현실감을 갖도록 지지해 주는 것이 중요하다.
① 번은 사실에 근거하지 않은 정보를 대상자에게 제공하며 대상자가 경험해야 할 감정에 대한 권리를 부정함으로써 대상자가 자신의 감정이 진지하게 다루어지고 있지 않다고 느끼게 된다.
② 번은 환자가 하여야 할 역할을 지시를 내리고 따르게 하는 것으로 대상자의 문제해결 능력을 부인한다.
③ 번은 비 치료적 의사소통 중 판단에 해당하는 것으로 자시의 가치기준으로 대상자에게 가치가 내재된 판단을 해서 간호사의 기준에 적합할 때만 용납이 된다.
④ 번은 환자가 병식 및 현실감을 갖도록 지지해 주는 것이 중요하다.
⑤ 번은 지시에 해당하므로 바람직하지 않다.

정답 : 13_③ 14_④

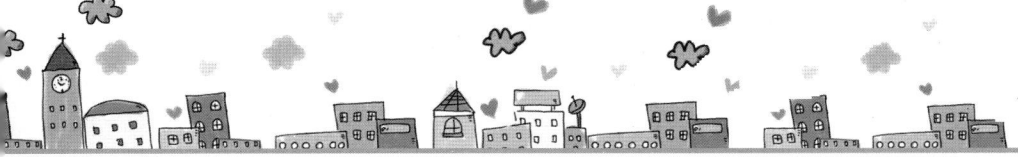
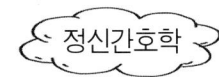

15 치료적 관계의 활동단계에서 간호사가 유의해야 할 사항은 무엇인가?

① 관계의 목표를 설정한다.
② 종결기에 대한 느낌을 토의한다.
③ 대상자와 간호사 서로의 기대를 탐색한다.
④ 실제상황에서의 연습을 통해 피드백을 받아 수정 여부를 결정한다.
⑤ 환자의 욕구를 사정하고 간호계획을 수립한다.

▶ ①, ③은 두 번째 단계에 해당하며, ②는 네 번째 단계의 간호사의 역할이며, ⑤는 초기단계에서 간호사의 역할임

16 치료적 관계의 초기단계에서 가장 먼저 해야 할 것은?

① 치료적 관계의 목적을 설명한다.
② 상호 간에 알려고 시도한다.
③ 대화로서 환자의 욕구를 알아낸다.
④ 간호사의 태도를 인식하고 시험해 본다.
⑤ 간호사 자신의 안정 정도에 따라 영향을 받는다.

▶ 초기단계의 간호사 역할을 수행하려면 먼저 상호 간의 알려고 하는 욕구 만족이 이루어져야 한다.

17 상대방의 느낌으로 인한 나 자신의 느낌에 초점을 두는 것이 아니라 상대방의 느낌 자체에 초점을 두는 것은 무엇인가?

① 전문성　　② 역전이　　③ 전이
④ 신뢰　　　⑤ 공감

▶ 공감
- 타인의 감정, 의견, 주장에 대하여 자기도 그렇다고 느낌. 완화시키기 위해 대상자를 도우려는 욕망

정답 : 15_④　16_②　17_⑤

18 치료적 인간관계의 종결단계에서 간호사가 가장 중요하게 고려해야 할 것은 무엇인가?

① 간호사의 감정과 한계점
② 종결에 대한 환자의 스트레스 정도
③ 환자의 독립적 기능 정도
④ 치료 목표의 달성 정도
⑤ 퇴원 후 관계지속 여부

▶ 치료적 관계의 단계 - 종결단계
 - 간호사는 종결이 스트레스를 유발할 수 있음을 인식하고 대상자가 적응적 행동을 할 수 있도록 지지해주며, 대상자의 개인적인 요구에 민감하게 반응하여야 함

19 다음의 내용은 무엇에 대한 설명인가?

> 치료자의 과거 갈등 경험이 무의식적으로 대상자에게로 옮겨져 치료자가 대상자에 의해 부적절하고 왜곡된 반응을 보이는 것

① 저항　　　② 전이　　　③ 역전이
④ 경계선 침해　　⑤ 반영

▶ 역전이
 - 환자에 대한 치료자의 무의식적 감정 반응
 - 환자가 마치 치료자가 겪는 과거의 어떤 중요한 인물로 느끼게 되는 현상

20 남편을 잃은 후 절망에 빠진 여성 환자에 대한 치료적 의사 소통으로 옳은 것은?

① 걱정하지 말라고 말해준다.
② 환자와 자신의 감정을 동일시 한다.
③ 가치있는 사람임을 인식시키고 위로해준다.
④ 감정을 그대로 인정해준다.
⑤ 모든 사람이 그런 일을 겪음을 말해준다.

▶ 환자의 감정을 있는 그대로 인정하고 위로해야 한다.

정답 : 18_② 19_③ 20_④

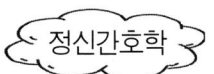

21 다음 중 치료적 관계의 초기단계에서 간호사의 올바른 역할과 관계없는 것은?

① 개방적이고 치료적인 의사소통이 요구된다.
② 혼자 있지 않도록 가족과 연락을 하게 한다.
③ 병동을 설명해 주고 병동환자를 소개시킨다.
④ 대상자와의 신뢰감을 형성한다.
⑤ 상호 간에 알려고 시도한다.

▶ 치료적 관계의 단계 - 초기단계 = 소개단계
 - 간호사는 대상자에게 첫 입원수속 또는 기술적 간호를 제공
 - 간호사는 먼저 대상자의 이름을 알고 난 후에 자신을 소개해야 함 (수용적이고 개방적인 의사소통을 하면서 협력 관계를 형성함)
 - 간호사는 대상자의 행동을 수용, 신뢰감이 형성될 수 있도록 노력

22 투약을 거부하는 환자에 대한 간호사의 반응으로 가장 적절한 것은?

① 계속 투약을 거부한다면 강제로 먹이겠다고 강한 어조로 말한다.
② 약이 고통을 경감시키고 편안함을 유지할 수 있다고 격려한다.
③ 다른 환자들에게 방해가 되니 협조하라고 말한다.
④ 몸이 많이 아플 때 간호사에게 약을 요구하라고 말한다.
⑤ 의사를 부른다고 이야기한다.

▶ 환자가 계획된 활동을 하고 처방된 약물을 복용하도록 격려하고, 환자가 증상이 감소된 후일지라도 계속 약물을 복용하도록 격려함

23 환자가 나타낸 느낌이나 경험, 내용을 환자에게 다른 용어를 사용하여 다시 표현하는 것은 치료적 의사소통 방법 중 무엇인가?

① 요약　　　② 안내　　　③ 인도
④ 반영　　　⑤ 내용 설명

▶ 반영
 - 대상자가 나타낸 느낌이나 경험, 내용을 간호사가 다음 용어로 대상자에게 다시 표현하는 것

정답 : 21_② 22_② 23_④

제 3 장 · 치료적 인간관계와 의사소통 | 85

Psychiatric Nursing

24 다음 중 환자와 간호사 관계의 종결단계에서의 간호사의 과업으로 맞는 것은?

① 전문적인 강점과 한계점에 대해서 분석한다.
② 대상자와 상호관계하는 시간을 줄여 나가며, 대상자의 미래에 중점을 두고 접근한다.
③ 대상자와 목적을 세운다.
④ 관련있는 스트레스원에 대해서 탐색한다.
⑤ 대상자가 왜 도움을 청하는지 결정한다.

▶ - 간호사는 종결이 스트레스를 유발할 수 있음을 인식하고 대상자가 적응적 행동을 할 수 있도록 지지해 주며, 대상자의 개인적인 요구에 민감하게 반응하여야 함
- 대상자와 상호관계하는 시간을 줄여 나가며, 대상자의 미래에 중점을 두고 접근함
- 정서적 외상을 경험할 수 있는 대상자의 감정을 이해하고 극복할 수 있도록 도와줌

25 다음 중 치료적 환경에 대한 설명으로 옳은 것은?

가. 병동 규칙을 제정하는 데에 환자가 참여한다.
나. 대상자에게 안전과 보호를 제공하는 물리적 환경을 제공한다.
다. 대상자와 직원 간의 수용적인 분위기를 조성한다.
라. 도주 위험을 방지하기 위해 모든 환자의 야외활동을 금지한다.

① 가, 나, 다   ② 가, 다   ③ 나, 라
④ 라   ⑤ 가, 나, 다, 라

▶ - 치료적 환경이란 물리적 안전과 정서적 안정을 제공할 수 있는 환경이며, 신체적 위험으로부터 대상자를 보호하고 대상자의 정서적 욕구를 만족시켜 주며, 손상된 자아기능을 강화시켜 대인관계를 증진시키고 사회활동에 적응하도록 돕는 것.
- 환자의 감정표현이나 의견을 가능한 한 자유롭게 표현하도록 허락함
- 치료자는 환경치료의 개념을 환자들이 이해하도록 적극 교육함
라. 모든 환자의 야외활동을 금지하는 것은 옳지 않음

26 환자가 간호사에게 간호사들이 자신을 무시하는 것 같다고 말한다면, 이때 간호사의 가장 적절한 반응은 무엇인가?

① 그럴리가 없다고 하며 환자의 말을 무시한다.
② 그 말이 사실인지 다른 환자들에게 확인한다.
③ 나중에 간호사에게 주의를 주겠다고 말한다.
④ 환자들의 잦은 불평이므로 그냥 알겠다고 답변한다.
⑤ 그러면 어떻게 대했으면 좋은지 말해보라고 이야기한다.

▶ 대상자의 호소를 무시하지 않고 수용적인 태도로 받아들이며, 대상자가 자신의 문제를 자신의 언어로 표현할 수 있게 도와줌

정답 : 24 ② 25 ① 26 ⑤

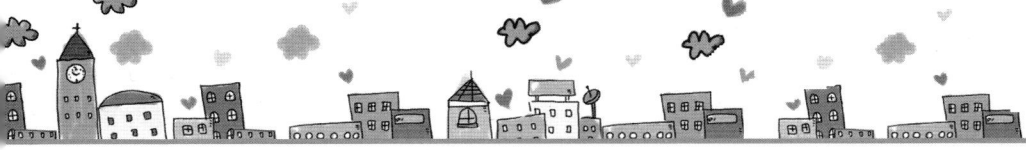
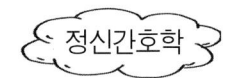

27 병실 내에서 다른 환자에게 폭력적인 행동을 보일 때, 간호사는 어떤 중재를 해야 하는가?

① 질병으로 인한 증상이므로 무시한다.
② 다른 환자들을 괴롭히고 있음을 알리고 환자를 방에 감금한다.
③ 환자의 행동을 제한하고 일관성 있는 태도로 접근한다.
④ 엄한 태도로 병실 내 활동계획을 알리고 함께 참여한다.
⑤ 사용하고 있는 약물을 중단한다.

▶ - 폭력을 사용하는 이유를 물어보고 행동화 대신 언어화하도록 교육함
- 긴장감을 발산시켜 줄 수 있는 육체적인 대안활동을 하도록 격려함
- 신체적 억제나 격리를 하는 경우 이유와 과정에 대해 간결하게 설명해 줌
- 약물치료는 공격행동 관리에 효과적이며 일시적인 격리와 함께 환자 자신이나 다른 환자를 보호하기 위해 흔히 사용되는 방법임

28 다음 중 간호사에게 "우리 딸이 여기 있네" 라고 말하는 환자에게 보여야 하는 간호사의 올바른 반응은?

① 네, 아버지 저 여기 있어요.
② 저는 간호사입니다. 여긴 병원이에요.
③ 딸이 보고 싶으시군요.
④ 저랑 농담하세요?
⑤ 제가 딸이랑 닮았나 봐요.

▶ ② 환자에게 사실을 알려주어 현실감을 주어야 함

29 다음의 의사소통의 구성요소 중 커뮤니케이터의 자극을 수정, 보완하는데 가장 영향을 주는 것은?

① 매체 ② 상황 ③ 피드백
④ 회로 ⑤ 수용자

▶ 피드백
- 커뮤니터가 수용자의 반응을 보고 자기의 의도와 비교 평가해서 차이가 있을 때 커뮤니케이션 자극을 수정, 보완해서 되먹이는 것을 말한다.

정답 : 27_③ 28_② 29_③

30 환자를 있는 그대로 받아들이는 수용적 태도는 매우 중요하다. 태도 전달을 위한 치료적 접근 방법을 설명한 것은?

① 환자가 먼저 접근할 때까지 기다린다.
② 환자가 결정하도록 한다.
③ 환자의 바람직하지 않은 태도는 무시한다.
④ 환자의 기능 수준에서 접촉한다.
⑤ 환자의 바람직하지 않은 태도를 지적한다.

▶ - 환자를 최대한으로 수용하면서 치료자에게 의존적이지 않으면서 스스로 의사를 결정하도록 최대한으로 돕는 것이 필요하다.
- 접근하기 어려운 환자들에게 먼저 다가가는 것이 옳으며, 환자의 자발적 결정을 돕는다.

31 다음은 심리적 일치 (rapport)에 관한 설명이다. 적절치 못한 것은?

① Rapport는 두 개인이 신뢰를 바탕으로 인간적인 관심을 갖는 것이다.
② 인간성을 귀중히 여기며 타인을 돕는 것을 가능하게 한다.
③ 수용적 태도와 신뢰성은 rapport 형성에 도움이 되는 행위이다.
④ 타인의 사고나 태도들을 의심없이 무조건 받아들인다.
⑤ 간호를 제공하는 사람도 인간적으로 성숙하는 기회를 갖게 된다.

▶ - 타인의 사고와 태도를 의심없이 무조건 받아들이는 것은 공감에 가깝다.
- 심리적 일치는 간호사와 대상자 사이에 비슷하게 발생되는 연속적인 경험을 수행하는 과정이다.

32 감정이입에 대한 설명으로 거리가 먼 것은?

① 간호사와 대상자 간의 조력관계의 기초를 형성한다.
② 간호사는 대상자가 느끼는 것과 똑같은 감정을 경험해야 한다.
③ 대상자가 돌봄을 받고 있음을 느끼게 한다.
④ 감정이입은 환자인 자기 이해와 탐색을 돕는다.
⑤ 감정이입은 무조건적인 수용을 나타내주는 유일한 방법이다.

▶ - 감정이입이란 간호사가 대상자에게 느끼는 것과 똑같은 감정을 경험하는 것이 아니라 똑같은 느낌으로 반응하는 것이다.
- 자신이 직접 경험하지 않고도 다른 사람의 감정을 거의 같은 내용과 수준으로 이해하는 것이다.
- 타인의 입장에서 그와 똑같은 느낌으로 반응하는데 상대방의 말만 듣는 것이 아니라 그의 전체를 듣는 것을 말한다.

정답 : 30 ② 31 ④ 32 ②

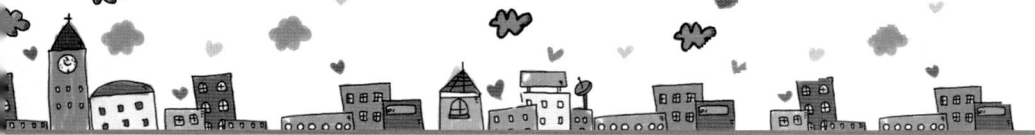

33 치료적 의사소통의 방해요인 중 대상자의 요인에 속하는 것을 모두 고르시오.

> 가. 간호사에 대한 불신 나. 자존심의 손상
> 다. 선입견이나 편견 라. 심리적 미성숙

① 가, 나, 다 ② 가, 다 ③ 나, 라
④ 라 ⑤ 가, 나, 다, 라

▶ 치료적 의사소통의 방해요인 중 대상자의 요인은 간호사에 대한 불신, 자존심의 손상, 선입견이나 편견, 심리적 미성숙 등이 포함되고, 환경적 측면의 방해요인에는 생소한 병원환경, 가정환경, 경제적 환경 등이 포함된다.

34 의심이 심한 환자를 간호할 때, 주의해야 하는 것은?

① 치료자로서 단호하고 엄격한 태도를 보인다.
② 친절하면서 대상자를 격려한다.
③ 친근하고 적극적으로 대한다.
④ 명랑하고 쾌활하게 대한다.
⑤ 만지는 것을 조심한다.

▶ 의심이 많은 환자는 접촉을 위협적인 것으로 지각할 수 있으므로 신체적 접촉을 피한다.

35 치료적 관계의 마지막 단계인 종결기에 대한 준비는 언제부터 시작하는 것이 가장 바람직한가?

① 상호작용 전 ② 초기단계 ③ 활동단계
④ 종결단계 ⑤ 시기에 상관 없음

▶ 종결에 대한 계획은 초기단계 시 간호계획 수립할 때부터 준비하고 대상자에게 종결 시기를 알려 대상자가 종결에 대한 준비를 하도록 한다.

정답 : 33_⑤ 34_⑤ 35_②

제 3 장 · 치료적 인간관계와 의사소통

Psychiatric Nursing

국시적중문제 해설

36 간호사의 치료적 관계와 의사소통과 관련하여 가장 기본적이면서도 인내심을 요하는 기술은?

① 따뜻한 눈빛　② 경청　③ 공감
④ 반영　⑤ 대상자와의 접촉

▶ - 대상자를 이해하려고 할 때 가장 중요한 것은 경청이다.
- 대상자의 감정과 생각, 자아에 대한 지각 등에 대하여 먼저 경청하고 상호작용을 하게 되는데, 비판단적이고 개별화된 전략으로 상호작용해야 한다.
- 치료자는 온정, 존중감, 진실성 등을 겸비해야 한다.
- 옆에 있어 주고 진정시키면서 대상자의 욕구를 확인한다.

37 치료적 의사소통기술 중 대상자가 표현한 주된 내용을 요점만 추려서 반복하여 말해줌으로써 경청하고, 이해하고 있다는 것을 전달하는 것은?

① 명료화　② 재진술　③ 직면하기
④ 초점맞추기　⑤ 해석하기

▶ - 재진술은 대상자가 전한 메시지의 주요 내용과 감정을 말을 바꿔 설명하는 것으로 모호하고 놓치기 쉬운 메시지의 중요한 부분을 강조한다.
- 대상자에 대해 이해하고 있음을 전달할 수 있다.

38 다음 중 간호사가 대상자에게 이유없이 강한 애착이나 혐오감이 생겼을 경우 가장 치료적인 반응은?

① 되도록 대상자와의 면담시간을 짧게 한다.
② 대상자와의 관계수립을 위해 감정이입적 태도를 가진다.
③ 대상자와의 관계에 엄격한 한계를 설정하여 적용한다.
④ 대상자의 입장에서 보고 느끼도록 노력한다.
⑤ 자신에 대한 탐색을 하며, 대상자에게 영향을 주지 않도록 감정 조절을 한다.

▶ 역전이가 생긴 경우로 자신의 마음을 살피고 대상자에게 영향을 주지 않도록 감정을 조절해야 한다.

정답 : 36_② 37_② 38_⑤

39 다음 중 치료적 관계에서 간호사가 이용할 수 있는 가장 유용한 치료적 도구는 어느 것인가?

① 정신간호에 대한 숙련된 기술
② 약물사용에 대한 깊은 지식
③ 간호사 자신을 치료적 도구로 이용
④ 간호과정의 이용
⑤ 활동요법

▶ 치료적 관계에서 가장 기본적이고 중요한 치료도구는 치료 팀이며, 정신간호에서 가장 유용한 치료적 도구는 간호사 자신의 인격이다.

40 알코올 동우회와 같은 자조집단이 성공적인 것은 이들 집단이 환자의 어떤 요구를 잘 충족시키기 때문인가?

① 성장의 욕구   ② 소속의 욕구
③ 신뢰받고자 하는 욕구   ④ 독립의 욕구
⑤ 자기합리화 욕구

▶ - 자조집단이 성공적인 것은 수용되고자 하는 인간의 욕구를 지지해 주기 때문이다.
- 무비판적이고 지지적인 분위기, 그리고 타인과 경험을 공유하므로 안락과 안전의 느낌, 그리고 소속감을 성취할 수 있기 때문이다.

41 치료적 간호사 - 대상자 관계에서 이 개념은 중추적인 역할을 하며, 정신사회적 발달에서 첫 번째 성취되는 과업이다. 이 개념은?

① 수용   ② 존중   ③ 개방
④ 신뢰   ⑤ 공감

▶ 치료적 관계에서 대상자와 간호사 간에 가장 중추적인 개념이며, 정신사회적 발달에서 첫 번째 성취되어야 할 과업은 신뢰이다.

정답 : 39_③ 40_② 41_④

42 다음 중 환자 가족과의 첫 모임에서 건전한 대인관계를 발전시키기 위해 간호사는 어떤 역할을 담당해야 하는가?

① 교사 ② 낯선 사람 ③ 대리인
④ 상담자 ⑤ 치료자

▶ - 어떤 인간관계에서 낯선 사람의 역할이 최초의 역할일 수밖에 없다.
  - 간호사가 너무 빨리 개입하면 미래의 관계 형성에 지장을 초래한다.

43 치료적 관계 형성 시 첫 단계인 상호작용 전의 준비기가 필요하다. 이때 갖추어야 할 필수조건에 해당하는 것은 어느 것인가?

| 가. 대상자의 기록지를 읽는 것 | 나. 자료수집 |
| 다. 상호작용의 장소 | 라. 치료자의 기술 |

① 가, 나, 다 ② 가, 다 ③ 나, 라
④ 라 ⑤ 가, 나, 다, 라

▶ 상호작용 전의 준비기에서는 치료자 기술은 제외된다.

44 환자와 간호종결 시 문제가 발생했다면, 이를 극복하기 위해 해야 할 일은?

① 내버려둔다.
② 이제 끝이므로 어떠한 호소도 들어주어서는 안 된다.
③ 애틋한 감정을 표현하고 연락처를 가르쳐 준다.
④ 개인적인 요구에 무덤덤하게 반응한다.
⑤ 환자 감정을 사정한다.

▶ - 간호사는 종결이 스트레스를 유발할 수 있음을 인식하고 대상자가 적응적 행동을 할 수 있도록 지지해 주며, 대상자의 개인적인 요구에 민감하게 반응하여야 한다.
  - 대상자와 상호관계하는 시간을 줄여 나가며, 대상자의 미래에 중점을 두고 접근한다.
  - 정서적 외상을 경험할 수 있는 대상자의 감정을 이해하고 극복할 수 있도록 도와준다.

정답 : 42_② 43_① 44_⑤

45 치료적 관계 중 활동단계에 관한 내용들이다. 관련이 가장 적은 것은?

① 대상자 간호 목적 설정
② 대상자 문제 행동 관찰
③ 대상자 개인면담
④ 집단활동요법 실행
⑤ 경청, 반영과 같은 의사소통 활용

▶ ①, ②, ③, ④항은 활동단계에 속하나 ⑤항은 초기단계에 속한다.

46 다음 중 의사소통 시 의미 전달에 가장 크게 영향을 미치는 요소는?

① 언어
② 말투, 고저, 목소리
③ 얼굴표정, 자세
④ 감촉, 몸의 향기
⑤ 공간수용

▶ A. Mehrabian은 의사소통 시 의미 전달에 미치는 영향을 언어 7%, 말투, 목소리 등 38%, 얼굴표정, 자세 55%라고 하였다.

47 환자의 행동을 변경시키려는 아무런 노력도 하지 않으면서 환자의 현재 기능 수준을 지지하고 유지하려고 노력하는 정신사회 재활의 단계는?

① 대중 노력을 통한 정신건강 증진단계
② 약물치료를 하여 손상을 감소시키는 단계
③ 기술훈련을 통한 불능을 교정하는 단계
④ 환경적 지지를 통한 불능을 교정하는 단계
⑤ 불리를 극복하는 단계

▶ 학습이나 모델링을 통해 행동을 배우고 교정하는 기술훈련단계와 달리 환경적 지지를 통해 불능을 교정하는 단계는 환자의 증상과 기능에 적합하도록 환자의 환경을 변형시키는 것을 가리킨다.

정답 : 45_⑤ 46_③ 47_④

48 "심장이 뛰지 않아요. 심장소리가 들리지 않아요"라고 호소하는 환자에 대한 중재로 알맞은 것은?

① 증상에 감정적으로 동조한다.
② 대상자의 말을 무시한다.
③ 모든 것이 괜찮다고 강조하여 말한다.
④ 반복해서 정밀검사를 시행한다.
⑤ 맥박을 재주고 친절히 정상맥박임을 알려준다.

▶ ⑤ 환자에게 정상이라고 알려주어 안심시킴

49 환자의 대인관계 불안이 감소되었다는 것을 감지할 수 있는 비언어적 의사소통의 단서가 되는 것은?

① 옷차림　　② 개인위생　　③ 몸의 움직임
④ 공간적 수용 능력　　⑤ 목소리 크기

▶ 비언어적 의사소통 유형 중 비언어적 행위는 음성적 단서, 행동적 단서, 사물적 단서, 공간 수용 능력, 접촉이 있으며, 대인관계 불안 수준에 따라 환자의 공간 수용 능력이 달라진다.

50 치료적 의사소통의 궁극적인 목적은 무엇인가?

① 환자의 문제를 분석한다.
② 환자에게 도움이 되는 관계를 유지, 촉진한다.
③ 힘들 때 정서적 지지를 제공한다.
④ 환자가 계속 협조적으로 행동하도록 유도한다.
⑤ 환자에게 바른 의사소통 방법의 모델을 보여 익히도록 한다.

▶ - 치료적 의사소통의 중요한 목표는 대상자가 자신의 욕구를 인식하고 보다 효율적인 태도와 행동을 할 수 있는 기회를 제공하는데 있다.
- 그러므로 간호사는 대상자에게 진실하고 신뢰할 수 있는 관계를 형성할 수 있는 기회를 제공하여 대상자가 자신을 탐색할 수 있도록 돕고, 공감적 이해를 통해 성장을 촉진시켜야 한다.

정답 : 48_⑤　49_④　50_②

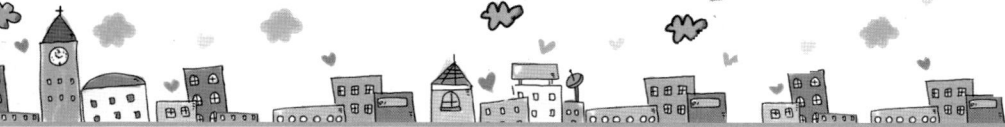
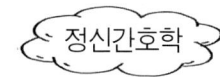

51 우울 증세가 있는 52세의 김씨 부인이 "나는 쓸모없는 인간이예요. 제대로 하는 것이 아무 것도 없고, 모두에게 피해만 주고, 죽는 것이 나아요"라고 말했을 때, 치료적 의사소통기술인 '반영'의 가장 적절한 보기는?

① "쓸모없는 인간이어서 죽고 싶다고요?"
② "그런 소리 하지 마세요. 그렇지 않아요."
③ "왜 그런 생각을 하게 되셨는지 말씀해 주세요."
④ "당신은 몹시 괴롭고 낙담하셨군요."
⑤ "당신의 심정을 충분히 이해할 수 있습니다."

▶ 반영은 대상자가 표현한 내용이나 느낌을 다른 용어로 표현하여 다시 대상자에게 말해주는 것이다.

52 대상자가 "나는 모르겠어요. 나도 모르게 그런 일을 했어요, 왜 이런 일이 일어났는지 모르겠어요" 하면서 울기 시작했을 때, 간호사의 치료적 의사소통은?

① "지금의 심정을 충분히 이해합니다."
② "어떻게 그런 행동을 하게 되었다고 생각하시는지요."
③ "하신 일에 대해 당황하고 혼란을 느끼셨군요."
④ "자신도 모르게 그런 일을 하셨다고요?"
⑤ "이제 진정하시고 치료활동시간에 가시지요."

▶ 반영은 정보교환을 목적으로 하기보다 대상자가 자신의 느낌이나 태도를 이해하고 자신의 것으로 받아들일 기회를 갖게 하며, 대상자에 대한 존중과 이해를 전달하는 방법이다.

53 대상자가 같은 문제를 다시 경험하게 될 경우 어떻게 할 것인가에 대해 스스로 계획할 때, 간호사가 사용할 수 있는 치료적 의사소통기술로 적절한 것은?

① 미래에 대한 계획 격려하기
② 표현을 격려하기
③ 재진술하기
④ 확인하기
⑤ 충고하기

▶ 미래에 대한 계획 격려하기는 대상자가 같은 문제를 다시 경험하게 되는 경우 어떻게 할 것인가에 대해 스스로 계획하는 일에 간호사가 협력하고 격려할 수 있는 치료적인 의사소통기법이다.

정답 : 51 ④ 52 ③ 53 ①

Psychiatric Nursing

54 B씨는 호흡이 빠르며, 어지럽고 가슴이 마구 뛰는 등의 심한 불안 증상을 보여 입원하였으나 증상이 호전되어 퇴원을 앞두고 있다. B씨가 퇴원 후 입원 전과 같이 다시 불안이 심해질 때에 대한 환자 스스로의 계획과 관련된 간호사의 치료적인 의사소통으로 가장 적절한 것은?

① "당신은 입원 전과 유사한 불안한 상황에 처하게 되면 어떻게 하시겠습니까?"
② "당신은 걱정할 필요가 없습니다. 심하면 약을 드시면 되니까요."
③ "당신은 다시 불안이 심하게 될까봐 두려워하고 있습니까?"
④ "당신의 마음을 편하게 하는 방법은 어떤 것이 있습니까?"
⑤ "아마도 당신이 취미 생활에 몰두한다면 불안감을 떨쳐 버릴 수 있을 겁니다."

55 다음 중 정신건강 상태를 사정할 때, 가장 고려해야 될 항목은?

① 대상자가 나타내는 행동
② 혈액검사 자료
③ 뇌의 단층촬영
④ 가족력
⑤ 지적수준

56 다음 중 치료적인 의사소통기법에 해당하지 않은 것은?

① 환자가 스스로 문제의 해결 방법을 찾도록 도와준다.
② 간호사 자신의 가치 판단에 의해 환자를 판단하지 않도록 한다.
③ 환자를 일시적으로 안심시키기 위해 달래주고, 좋은 말로 타이른다.
④ 환자가 자신의 문제에 초점을 두고 이야기하도록 유도한다.
⑤ 환자에게 생각할 시간을 주기 위해 침묵하는 것도 치료적 방법이 된다.

▶ 간호사는 환자의 증상이 좀 호전된 경우 환자가 같은 문제를 다시 경험하게 될 때 어떻게 할 것인가에 대해 환자 스스로 계획하는 것을 격려한다.

▶ 대상자의 행동을 평가하여 정상 상태와 병리적 상태를 구분한다.

▶ 불필요한 말을 하거나 일시적으로 안심시키는 것은 환자에게 환자의 감정이 진지하게 받아들여지지 못한다고 느끼게 할 수 있으므로 피해야 함

정답 : 54_① 55_① 56_③

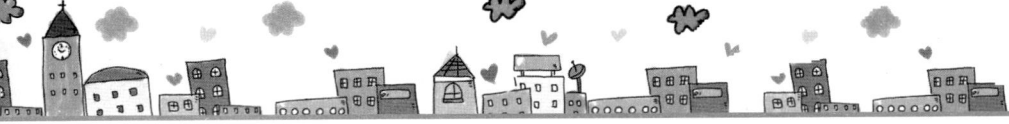

57 다음 중 비치료적인 의사소통기법에 속하지 않는 것은?

① 문자적인 반응　② 해명요구　③ 침묵
④ 충고　⑤ 안심

▶ 침묵은 대상자에게 사고, 느낌, 결정 등을 심사숙고할 수 있는 시간을 제공함으로써 대상자의 의사소통을 격려할 수 있는 매우 효과적이고 치료적인 기법이다.

58 26세 여자환자가 정신병동에 입원하였다. 간호사와 환자의 면담 시 환자가 "저는 죽었습니다"라고 하자 간호사가 "아닙니다. 당신은 죽지 않았습니다"라고 했다. 이러한 의사소통에 해당되는 것은 어느 것인가?

① 관련없는 주제　② 안심　③ 진부한 논평
④ 문자적인 반응　⑤ 불일치

▶ - 문자적인 반응은 대상자가 말하는 느낌을 생각지 않고 한 말 그대로 받아들여 대답하는 것이다.
- 때로 대상자가 자기의 느낌을 묘사하기 어려운 경우 어떤 상징을 사용하거나 숨겨진 의미가 있는 말을 할 수 있으므로 간호사는 대상자의 말보다는 느낌에 반응을 해야 한다.

59 김씨는 간호사에게 "제 딸이 죽은 뒤 너무 괴로워서 전 더 이상 살 의미가 없어요"라고 했을 때, 간호사의 반응 중 비치료적인 반응은?

① "당신의 심정을 충분히 이해합니다."
② "요즘은 마음이 조금 편안해지셨나요?"
③ "당신은 몹시 슬프고 낙담하셨었군요."
④ "딸이 죽은 뒤 너무 괴로워서 살고 싶지 않으셨다구요?"
⑤ "누구라도 그렇게 슬플거예요. 그런데 그게 당신이 죽고 싶어하는 이유가 될까요?"

▶ 비치료적인 의사소통기법 중 느낌을 얕잡아보는 것에 해당된다.
- 이는 대상자가 느낌을 표현했을 때 간호사가 가볍게 웃어넘기거나 보편화해서 대답해 버리는 경우로 대상자가 자신의 느낌에 대해 경시당함을 경험하게 된다.

정답 : 57_③　58_④　59_⑤

Psychiatric Nursing

60 의심이 많은 인격장애자에게는 치료적 환경에서 어떤 기법을 도입하여 활용하는 것이 가장 바람직한가?

① 감정이입   ② 논쟁   ③ 자기인식개발
④ 직면   ⑤ 제반응

▶ 의심이 많은 환자와 관계를 형성하는데 가장 중요한 것은 신뢰감을 형성하는 것으로 감정이입을 도입하여 활용하는 것이 가장 바람직하다고 볼 수 있다.

61 간호사와 간호대상자의 관계는 건강문제 해결이라는 목적을 가지고 있다. 대상자의 성장을 가져오기 위한 목적은 다음 중 어느 것인가?

가. 상호의존적 대인관계 형성	나. 주체성 확립
다. 현실적 목표성취	라. 자기인식, 자기수용

① 가, 나, 다   ② 가, 다   ③ 나, 라
④ 라   ⑤ 가, 나, 다, 라

▶ 일반적으로 치료적 관계의 목적은 대상자의 성장을 가져오는 것이며, 간호사-대상자와의 건강문제 해결을 하려면 '가, 나, 다, 라' 항 모두 요구된다.

62 치료적 의사소통 시 가장 고려할 것은?

① 환자와 신뢰감을 형성한다.
② 치료에 관한 정보를 제공한다.
③ 새로운 질병의 정보를 제공한다.
④ 함께 간호계획을 세운다.
⑤ 진단에 따른 치료계획을 함께 세운다.

▶ 간호사와 환자 상호간의 공통적 이해와 신뢰가 중심이 되어야 함

정답 : 60_① 61_⑤ 62_①

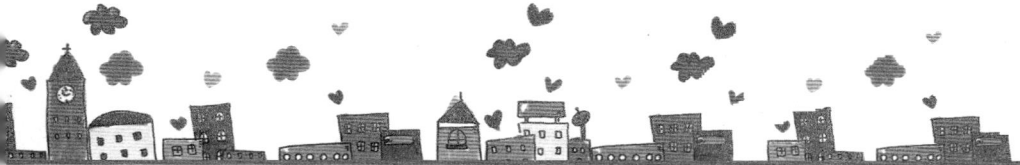
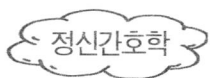

63 정신장애자 A씨가 집에서 약을 제대로 먹지 않는다는 연락을 어머니로부터 받았을 때, 간호사가 가장 먼저 해야 할 일은?

① 병원에 입원시킬 준비를 위해 병원에 병실을 확보한다.
② 어머니가 직접 데리고 가도록 상담해 준다.
③ 환자와 만날 약속을 하고 가정방문을 한다.
④ 환자에 관한 정보를 얻기 위해 주간재활 센터담당자에게 전화를 한다.
⑤ 환자와 직접 대화해 보겠다고 말하며 보호자를 안심시킨다.

▶ 환자의 사회적응장애 정도를 사정하기 위해 가정방문을 하여 환자의 상태를 파악하는 것이 중요함

64 다음 중 간호사의 행위로 올바른 것은?

① 환자의 행동과 언어표현이 타인에게 어떻게 보일지 강조하여 설명한다.
② 환자의 잘못된 의사소통에 대한 책임이 환자에게 있음을 암시한다.
③ 환자에게 다양한 자극을 제공하기 위해서 담당간호사를 자주 바꾼다.
④ 환자가 말을 하려하지 않을 때는 비언어적인 의사소통 방법을 사용하도록 지지해준다.
⑤ 언제나 간호사는 환자가 말을 할 때까지 인내심을 가지고 기다린다.

▶ 비언어적 의사소통(얼굴표정, 음성, 눈맞춤, 제스처, 접촉)은 언어가 담지 못하는 것을 포함할 수 있으며, 대화로 말해진 언어보다 전달하고자 하는 의미를 정확하게 내포할 수 있으므로 말을 하려 하지 않을 때는 비언어적인 의사소통 방법을 사용해서 표현하도록 지지한다.

65 페플라우의 치료적 인간관계의 4단계 중 첫 단계는?

① 일차적 만남의 단계
② 대상자와 대면하기 전 단계
③ 간호사 - 대상자가 상호 정체성 규명단계
④ 처음 만나 서로 소개가 이루어지는 오리엔테이션 단계
⑤ 대상자 문제 또는 간호 요구에 대한 사정 및 계획단계

▶ ① 라포 형성의 1단계
③ 라포 형성의 2단계
④와 ⑤는 치료적 인간관계의 2단계(초기 단계)

정답 : 63_③ 64_④ 65_②

Psychiatric Nursing

66 다음 중 치료를 촉진시킬 수 있는 간호사의 요인이 아닌 것은?

① 신뢰 ② 전문성 ③ 돌봄
④ 역전이 ⑤ 진실성

▶ ④ 치료자의 갈등 경험이 환자에게 옮겨져 환자에 대해 부적절하고 왜곡된 반응을 보이는 현상

67 정신요법에서 치료자가 환자에게 개인적인 정보를 밝히면 안 되는 이유로 가장 적절한 것은?

① 환자의 대인관계 상의 문제점이 무엇인지 인식시키기 위함이다.
② 치료자가 환자로부터 역전이현상을 경험하는 것을 예방하기 위해서이다.
③ 치료자를 모범으로 삼으려는 경향을 최소한 줄이기 위함이다.
④ 환자의 무의식적 갈등을 동원하기 위해서이다.
⑤ 치료자에 대한 환자의 감정을 수용하기 위해서이다.

▶ 치료자의 개인 신상을 앎으로써 환자는 치료자를 동일시하거나 모범으로 삼으려는 경향이 있음

68 대상자와 면담을 할 때, 비슷한 경험이나 감정 등을 표현하여 환자와의 공감을 이끌어 내는 방법을 무엇이라고 하는가?

① 공감 ② 일반화 ③ 명료화
④ 반영 ⑤ 자기노출

▶ 자기노출
- 자기노출은 대상자가 자신의 느낌이나 감정의 메시지를 묘사한 후에 사용
- 대상자가 메시지나 느낌을 설명
- 간호사가 경험한 유사한 경험이나 느낌을 묘사
- 대상자의 반응을 기다림

정답 : 66 ④ 67 ③ 68 ⑤

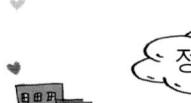
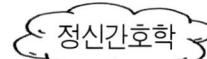

69 지리멸렬한 의사소통의 감소 정도를 평가하려면, 다음 중 어느 것을 평가하는 것이 가장 효과가 있겠는가?

① 환청 호소가 감소되었는가?
② 마술적 사고에서 벗어나는가?
③ 분명하고도 정확한 사고연상과 의사소통을 하는가?
④ 후회증이 감소되었는가?
⑤ 말비빔 현상이 감소되었는가?

▶ 마술적 사고, 환청, 우회증, 말비빔 현상 등도 모두 정신분열병 환자의 사고 및 지각의 장애로서 지리멸렬한 의사소통의 소인이 되고 있으나, 분명하고도 정확한 사고연상과 의사소통의 형태를 취하는 것이 지리멸렬한 의사소통의 감소 정도를 평가하는 데 가장 적절함

70 다음 중 지지적 정신치료에 가장 많이 사용되는 기법은?

① 암시   ② 직면   ③ 해석
④ 명료화   ⑤ 탈감작

▶ ① 지지적 정신치료
②, ④ 통찰지향적 정신치료
③ 정신분석
⑤ 행동치료
- 지지적 정신치료의 치료적 요인 : 안심, 환기, 제반응, 지지, 설득, 암시, 마취, 합성, 최면요법

71 다음 중 통합이 가장 잘 이루어진 것은?

① "자녀가 결혼하여 분가했지만 손주들을 보는게 즐거워요."
② "취미생활을 새로 시작하였는데 무엇을 해야 할지 모르겠어요."
③ "요새 수입이 줄어 걱정이에요."
④ "나의 평생을 돌아보니 비록 힘들었지만 보람차게 보낸거 같아요."
⑤ "난 죽을 때 재산을 모두 사회에 환원하고 갈거에요."

▶ 통합(integration)
- 자신이 표현한 것과 억압된 것, 내·외적인 갈등과 충동, 기분과 정서 조절 사이의 균형을 이루는 것을 말함. 여기에는 또한 정서적 반응과 조절 및 통합된 삶의 철학이 포함됨
- 통합 능력은 적어도 개인이 스트레스를 견디고 불안에 대처하는 능력으로 일부가 측정될 수 있음
- 강하고 융통성 있는 자아는 개인으로 하여금 변화에 잘 대처하고, 변화에서 성장을 이룩할 수 있게 함

정답 : 69_③ 70_① 71_④

Psychiatric Nursing

72. 간호사 자신이 이해하지 못했다는 것을 대상자가 알도록 하는 치료적 의사 소통은?

① 반영 ② 명료화 ③ 재진술
④ 요약 ⑤ 직면

▶ 명료화 : 간호사 자신이 이해하지 못했다는 것을 대상자가 알도록 하는 치료적 의사 소통이다.

73. 20세 여성이 약을 먹으면 바보같고 자신이 아닌 것 같다며 힘들어 하며 투약을 거부한다. 간호사는 이러한 환자에게 "약을 먹으면 부담스럽고 먹기가 싫군요"라고 반응하였다. 이와 같은 의사소통은?

① 명료화 ② 현실감 제공 ③ 정보 제공
④ 반영 ⑤ 피드백

▶ 반영
- 내용 반영 : 대상자가 서술한 것을 다시 반복하는 것
- 감정 반영 : 대상자가 암시한 것을 말로 표현하는 것

74. 다음 중 간호사가 명료화 기법을 사용한 의사 소통은?

① "오늘 날씨가 좋네요."
② "이런 상황에 어떻게 접근하는게 좋을까요?"
③ "오늘은 2013년 6월 20일이에요."
④ "내가 당신이라면 그렇게 하지 않았어요."
⑤ "다시 한 번 말해볼래요?"

▶ 명료화
간호사가 자신이 이해하지 못한 것을 대상자가 알도록 한다.

정답 : 72_② 73_④ 74_⑤

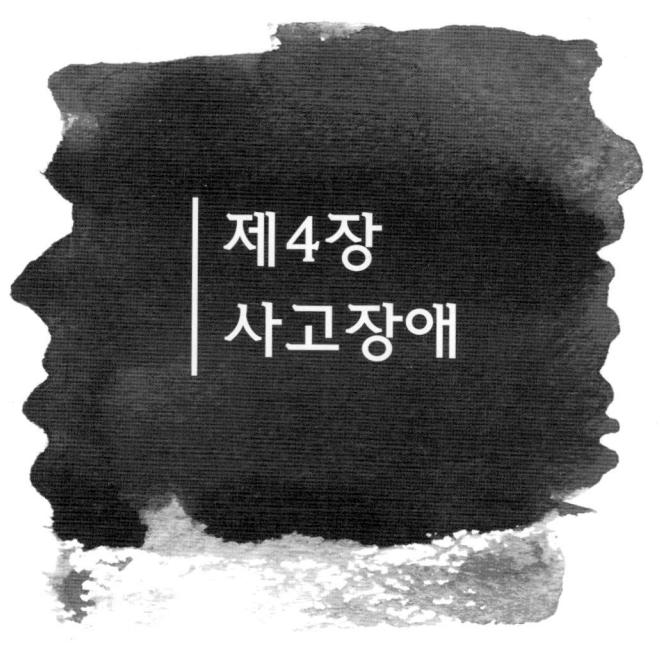

제4장
사고장애

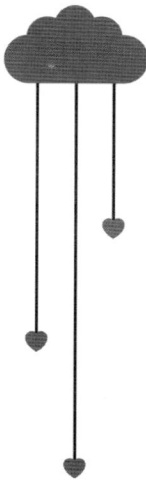

단원별 출제 분석표

대단원	중단원	출제 년도	출제 빈도
사고장애	사고과정장애	13, 15	★
	특징	13	☆
정신분열병 (조현병)	정의	05	☆
	원인	15	☆
	유형	11, 14	★
	특징	98, 99, 00, 01, 02, 03, 10, 12, 13, 14, 15	★★★★★☆
	간호 중재	98, 99, 00, 01, 02, 03, 04, 05, 06, 08, 09, 10, 13, 14, 15	★★★★★★★☆
	치료요법	14, 15	★
	치료 약물	10, 14, 15	★☆
	정신분열병의 좋은 예후	13	☆

최다빈출내용

A. 사고장애 기출 13, 15

❈ 사고과정장애

① 사고의 비약 (flight of ideas) : 한 생각에서 다른 생각으로 연상활동이 지나치게 빠르게 진행되는 현상
② 사고의 지연 (retardation of thinking) : 사고과정에서 연상 속도가 매우 느려짐으로써 사고가 원활하지 못한 현상
③ 사고의 우회증 (circumstantiality) : 연상되는 사고는 너무 많고 선택적인 억제 기능은 너무 적기 때문에 많은 일련의 사고가 의식계로 나오게 되는 연상의 장애
④ 사고의 단절과 박탈 (blocking and deprivation of thinking) : 사고의 흐름 혹은 문장의 중간에서 갑자기 멈추는 현상
⑤ 사고의 이완 (loosening, association derailment) : 전혀 관련이 없거나 관련이 적은 대상으로 연상이 진행되는 엉성한 사고
⑥ 사고의 지리멸렬 (incoherent thinking) : 사고나 말에 있어서 논리나 문법적으로 앞뒤가 서로 연결되지 않아 줄거리가 없고 일반적으로 이해할 수 없는 상태
⑦ 사고의 부적절성 (irrelevant or irrelevance of thinking) : 질문 내용과 전혀 연관성이 없는 동문서답식의 엉뚱한 대답을 하는 경우
⑧ 보속증 (perseveration) : 새로이 자극이 주어져도 사고가 더 이상 진행되지 못하고 이전 자극에 머물러 지속적인 반응을 보이는 현상

❈ 사고내용장애

① 망상 (delusion) : 사실과 다른 불합리하고 잘못된 믿음, 피해망상, 과대망상, 관계망상, 신체망상, 색정망상, 우울망상, 종교망상
② 집착 (preoccupation) : 다른 부분에 대한 흥미를 상실하고 어떤 특정 부분에 그 사람의 모든 사고가 집중되어 있는 상태
③ 강박관념 (obsession) : 자신이 하는 생각이 쓸데없는 것이라는 점을 알고 있으며, 그것에서 벗어나려고 노력하는데도 이성이나 논리 등의 의식적인 노력으로 교정되지 않고 계속 같은 생각이 의식에 떠올라 고통 받는 경우를 의미함

B. 정신분열병(정신분열증, 조현병, Schizophrenia)

❈ 특징 기출 98, 99, 00, 01, 02, 03, 10, 12, 13, 14, 15

- 행동 특성

Bleuler	Schneider	IPSS

• 기본 증상 (4A)
  - 무감동 (Apathy)
  - 양가감정 (Ambivalence)
  - 자폐증 (Autism)
  - 사고연상의 해이 (Association)
  - 냉담
• 이차적 증상
  - 망상
  - 환각
  - 거절증
  - 혼미
	• 1급 증상
	  - 환청, 조정망상, 허무망상
	  - 자기의 생각이 타인에게 전파될 수 있다는 믿음
	  - 자기 생각을 조종당하고 있다는 믿음
	• 2급 증상
	  - 우울
	  - 정서적 둔마
	  - 다행감
	  - 환각
	  - 혼란
		• 괴이한 망상
		• 자기 생각을 누가 크게 말하는 소리 들림
		• 지리멸렬
		• 전혀 우울치 않은 얼굴표정
		• 일찍 일어나지 못함
		• 기분이 들뜰 때가 없음
		• 인간관계의 결여
		• 제한된 감정
		• 타당치 않은 정보 제공
		• 병식의 결여

최다빈출내용

- 환자의 언어적 특성
  ① 자폐적 사고 : 외부 현실을 무시하고 외부와의 적절한 관련성 없이 자신의 내적 세계에 집착하고 자신 만의 논리 속에 빠져 있어 일반상식이나 논리와는 동떨어진 비현실적 사고로 백일몽, 환상, 망상 등에 몰입되는 경우
  ② 신어조작증 (neologism) : 심한 정신분열증에서 나타나는 증상으로 자기만이 아는 의미를 가진 새로운 말을 만들어 내는 현상으로 두 가지 이상의 말을 합쳐서 새로운 말을 만들기도 하고 전혀 새로운 말을 만들기도 함
  ③ 마술적 사고 : 특수한 생각, 말, 연상, 몸짓, 태도 등이 어떤 초자연적인 방법에 의해 그대로 성취될 수 있다거나 악을 쫓을 수도 있다고 믿는 것, 어린아이나 강박장애, 심한 정신분열병에서 나타날 수 있음
  ④ 음송증 (verbigeration) : 의미 없는 단어나 짧은 문장을 반복해서 발성하는 것

✱ 간호 중재 기출 98, 99, 00, 01, 02, 03, 04, 05, 06, 08, 09, 10, 13, 14, 15

- 긴장형 및 해리형 정신분열병 (조현병) 간호 중재

불안	• 환자에게 불안과 관련된 증상들을 가르친다. 불안을 유발하는 것이 무엇인지 환자가 확인하도록 돕는다. 불안을 처리하기 위하여 환자가 증상관리기법들을 사용하도록 돕는다. 불안이 재발 요인인지 사정하고, 만약 그렇다면 아직 온전한 상태에 있는 동안 불안을 줄일 수 있는 계획을 세운다.
우울	• 환자에게 우울증과 관련된 증상들을 가르친다. 우울증을 처리하기 위하여 환자가 증상관리기법들을 사용하도록 돕는다. 우울증이 재발 요인인지 사정하고, 만약 그렇다면 아직 경증 단계에 있는 동안에 우울증을 감소시킬 수 있는 계획을 세운다.
경험을 통해 배우지 못함	• 긍정적인 경험과 부정적인 경험들을 모두 다 재고한다. 환자가 바람직한 목적을 성취하도록 돕는데 무엇이 성공적이었고, 무엇이 비성공적이었는지를 확인한다.
인과관계 사고력의 문제	• 잘 진행되어 가고 있었던 것과 그렇지 않은 것은 무엇인지를 알아보기 위해서 각 경험을 분석한다. 환자가 각 경험에서의 결과를 유도한 사건들을 차례로 나열하도록 돕는다.
시간에 대한 지남력 장애	• 시간을 알기 위하여 어떻게 시계를 사용하는지 환자에게 가르친다. 하루 중의 시간을 알기 위해서 지는 태양 혹은 어떤 라디오 프로그램과 같은 환경적 단서를 이용하는 것을 환자에게 가르친다. 환자가 예정된 활동들에 대한 캘린더를 만들고 활용하도록 돕는다.
정보의 전후 연결의 어려움	• 환자에게 중요한 정보와 중요하지 않은 정보를 구별하는 것을 가르친다. 환자에게 오직 한 가지 중요한 정보에 초점을 맞추도록 가르친다. 소음과 많은 군중들로부터의 과도한 자극에 의하여 일어나는 혼란을 피하거나 최소화하는 것을 환자가 배울 수 있도록 돕는다.
정보 처리 과정이 느림	• 환자에게 정보를 처리하고 반응할 수 있는 시간을 준다. 불안은 정보 처리의 어려움을 증가시키므로 불안을 최소화한다. 환자가 말하고 있는 내용을 이해하려고 노력하는데 진실한 관심이 있음을 증명한다. 환자와 의사소통할 때 분명하고 간단하게 한다.
함께 공유할 정보 심사의 어려움	• 환자에게 자신의 질병에 관하여 말하기 편안한 사람들을 선택하는 것을 가르친다. 간호사는 그 병을 잘 이해하고 있으며, 같이 대화하기에 안전하다는 것을 환자에게 알게 한다.
의사소통장애	• 환자를 이해하기 위하여 적극적인 경청을 한다. 환자가 말하고자 하는 것을 명료화한다. 그 주제를 잘 듣고, 환자로부터 전달되고 있는 내용을 확인한다. 환자가 필요한 어휘를 사용할 수 있도록 돕고, 낱말의 문자 그대로의 의미를 사용한다. 들은 말을 환자가 반복할 수 있게 하고, 사용된 단어와 구문들을 환자가 이해하도록 돕는다.
욕구표현의 문제	• 환자가 필요한 것을 확인하고 우선 순위를 매길 수 있도록 돕는다. 환자가 다른 사람들이 이해할 수 있는 방법으로 필요한 것을 설명하도록 돕는다. 역할놀이를 통해 다른 사람들과 협상하는 것을 연습한다.
자아개념 저하	• 환자가 그의 장점들과 긍정적인 특성들을 확인하고 극대화할 수 있도록 돕는다. 환자가 직면하는 일반적 상황의 역할놀이를 한다. 환자가 그 상황을 잘 처리할 때 긍정적인 피드백을 준다. 어떤 방법으로 문제가 더 잘 처리될 수도 있었을지 결정하기 위하여 그 문제를 분석한다.
낙인으로 인한 고립감	• 자신의 질병에 대한 환자의 이해를 극대화한다. 가능할 때, 환자에게 낙인을 남길만한 행동을 최소화하도록 가르친다. 낙인과 이상한 소문을 처리하는 방법들을 가르친다. 구체적이고 해학적인 언어 태도를 개발한다. 간호사가 환자가 되는 다양한 상황들을 역할놀이 한다.
감각자극의 자각 및 해석의 어려움	• 환자와 함께 문제가 될 수 있는 상황들을 재고한다. 사건들을 해석하는 사고과정들을 목록으로 작성하고 사정한다. 환자가 현실 테스트를 하고 문제의 해석을 재형성하도록 돕는다. 긍정적이고 생산적인 과정을 강화한다.

> 최다빈출내용

집중력 저하 및 일을 끝맺지 못함	• 환자가, 일들을 작은 연속적인 단계로 쪼개도록 돕는다. 환자가 한번에 한 단계, 한 가지 일에 초점을 유지하도록 돕는다. 그 일을 완성하도록 강요하지 말고, 환자에게 한번에 한 단계씩 지시한다.
부적절한 사회적 행동	• 그 행동을 유도하는 환자의 사고 과정을 확인한다. 환자에게 그 행동에 관하여 물어본다. 정확하지 않은 인지사항을 수정하도록 돕는다. 환자가 그 행동의 바람직한 결과를 확인하도록 돕는다. 적절한 사회적 기술들을 가르친다.
의사결정의 어려움	• 환자가 원하는 결과를 결정하도록 돕는다. 환자가 목적의 우선 순위를 정하고 그것들을 장·단기적으로 범주화 하도록 돕는다. 환자가 각 목적의 성취 예정일을 설정하도록 돕는다. 바람직한 목적을 성취하기 위하여 작고, 구체적인 단계들을 설정할 수 있도록 돕는다.

- 망상형 정신분열병 (조현병) 간호 중재

망상 유발요인을 확인한다.	• 망상의 모든 구성요소들을 확인한다. • 스트레스나 불안과 관련될지도 모르는 요인을 확인한다. • 만약 망상이 불안과 연결되어 있으며, 불안 관리 기술들을 가르친다.
망상의 강도, 빈도, 그리고 지속기간을 사정한다.	• 일시적인 망상은 짧은 시간 내에 해결될 수 있다. • 장기간에 걸친 지속되는 고정된 망상들은 관계를 차단시킬 수 있으므로 예방하기 위해서 일시적으로 피해져야 할 것이다.
망상의 감정적 구성요소들을 확인한다.	• 망상의 비논리적 성질이 아니라 기저의 감정들을 파악한다.. • 그 망상이 옳고 그름의 논쟁이 없이 두려움, 불안, 분노에 대한 표현을 격려한다.
구체적 사고의 증거를 관찰한다.	• 환자가 간호사를 문자 그대로 받아들이고 있는지 확인한다. • 간호사와 환자가 같은 방법으로 언어를 사용하고 있는지 확인한다.
사고장애의 증상들을 확인하기 위해서 언어행위를 관찰한다.	• 환자가 사고장애 (횡설수설, 화제에서 빗나가기, 쉽게 주제 바꾸기)를 나타내고 있는지 관찰한다.
원인과 결과 추론 능력이 있는지 관찰한다.	• 환자가 과거의 경험에 근거하여 논리적인 예측을 할 수 있는지 확인한다. • 환자가 시간을 개념화할 수 있는지 확인한다. • 환자가 그의 최근과 장기적인 기억을 사정하고 의미있게 사용할 수 있는지 확인한다.
경험에 대한 설명과 상황적 사실을 구별한다.	• 실제적 상황에 관한 잘못된 믿음을 확인한다. • 현실 테스트에 대한 환자의 능력을 증진시킨다. • 환자가 환각상태에 있는지 확인한다.
그들이 제시하는 것에 따른 사실들과 그 의미들을 신중히 물어 본다.	• 가끔 망상에 관하여 환자와 이야기하는 것은 그가 그것이 사실이 아니라는 것을 알도록 하는데 도움이 될 것이다. • 전 단계들이 완결되기 전에 다음 단계를 취한다면 망상이 강화될 수 있다.
환자가 준비가 되어 있을 때, 망상의 결과들에 관하여 토론한다.	• 망상의 강도가 줄어들었을 때, 망상에 관하여 토론하라. • 망상의 결과들에 대하여 토론하라. • 환자에게 그의 행동, 일상활동들, 그리고 결정하기에 대해서 책임을 갖도록 허용하라. • 환자의 건강과 회복에 대하여 환자 자신이 책임감을 갖고 참여하도록 격려한다.
망상에서 벗어나도록 현실에 초점을 두어 주의를 이끈다.	• 신체적 기술들에 대한 주의력을 요구하고, 환자가 건설적으로 시간을 사용할 수 있도록 도와줄 활동들을 증진시킨다. • 성격의 건강하고 긍정적인 면들을 인식시키고 강화한다.

- 행동 특성

양성 증상	음성 증상
• 정상적 기능이 지나치거나 왜곡됨. 일반적으로 항정신성 약물에 반응함 • 사고장애 : 망상 (피해망상, 신체적 망상, 과대망상, 종교적 망상, 허무망상, 관계망상, 우울망상 등) • 지각장애 : 환각 (청각, 시각, 촉각, 미각, 후각) • 언어장애 : 형식적 사고장애 (지리멸렬, 말비빔, 탈선, 비논리성, 연상의 장애, 빗나가는 사고, 우회증, 언어의 산만 및 언어의 빈곤) • 행동장애 : 괴이한 행동 긴장증, 운동장애, 사회적 행동의 황폐화)	• 정상 기능의 감소 혹은 상실, 일반적으로 항정신성 약물에 잘 반응하지 않으며, 비전형적인 항정신성 약물에 반응함 • 정서장애 : 무미건조, 정서적 표현을 하는데 범위나 강도가 제한되어짐 • 무논리증 (alogia) : 한정된 사고와 언어 행위 • 의욕상실 / 무감동 : 목적 지향적인 행동 개시의 결핍 • 쾌감상실증 / 사회화 상실 : 즐거움을 경험하거나 사회적 접촉을 유지하는 능력 없음 • 주의력 결핍 : 정신적으로 초점을 맞추어 주의를 기울이는 능력이 결여됨

최다빈출내용

❋ 치료 약물 기출 10, 14, 15

- 항정신병 약물

전형적 항정신병 약물	• 저역가 : chlorpromazine, thioridazine → 진정, 자율신경 부작용이 강한 대신 추체외로 부작용이 적음 • 중간 역가 : perphenazine, loxapine • 고역가 : haloperidol, fluphenazine, pimozide → 진정, 자율신경 부작용이 적지만 추체외로 부작용이 많음 → Sedation ↓, anticholinergic effect ↓, CV effect (기립성 저혈압) ↓
비전형적 항정신병 약물	• 세로토닌 : 도파민 길항제 (clozapine, risperidone, olanzapine, quetiapine) • $D_{2,3}$ 선택적 길항제 (sulpiride) • 특징 - 정형 항정신병 약물과 달리 용량 범위 내에서 EPS가 없거나 적은 약물을 의미함 - 대상자에게 간호사가 자신의 말을 지금 듣고 있다는 것과 내용을 이해하고 있음을 알도록 함 - 양성 증상에 대한 효과는 기존의 약과 비슷하나, 음성 증상과 depressive Sx에 대한 효과는 더 좋음
Clozapine	• Weak D_2 수용체 길항제 및 강렬한 D_4 수용체 길항제, 5-HT 수용체 길항제 • 1~2%에서 부작용으로 agranulocytosis 생김 → 매주마다 blood check 필요 • Negative 증상에서 효과적

- Chlorpromazine
    ① 항정신병 약물의 하나로 주로 정신분열증과 조울증 등을 치료하는 데에 쓰며, 소화기 궤양이나 본태성 고혈압증 등에도 사용됨
    ② 부작용 : 근육강직으로 각 팔다리의 특징적인 진전(떨림, 몸서리), 지연 운동 이상증(느리고 주기적인 자동 운동), 혈액과 간의 부작용 등
    ③ 주의사항
        - 장기 투여 시 환자를 주의하여 관찰하고 간기능검사, 혈액검사 등을 실시해야 함
        - 졸음, 주의력·집중력·반사운동 능력 등의 저하가 나타날 수 있으므로 이 약을 투여 중인 환자는 자동차 운전 등 위험을 수반하는 기계 조작을 하지 않도록 주의를 주어야 함. 산책 시는 긴팔, 긴소매, 긴바지 옷 착용
        - 이 약을 갑자기 투여 중지하면 구역, 구토, 불면 등의 급성 금단 증상이 나타날 수 있으므로 점차적으로 감량해야 함
        - 이 약은 진토작용이 있어 다른 약물에 기인한 중독, 장폐색, 뇌종양 등에 의한 구토 증상을 은폐할 수 있으므로 주의해야 함
        - 치료 초기에 기립성 저혈압이 나타날 수 있으므로 이러한 중상이 나타나는 경우에는 감량 등 적절한 처치를 해야 함

❋ 정신분열병(조현병)의 예후가 좋을 경우 기출 13

- 발병 전에 아주 충격을 받을 만한 사건이 있는 경우
- 첫 발병 나이가 많을수록, 주 증상이 양성 증상일 경우
- 발병 전에 사회, 직장, 학교생활을 잘했던 경우 (대인관계 좋고, 친구 많고, 직장생활 원만)
- 정신분열병 증상 이외에 기분 증상 (특히 우울 증상)이 뚜렷한 경우
- 결혼한 후 잘 살다가 걸린 경우, 여자환자
- 가족이나 친척 중에 정신분열병 환자가 없는 경우
- 가족환경이 환자에게 우호적인 경우
- 난폭한 행동을 보이지 않을 경우, 환자의 지능이 높은 경우
- 술이나 약물을 남용하지 않는 경우
- 병을 앓은 후 상태가 아주 좋았던 시기가 있는 경우

최다빈출문제

1. 다음 중 DSM-IV에 정의한 조현병의 특징적인 증상은 무엇인가? ★★★★

   ① 적개심   ② 다행감   ③ 의기양양
   ④ 무감동   ⑤ 우울감

   ▶ 무감동
   - 느낌, 감정, 흥미, 관심의 결핍으로 간섭이나 관여하지 않고 외부 환경에 무관심으로 감정 표현이 둔마된 상태

2. 다음 중 "저는 정말 바보같아요"라며 안절부절 못하는 대상자에게 비치료적 의사소통은 무엇인가? ★★★★

   ① 모든 게 잘 될 거예요.
   ② 바보는 무슨 의미인가요?
   ③ 잠시 옆에 앉을게요.
   ④ 불안해보이시는데 무슨 일 있으세요?
   ⑤ 무슨 일 있으신지 자세히 말씀해주세요.

   ▶ 비치료적인 의사소통기법 중 느낌을 얕잡아보는 것에 해당된다. 이는 대상자가 느낌을 표현했을 때 간호사가 가볍게 웃어넘기거나 보편화해서 대답해 버리는 경우로 대상자가 자신의 느낌에 대해 경시당함을 느끼게 된다.

3. 피해망상과 환청으로 입원한 대상자의 치료적 접근은? ★★★★

   ① 자해 위험이 있어 독방에 격리시킨다.
   ② 불안, 두려움의 감정을 언어로 표현하도록 격려한다.
   ③ 증상 완화될 때까지 혼자 방에서 쉴 수 있도록 배려한다.
   ④ 망상, 환청의 비합리성을 지적하여 깨닫게 한다.
   ⑤ 입원 초기에 증상의 정도를 파악하기 위해 환청에 대해 구체적으로 질문한다.

   ▶ 피해망상과 환청이 심할 경우에는 논리적인 설득이나 비평은 전혀 효과가 없으므로 현실감을 주고, 지각을 확인하도록 돕는데 중점을 두어야 한다.

4. 혼란형 조현병 환자의 의사소통 양상은? ★★★★

   ① 쉴 새 없이 자기 이야기만 한다.
   ② 논리적으로 자기주장을 한다.
   ③ 이야기가 연결이 안 되고 횡설수설한다.
   ④ 대화 시 부적절한 단어는 사용하지 않는다.
   ⑤ 지나치게 어법을 맞추어 이야기한다.

   ▶ - 지리멸렬한 사고, 감정은 둔마, 의미없는 웃음, 부적절한 정서
   - 바보스러움, 무미건조, 기행증, 괴이한 행동
   - 사고와 감정의 혼란과 인격의 황폐화와 퇴행이 가장 심한 유형
   - 망상의 내용이 단편적이고, 수시로 변하고, 지리멸렬한 사고로 인해 체계적이지 못함

5. 망상을 보이는 환자에게 올바른 간호 중재는? ★★★★

   ① 망상에 직면시킨다.
   ② 불안해 하므로 혼자 둔다.
   ③ 망상에 동조한다.
   ④ 망상에 논쟁한다.
   ⑤ 내적 욕구와 불안을 확인한다.

   ▶ - 스트레스나 불안과 관련될지도 모르는 요인을 확인한다.
   - 만약 망상이 불안과 연결되어 있으면 불안 관리 기술들을 가르친다.
   - 망상의 모든 구성 요소들을 확인한다.
   - 증상 관리 프로그램을 개발한다.

6. 다음 중 조현병의 양성 증상과 음성 증상에 모두 효과적인 비정형 항정신성 약물은? ★★★★

   ① 할로페리돌   ② 플루오세팅
   ③ 클로자핀   ④ 리튬
   ⑤ 로라제팜

   ▶ Clozapine
   - weak D_2 수용체 길항제 및 강력한 D_4 수용체 길항제, 5-HT 수용체 길항제
   - 1~2%에서 부작용으로 agarnulocytosis 생김 → 매주마다 blood check 필요
   - nagative 증상에서 효과적

7. 조현병 환자와 대화할 때, 환자가 지리멸렬한 대화 양상을 보이고 있는 상황에서 간호사는 어떠한 치료적 의사소통 기술을 사용해야 하는가? ★★★★

   ① 환자에게 명확한 표현으로 이야기하도록 지시한다.
   ② 간호사가 이해한 것을 재진술하고 다시 질문하여 명료화한다.
   ③ 환자의 논리에 도전한다.
   ④ 대상자가 횡설수설하므로 한 번에 여러 가지 질문을 한다.
   ⑤ 대화를 중단하고, 혼자 둔다.

   ▶ - 환자를 이해하기 위하여 적극적인 경청을 한다.
   - 환자가 말하고자 하는 것을 명료화한다.
   - 그 주제를 잘 듣고, 환자로부터 전달되고 있는 내용을 확인한다.
   - 들은 말을 환자가 반복할 수 있게 하고, 사용된 단어와 구문들을 환자가 이해하도록 돕는다.

8. 정신분열증 (조현병) 환자에게서 가장 흔히 발견되는 정서장애는? ★

① 행복감 또는 의기양양
② 슬픔 또는 우울감
③ 불안 및 초조감
④ 무감동 또는 냉담
⑤ 분노 또는 적개심

▶ 제 4 장 105p. 최다빈출내용 참조

9. 지리멸렬하고 혼란스러운 말을 하는 정신분열병 환자에 대한 간호 중재로 맞는 것은? ★★

① 재진술과 명료화의 전략을 사용하여 의사소통한다.
② 언어훈련을 시킨다.
③ 무시한다.
④ 비언어적 의사소통을 사용한다.
⑤ 간호사 나름대로 해석하여 이해한다.

▶ - 재진술 : 대상자가 전한 메시지의 주요 내용과 감정을 말을 바꿔 설명하는 것으로 모호하고 놓치기 쉬운 메시지의 중요한 부분을 강조한다.
 - 명료화 : 대상자의 말에서 명확하게 표현하지 않은 모호한 생각을 확인하거나 언어화하려고 할 때 사용

10. 조현병 대상자 중 예후가 비교적 좋은 대상자의 특징으로 적절한 것은? ★★★

① 병전 사회적 활동이 원만했던 대상자
② 가족 중에 정서장애가 있는 대상자
③ 30대에 발병한 대상자
④ 스트레스원이 뚜렷하지 않은 대상자
⑤ 지지체계가 미약한 대상자

▶ 제 4 장 108p. 최다빈출내용 참조

11. 조현병(정신분열병)으로 입원한 환자가 그룹 활동에 참여하자는 제안에도 대답없이 병실 내에서 하루 종일 혼자 벽을 보고 있을 때, 내릴 수 있는 가장 적절한 간호 진단은? ★★

① 역할수행장애   ② 자아정체감 장애
③ 사회적 고립   ④ 활동지속성 장애
⑤ 비효율적 개인대처

▶ 사회적 고립 증상은 다른 사람이 말을 걸면 눈을 감든지 외면하며, 하루 종일 방에서 나오지 않으며, 타인에 대해 무관심한 태도를 보임

12. 망상환자에 대한 중재로 맞는 것은? ★★

① 망상은 잘못된 것임을 논리적으로 설명한다.
② 망상은 적절하지 않으므로 무시한다.
③ 망상내용에 대해 심도있게 토의한다.
④ 환자의 상태가 좋아질 때까지 망상이 사실인 것으로 받아들인다.
⑤ 망상이 환자에게 주는 의미를 파악한다.

▶ 제 4 장 107p. 최다빈출내용 참조

13. 내적사고에 몰두하는 환자가 있다. 간호사가 활동을 하도록 참여를 유도할 수 있는 간호 중재는? ★

① 모든 활동에 참여하도록 강요한다.
② 의사에게 활동에 참여하도록 요청한다.
③ 환자가 혼자 있도록 내버려둔다.
④ 간호사와 환자와의 활동 중에 다른 환자를 참여시킨다.
⑤ 그 환자하고만 하루 종일 대화를 나눈다.

▶ 정신분열증 환자는 대인 관계에서 위축되고 거리감을 보이며, 다른 사람에게 무관심하고, 자신의 내면세계에 몰입하는 음성 증상이 있으므로 신뢰감과 개방적 대화의 발전을 돕고, 자가간호의 일상생활의 참여를 강화하고 보상하며, 치료적 활동을 가족과 협조하여 수행한다.

14. 조현병에 대한 특징으로 가장 적절한 것은? ★★★

① 뇌의 기질적 이상으로 인하여 발생한다.
② 사고, 정동, 지각, 행동의 장애가 나타난다.
③ 질병이 있다는 사실을 쉽게 받아들인다.
④ 적절한 지적기능이 발달하지 못하여 발생한다.
⑤ 후천적으로 발생한 지적기능의 감퇴 현상이다.

▶ 조현병의 특징 (임상 양상)
 - 사고장애 : 사고과정장애 (연상의 해이 → 작화증, 우울증, 보속증)
 - 지각장애 (환청이 가장 많다)
 - 감정장애 : 불안 증상 (조현병 환자의 감정은 전염성이 없고, 정서적 유대관계가 어렵다)
 - 행동장애 : 긴장성 흥분 (스스로 행동을 조절하지 못하고 목적 없는 운동성 활동을 보인다)

15. 다음 중 정신분열증 양성 증상을 나타내는 환자를 위한 약물은? ★

① Imipramine   ② Paroxetine
③ Olanzapine   ④ Benzodiazepine
⑤ Valporic acid

▶ 제 4 장 108p. 최다빈출내용 참조

16. 화장을 진하게 하고 큰 소리로 노래를 부르며 활기가 넘치는 태도로 병동을 돌아다니며, 언뜻 보면 재치가 있어 보이는 말을 하는 대상자가 있다. 이 대상자에게서 나타나는 사고장애는? ★★★

① 사고의 비약   ② 사고의 단절
③ 사고의 지연   ④ 관계망상
⑤ 피해망상

▶ 제 4 장 105p. 최다빈출내용 참조

17. 만성 정신분열병 환자를 위한 직업재활로 알맞은 것은? ★★★

① 증상 치료에만 초점을 맞춘다.
② 증상은 무시하고 직업재활에 초점을 맞춘다.
③ 직업현장에 즉각 투입한다.
④ 증상 조절과 함께 대상자의 사회적 및 직업적 적응을 돕는다.
⑤ 치료자가 독단적으로 적응 목표를 세운다.

▶ 약해진 자아를 지지해 줌으로써 현실 생활과 이에서 파생되는 문제들을 대처해 나갈 수 있도록 해 준다.

18. 항정신병 약물을 복용하기 전에 환자의 혈압을 재는 이유는? ★★

① 약물의 순응도를 높이기 위하여
② 기립성 저혈압을 사정하기 위하여
③ 호르몬의 불균형을 초래하기 때문에
④ 대부분의 항정신병 약물들이 고혈압을 유발하기 때문에
⑤ 약이 졸음을 유발하기 때문에

▶ 기립성 저혈압은 누워자세로 있다가 일어났을 때 수축기 혈압이 20mmHg 이상 내려가는 증상으로, 자율신경계의 이상이나 혈압강하제, 이뇨제, 안정제 같은 약물 복용으로 기립성 저혈압이 나타나기도 함

19. 정신분열병인 남자가 혼자 중얼거리고 웃으면서 세상의 모든 것이 다 바뀔 것이라고 말씀한다면서 두려움에 빠져 있다. 적절한 간호 중재는? ★

① 환자의 손을 잡아주면서 마음을 안정시킨다.
② 환자가 말하는 내용에 대해 반응을 보이지 않는다.
③ 환자가 들은 소리를 간호사는 못들었다고 하면서 현실감을 제공한다.
④ 단조롭고 자극이 없는 환경에서는 환각이 증가함을 이해시킨다.
⑤ 환자가 자극받지 않게 조명을 은은하게 조절한다.

▶ 환자에게 사실을 알려주어 현실감을 주어야 함

20. 정신분열증 환자가 혼자 중얼거리고 웃으면서 하느님이 세상에 큰 불을 내릴 것이라고 말한다. 가장 적절한 간호사의 태도는? ★★★

① 간호사에게는 들리지 않는 말이라고 하며, 현실감을 제공한다.
② 환자의 이야기에 대해 자세히 이야기를 나눈다.
③ 사실이 아니라고 논리적으로 설명한다.
④ 질병에 대한 일반적인 증상이므로 무시한다.
⑤ 진정제를 투약한다.

▶ 환자의 환각 경험에 관해서는 그 경험을 부정하지 말고 실제의 현실을 진술해 준다(당신이 듣는 소리가 내게는 들리지 않습니다. 환자는 그런 소리를 듣고 있다는 것을 압니다만 차차 그 소리가 안 들리게 될 것입니다).

21. 클로르프로마진 t.i.d.로 200mg 투여 받은 환자에게 산책 실시 시 간호사가 유의해야 하는 사항은? ★

① 그늘진 곳으로만 간다.
② 양지진 곳으로만 간다.
③ 긴팔, 긴소매, 긴바지 옷을 착용한다.
④ 환자가 요구하는 대로 내버려둔다.
⑤ 충분한 수분섭취를 격려한다.

▶ 제 4 장 108p. 최다빈출내용 참조

22. 위가 없어져서 밥을 못 먹는다는 망상을 보이며, 인격의 황폐화가 가장 심한 정신분열병의 유형은 어느 것인가? ★

① 혼란형   ② 잔류형
③ 편집형   ④ 긴장형
⑤ 비분리형

▶ 혼란형 조현병의 특징
  - 과거의 파괴형, 25세 전 특히 사춘기 전후 발병
  - 사고와 감정의 혼란과 인격의 황폐화와 퇴행이 가장 심한 유형
  - 지리멸렬한 사고, 감정의 둔마, 의미 없는 웃음, 부적절한 정서
  - 바보스러움, 무미건조, 기행증, 괴이한 행동

23. 정신분열증 환자와 관련된 가장 공통적인 간호진단은? ★

① 사고과정장애   ② 적대감
③ 조작행동   ④ 절망감
⑤ 자가간호결핍

▶ 정신분열장애는 주로 뇌의 기능인 인지, 지각, 감정, 행동, 사회적 활동이나 대인 관계 등의 어려움을 나타내는 정신 질환이며, 뇌의 기질적 이상이 없는 상태에서 여러 측면에 장애를 초래하는 뇌기능장애이다. 생물학적 정신사회적 원인 외에도 낮은 사회·경제적 상태, 사회적 고립, 공동체 해체, 비좁은 거주 환경, 환경의 변화가 원인이 된다.

| 정답 | 1. ④ 2. ① 3. ② 4. ③ 5. ⑤ 6. ③ 7. ② 8. ④ 9. ① 10. ① 11. ③ 12. ⑤ 13. ④ 14. ② 15. ③ 16. ① 17. ④ 18. ② 19. ③ 20. ① 21. ③ 22. ① 23. ① |

간호사국가시험 적중문제

01 환자가 "안기부에서 나를 쫓아다니며 괴롭힌다"라고 말했다. 이는 무엇인가?

① 환각　　　　② 우회증　　　　③ 망상
④ 착각　　　　⑤ 지리멸렬

▶ 망상
 - 현실에 맞지 않은 잘못된 생각을 말하며 현실적인 사실과는 틀리고, 논리적인 설명에도 불구하고 시정되지 않으며, 그 사람의 교육정도나 문화적인 환경에 걸맞지 않는 잘못된 믿음 또는 생각을 말함

02 망상장애 환자에 대한 간호 시 가장 우선 시 되어야 하는 것은?

① 인사하는 방법을 알려준다.
② 스트레스가 의심 행동을 일으키거나 심화한다는 것을 깨닫는다.
③ 대인관계 기술을 훈련시킨다.
④ 신뢰관계를 맺는다.
⑤ 현실에 근거하여 사고하고 행동하도록 격려한다.

▶ - 망상장애는 하루 아침에 발병하는 것이 아니고 몇 년 동안 적은 증상이 있다가 악화됨
 - 간호 시 인내하며 신뢰관계를 맺는 것이 중요함

03 두 가지 이상의 단어를 합해 새로운 임의의 단어를 만들고, 자신만이 아는 엉뚱한 뜻을 부여해서 사용하는 것을 의미하는 사고형태의 장애는 무엇인가?

① 지리멸렬　　　② 신어조작증　　　③ 거절증
④ 이인증　　　　⑤ 자폐적 사고

▶ 신어조작증은 대상자에게만 특별히 의미 있는 새로운 단어를 만드는 것

정답 : 01 ③ 02 ④ 03 ②

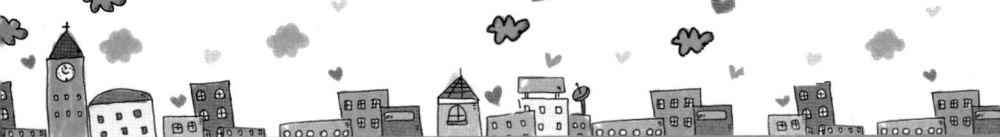
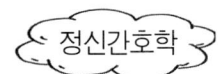

04 정신질환 약물 중 부작용으로 추체외로 증상을 일으키거나 파킨슨 질환과 관련된 것은?

① 에피네프린　　② 세로토닌　　③ 도파민
④ 아드레날린　　⑤ GABA

▶ 도파민은 인간의 쾌락에 중요한 역할을 하며 증가된 경우 환청 등의 양성 증상이 나타나기 때문에 도파민 공급을 차단하여 약물 투여를 하기도 한다. 그러나 모든 경로의 도파민이 차단되게 되어 흑질 선조체 경로의 도파민이 차단되게 되면 파킨슨증후군이나 추체외로 증상이 나타난다.

05 자신의 아내가 외도를 하고 있다고 의심하며 계속해서 아내에게 전화하여 위치를 물어보고 집착하는 남성이 회사생활과 사회생활에서는 문제가 없다. 남성의 질환은 무엇인가?

① 경계형 성격장애　　② 망상장애
③ 분열형 성격장애　　④ 분열성 성격장애
⑤ 사고장애

▶ 망상장애는 드물지만 주요한 정신장애로 괴이하지 않은 망상이 최소한 1개월 이상 지속되나 정신분열병과는 달리 환각이나 정신병 증상, 인격 붕괴가 없으며, 망상에 의해 대상자의 기능이 현저하게 저하되지 않고 행동이 뚜렷하게 이상하거나 괴이하지 않아야 한다.

06 다음 중 (　) 안에 들어갈 물질로 알맞은 것은?

> 정신분열병은 뇌의 구조적인 이상이나 신경전달물질인 (　　　)의 불균형 등의 생물학적 원인으로 발생한다.

① Glycin　　② GABA　　③ Histamine
④ Dopamin　　⑤ Acetylcholin

▶ 유전적인 경향성, 뇌의 구조적인 이상이나 기능적인 이상, 신경전달물질의 불균형 (특히 도파민) 등의 생물학적인 원인

정답 : 04_③　05_②　06_④

Psychiatric Nursing

07 "주위 사람들이 나에게 뭐라고 말하고 있는 것 같아요"라고 호소한다면, 이 환자에게 나타나고 있는 장애는 무엇인가?

① 사고과정장애
② 감각지각장애
③ 감각사고장애
④ 사고내용장애
⑤ 사고형태장애

▶ 지각을 제대로 할 수 없게 되는 장애 증상으로 환청, 환시, 환후, 환미, 환촉, 기능환각, 운동환각 등이 포함됨

08 다음 대화에서 나타나는 정신병리는?

> 간호사 : 오늘이 몇 월 몇 일이지요?
> 환자 : ... 7월 7일
> 간호사 : 지금은 무슨 계절이죠?
> 환자 : ... 7., 7월 7일
> 간호사 : 다시 한 번 물을게요. 지금이 무슨 계절인가요?
> 환자 : 음, 어 ... 7, 7월 7일

① 언어압출
② 사고비약
③ 음향언어
④ 음송증
⑤ 보속증

▶ ① 언어압출 : 말의 흐름이 매우 빠르고 많아서 중단시키기 어려운 상태
② 사고비약 : 한 생각에서 다른 생각으로 연상 활동이 지나치게 진행되는 현상
③ 음향언어 : 뜻은 전혀 틀리지만 소리가 비슷한 다른 단어를 연상하여 말하는 것
④ 음송증 : 어떤 특별한 말이나 구절을 의미없이 반복하는 것
⑤ 보속증 : 어떤 다른 새로운 동작을 하려고 노력하는데도 불구하고 반복적으로 같은 동작을 하게 되는 경우

09 다음 중 파괴형에 비해 망상형 정신분열병에서 옳은 것은?

① 30세 이후에 발병한다.
② 예후가 나쁘다.
③ 정동이 둔마된다.
④ 증가하는 추세이다.
⑤ 직업이 없는 경우가 많다.

▶ ① 다른 유형들보다 늦게, 30대 전후에 발병하는 경우가 많음
② 비망상형 인형들과 비교할 때 대체로 예후가 낮음
③ 혼란된 말이나 행동, 둔마된 정동 등은 두드러지지 않음
⑤ 직장을 가지고 있는 경우가 많음

정답 : 07 ② 08 ④ 09 ④

10 무과립구증 유발 가능성이 있어 투여 시 정기적 CBC 검사가 필요한 약물은?

① Olanzapine ② Haloperidol ③ Clozapine
④ Risperidone ⑤ Chlorpromaze

▶ Clozapine
- 무과립증을 일으키는 대표적인 약물
- Weak D_2 수용체 길항제 및 강력한 D_4 수용체 길항제, 5-HT 수용체 길항제
- 1~2%에서 부작용으로 agranulo-cytosis 생김 → 매주마다 blood check 필요
- Negative 증상에서 효과적
① Olanzapine은 이러한 부작용 없음

11 26세 된 대학생이 며칠 전부터 방에서 아무것도 안하고 가만히 있는다고 하여 정신과에 왔다. 검사를 위하여 타인이 바꾸어 놓은 자세는 그대로 유지하였다. 이 환자에게 보이는 정신병리는 무엇인가?

① 상동증 ② 작화증 ③ 음송증
④ 납굴증 ⑤ 보속증

▶ ① 상동증 : 의미없어 보이는 것 같은 행동을 반복하는 것. 반복적으로 손을 비벼댄다든지, 가만히 서 있지 못하고 왔다갔다 하는 경우 등이 그 예임
② 작화증 : 기억이 잘 나지 않는 부분을 무의식적으로 사상이나 사실이 아닌 경험으로 메우는 현상
③ 음송증 : 의미없는 단어나 짧은 문장을 되풀이 하는 경우
④ 납굴증 : 긴장증의 극심한 형태로서 수동적으로 만들어진 자세를 고수하는 것
⑤ 보속증 : 다양한 외적 자극에 대응하여 다양한 반응행동을 보이려는 의도적인 노력에도 불구하고 반복적으로 같은 동작만을 지속하는 경우

12 입원실에 같이 있는 다른 환자가 자신을 죽이려한다는 망상으로 인해 심한 수면장애를 호소하는 환자에게 간호사가 해 줄 수 있는 가장 적절한 말은?

① "걱정하지 마세요. 피곤해지면 잘 수 있을 거예요."
② "혼자 주무실 수 있는 빈방으로 옮겨드릴게요."
③ "의사에게 얘기하며 수면제를 줄게요."
④ "당신도 밤에만 못 주무시는군요."
⑤ "낮에 자면 되니까 너무 걱정 마세요."

▶ ② 다른 환자와 함께 입원 시 망상이 더 악화될 우려가 있는 관계망상 환자의 경우는 환경 변화의 방법을 사용하는 것이 효과적이다.

정답 : 10_③ 11_④ 12_②

Psychiatric Nursing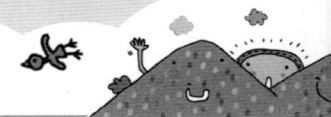

13 피해망상을 경험하는 환자는 어떻게 간호하는 것이 좋은가?

① 환자의 비논리적인 부분을 지적한다.
② 망상에 관해 말할 때 화제를 자연스럽게 바꾼다.
③ 환자의 상태가 좋아질 때까지 망상이 사실인 것으로 받아들인다.
④ 환자의 감정을 수용하고 현실감을 준다.
⑤ 자살 예방을 위한 안전한 환경을 유지한다.

▶ 피해망상
- 자신이 타인으로부터 부당하게 박해를 받고 있다고 생각하는 증상으로, 심지어는 자신을 죽이려 한다고 믿는다.
- 이런 증상은 환자 자신의 결함이나 적개심, 불만이 다른 사람에게 투사되어 그들이 자신을 해칠 것이라고 믿는 경우가 대부분이다.
- 환자의 감정을 수용하고 환자에게 현실감을 주는 것이 필요하다.

14 정신분열병(조현병) 환자인 35세 남자가 일을 하다 사장이 월급을 못 준다고 하자 사장 멱살을 잡고 때렸다. 사장은 더 이상 이 사람을 고용할 수 없다고 하면서 입원을 시켰다. 이때 가장 필요한 간호중재는?

① 처방된 약을 꾸준히 복용하게 한다.
② 다른 사람과 협상하는 것을 연습시킨다.
③ 취업재활에 실패한 사람들끼리 자조집단을 만든다.
④ 이완요법을 적용하여 스트레스를 감소시킨다.
⑤ 극도로 흥분한 상태이므로 격리시킨다.

▶ 이 환자의 핵심 문제는 부적절한 욕구 표현과 부적절한 사회적 행동으로 볼 수 있다. 이러한 환자의 간호 중재는
- 환자가 다른 사람에게 자신의 필요한 것을 설명하는 방법을 알려준다.
- 역할놀이를 통해 다른 사람과 협상하는 것을 연습하도록 한다.
- 적절한 사회적 기술을 배우도록 돕는다.

15 클로르프로마진을 200g을 qid로 복용하고 있는 환자가 외출을 하려고 할 때, 당부해야 하는 것은?

① 햇빛을 많이 쬐도록 민소매를 입게 한다.
② 운전은 허용됨을 알려준다.
③ 자외선 차단제를 바르고 모자를 쓰게 한다.
④ 햇볕이 많은 곳을 걷도록 한다.
⑤ 외출 전 약을 복용하지 않도록 당부한다.

▶ 클로르프로마진을 복용하는 대상자를 위해 간호사는 광민감성으로 인해 피부가 햇빛에 예민해지고 발진과 피부 변색, 색소 침착 등이 나타날 수 있어 외출 시 긴 소매 옷을 입히거나 넓은 모자를 쓰게 하며, 장시간 햇빛 노출을 피하도록 해야 한다.

정답 : 13_④ 14_② 15_③

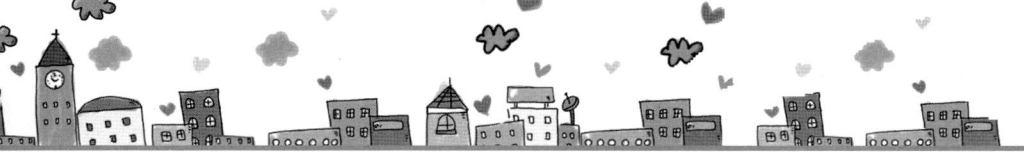
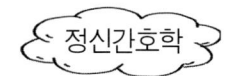

16 방에서 나오지 않고 주위에 관심이 없으며, 단편적이고 괴이한 말을 하여 입원한 여학생을 위한 초기 간호 중재로 맞는 것은 무엇인가?

① 활발하게 다른 환자들과 어울릴 수 있도록 집단치료에 참여시킨다.
② 병원에 대한 안정감을 가지도록 병실에서만 지내게 한다.
③ 억지로라도 또래 환자들과 어울리게 한다.
④ 집이나 가족, 학교 및 친구들과의 관계를 통해 신뢰감을 갖게 한다.
⑤ 일관성과 안정성을 유지한 관계를 통해 신뢰감을 갖게 한다.

▶ 사고장애가 있는 정신분열병 대상자에 대한 초기 사정은 신뢰를 형성하고, 가장 핵심적인 자료를 수집하는데 초점을 두어야 함

17 다음 중 지리멸렬한 의사소통의 감소 정도를 평가하기 위해서 가장 적절한 평가사항은 무엇인가?

① 말비빔 현상이 감소되었는가?
② 환청 호소가 감소하였는가?
③ 우회증이 감소되었는가?
④ 분명하고도 정확한 사고연상과 의사소통을 하는가?
⑤ 마술적 사고에서 벗어났는가?

▶ 마술적 사고, 환청, 우회증, 말비빔 현상들도 모두 정신분열병 환자의 사고 및 지각장애로서 지리멸렬한 의사소통의 소인이 되고 있으나, 분명하고도 정확한 사고연상과 의사소통의 형태를 취하는 것이 지리멸렬한 의사소통의 감소 정도를 평가하는데 가장 적절함

18 다음 중 정신분열병 환자에게 현실을 받아들일 수 있게 하는 집단활동으로 적절한 것은 무엇인가?

① 적극적으로 참여할 수 있는 단순하고 구체적인 활동
② 한 활동에 주의집중할 수 있는 사고력이 요구되는 지적활동
③ 조용히 앉아서 할 수 있는 활동
④ 계산력과 주의집중을 요하는 재미있는 활동
⑤ 신체적 접촉을 요하는 경쟁적인 활동

▶ - 정신분열병 환자는 사고장애가 있으므로 사고력이 요구되는 지적활동은 부적합한 활동이고, 조용히 앉아서 하는 활동도 환경으로부터 관심이 철회된 자폐적인 환자에게는 비치료적이며, 계산력과 주의집중을 요하는 활동은 환자의 능력을 고려한다면 성취감을 느끼기 어렵고, 신체적 접촉과 경쟁은 환자에게 위협적으로 지각될 수도 있으므로 역시 적절하다고 하기 어려움
- 그러나 단순한 활동은 환자가 성취하기 쉽고, 구체적인 활동은 현실감을 제공하므로 가장 적절하다고 할 수 있음

정답 : 16. ⑤ 17. ④ 18. ①

Psychiatric Nursing

19 다음 중 사고과정장애에 속하는 것은?

① 우원증 ② 망상 ③ 환청
④ 공포 ⑤ 신어조작증

▶ 사고의 우회증 또는 우원증은 사고가 진행되는 동안 사고의 주류와 비주류를 구분하지 못하고 연상되는 사고가 너무 많아 사고의 흐름이 정상적으로 진행되지 못하고 빙빙돌다 최종적으로는 목적한 결론에 이르는 현상을 말하는 것으로 사고과정의 장애에 해당한다.
② 사고내용의 장애에 해당한다.
③ 지각장애에 해당한다.
⑤ 사고형태의 장애에 해당한다.

20 망상장애 중 가장 흔한 형태로 망상의 내용이 하나이거나 혹은 일련의 주제를 가지기도 하며, 보통 사소한 일들이 과장되어 망상으로 진행되는데, 그 때문에 투서, 고소, 재판을 반복하고 폭력을 행사하기도 하는 유형은 어느 것인가?

① 신체형 ② 피해형 ③ 색정형
④ 과대형 ⑤ 질투형

▶ 망상장애
- 망상장애 중 가장 흔한 형태는 피해형이며, 망상의 내용이 하나이거나 혹은 일련의 주제를 가지기도 하며, 보통 사소한 일들이 과장되어 망상으로 진행되고, 그 때문에 투서, 고소, 재판을 반복하고 폭력을 행사하기도 함
- 과대형은 자신이 위대한 재능을 지녔거나 굉장한 발명을 했다는 망상을 보이며, 때로는 유력한 인사와 특별한 관계를 갖고 있다는 망상도 보임
- 색정형은 자신보다 높은 신분의 사람으로부터 사랑을 받았다는 망상을 보임.
- 질투형은 정당한 이유없이 자신의 배우자나 연인이 부정을 저지르고 있다는 망상을 보임
- 신체형은 비교적 드문 형태로 AIDS와 같은 불치의 병에 걸렸거나 특정 신체부위의 기형이나 기능 이상이 있다는 망상을 보임

21 다음 중 망상장애 간호대상자에게서 볼 수 있는 주된 문제는 무엇인가?

① 사고과정의 장애
② 정서장애
③ 지속적인 망상
④ 퇴행과 대인관계 문제
⑤ 지남력과 기억력의 장애

▶ 망상장애는 지속적인 망상을 주된 증상으로 하며, 사고과정의 장애, 심한 환청, 지남력과 기억력의 장애가 없고, 정서반응도 적절하게 유지됨

정답 : 19_① 20_② 21_③

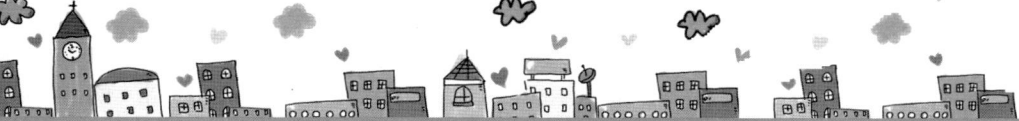
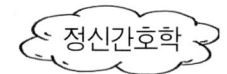

22 누가 자신을 계속 미행한다면서 지나친 경계심을 나타내는 환자에게 적절한 간호 진단은 무엇인가?

① 사고과정장애
② 개인의 비효과적인 대처
③ 폭력잠재성 : 자해 또는 타해
④ 사회적 고립
⑤ 감각-지각장애 : 청각/시각

▶ 사고과정장애는 망상적 사고와 지나친 경계성, 주의집중장애의 행동 특성이 있음

23 사고 흐름의 장애 현상에서 제외되는 것은?

① 관계망상   ② 사고의 비약   ③ 우회증
④ 지연   ⑤ 지리멸렬

▶ 관계망상
 - 아무 근거도 없이 주위의 모든 것이 자기와 관계가 있는 것처럼 생각하며, 자기에게 어떠한 의미를 가진 것이라고 생각하는 망상

24 조현병 환자가 씻지 않는 등 위생관리 및 자가간호를 하지 않을 때, 해 줄 수 있는 간호중재는?

① 환자가 씻을 때까지 기다린다.
② 일상생활 기술을 수행하도록 강요한다.
③ 환자에게 씻기를 지적하도록 다른 환자들에게 부탁한다.
④ 환자가 관리할 수 있을 때까지는 간호사가 환자의 생활을 도와준다.
⑤ 환자의 자가관리를 위해 환자 스스로 할 수 있어도 도와준다.

▶ 조현병 환자들은 자가간호 능력이 부족하다. 특히 정신증적 상태에서는 위생관리나 자신꾸미기는 관심이 없고, 망상이나 환각에 몰입되어 기본적인 일상생활을 수행하지 못할 수 있다. 이에 대해 간호사는 의사결정의 기회를 제공하고 자가호 활동을 가르치고 보상해 준 후 책임감과 독립심을 점차 증가시키는 중재를 수행할 수 있다.

정답 : 22_① 23_① 24_④

제 4 장 · 사고장애 | 119

25 다음 중 '자가간호장애'의 문제를 지닌 정신분열병 환자의 간호수행으로 맞는 것은?

① 일상활동에 어려움이 있는 환자는 스스로 터득할 때까지 충분히 기다려 준다.
② 환자의 능력에 상관없이 자신의 힘으로 자가간호를 수행하도록 격려한다.
③ 독립적인 성취를 인정 시 망상이 강화될 수 있으므로 가능한 반응을 보이지 않는다.
④ 환자의 독립성을 격려하면서도 수행할 능력이 없을 때에는 중재한다.
⑤ 섭취한 음식과 수분의 양을 환자에게 물어본다.

▶ - 능력 수준을 고려한 성공적인 독립적 활동은 환자의 자존감을 증진시킴
- 어려움이 있는 일상활동은 수행 방법을 구체적으로 설명해줌
- 독립적인 성취에 대한 긍정적인 강화는 자존감을 증진시키고 바람직한 행동을 반복하도록 함
- 정확한 영양사정을 위해서는 음식과 수분에 대한 정확한 관찰과 기록이 필요함

26 31세 여자가 1년 전부터 대인관계를 피하고, 자신의 방에만 있기를 하고 혼자 중얼거리며, 다른 사람들이 자신에 대해 상세히 알고 있으며, 자신을 욕하는 소리를 들었다고 한다. 다른 부적절하거나 이상한 행동은 보이지 않았다. 해당되는 유형은?

① 양극성 장애
② 분열형 인격장애
③ 분열성 인격장애
④ 와해형 정신분열병
⑤ 망상형 정신분열병

▶ - 편집형 정신분열병에서는 특징적으로 한 개 이상의 체계화된 망상과 환청을 보임. 반면 와해된 말이나 행동, 긴장증적 행동, 그리고 정동불일치나 정동둔마 등은 두드러지지 않음
- 망상의 형태는 피해망상과 과대망상이 가장 흔함
- 편집형은 긴장형이나 와해형에 비하여 첫 발병 연령이 20대와 30대로 비교적 높기 때문에 결혼이나 취업과 같은 정상적인 사회생활을 하는 경우가 많고 예후가 좋음

27 아버지가 교통사고를 당하여 증상을 입었다는 소식을 들은 김씨는 간호사에게 '몇 시에 점심을 먹느냐'고 물으며 미소를 짓는다. 김씨의 증상은?

① 언어장애
② 행동장애
③ 사고연상의 장애
④ 감각장애
⑤ 부적절한 정서

▶ ⑤ 뇌의 기질적인 문제로 인한 앞뒤가 맞지 않는 대화는 부적절한 정서에 해당함

정답 : 25_④ 26_⑤ 27_⑤

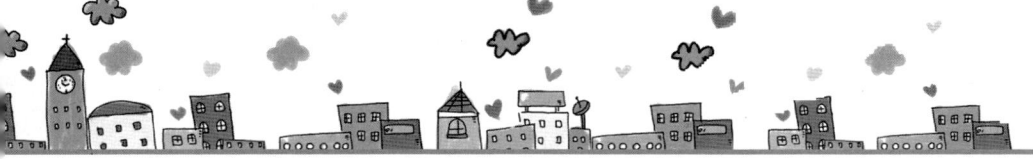

정신간호학

28 급성 조현병 환자가 '지금 나보고 죽으라고 하잖아요' 라고 소리치며 환청을 듣고 있다. 이러한 상황에서 가장 적절한 간호는?

① 환자가 현재 상황을 직면하도록 한다.
② 환청으로 인한 자살위험성을 사정한다.
③ 환청임을 논리적으로 환자에게 설명한다.
④ 환청은 존재하지 않기 때문에 무시한다.
⑤ 아무 소리도 들리지 않음을 환자에게 단호하게 인식시킨다.

▶ 대상자가 환각을 경험할 때 발생할 수 있는 가장 큰 문제는 폭력 위험성의 문제이다. 이때에는 환각에 대해 판단하거나 무시하지 않도록 하며 자신과 타인에게 해를 입히지 않도록 해야 한다

29 환자가 "복도에서 여자 두 명이 나를 보고 비웃는 것 같아요"라고 했을 때, 이 환자에게 나타나는 증상은?

① 착각 ② 질투망상 ③ 관계망상
④ 환각 ⑤ 환청

▶ 관계망상
- 아무 근거도 없이 주위의 모든 것이 자기와 관계가 있는 것처럼 생각하며, 자기에게 어떠한 의미를 가진 것이라고 생각하는 망상

30 항파킨슨 작용 목적으로 흔히 사용되는 약물로, 떨림과 근육의 강직 및 경직 등의 부작용을 감소시키는 효과가 있는 것은 무엇인가?

① Sepamin ② Cogentin ③ Tofranil
④ Trimin ⑤ Haldol

▶ - 약물 사용 시 부작용은 흔히 해소제 혹은 근육이완제 또는 항불안제, 베타 차단제라고 불리는 약물을 사용할 수 있음
- 항파킨슨 작용 목적으로 흔하게 사용되는 약물은 코젠틴, 아만타딘 등이 있으며, 이런 약물은 떨림, 근육의 강직 및 경직 등의 부작용을 감소시키는 효과가 있음

정답 : 28_② 29_③ 30_②

제 4 장 · 사고장애

Psychiatric Nursing

31 다음 중 혼란형 정신분열병에 대한 설명으로 맞는 것은?

① 갑자기 발병하며 뚜렷한 스트레스원이 있다.
② 질병의 발병연령은 20대 후반이나 30대 후에 발병한다.
③ 망상의 내용은 매우 체계적이고 논리적이다.
④ 정신분열병 중 가장 퇴행이 심하고 사회적으로 황폐화된 증상을 나타낸다.
⑤ 질병 발생 전 사회적 기능이 양호하며, 치료 후 예후가 좋다.

32 정신 상태를 사정할 때, 사고내용에 대해 관찰할 때, 옳은 것은?

① 한 주제에서 다른 주제로 자연스럽게 진행되는가?
② 대상자가 자신에게 일어난 중요한 사건에 대해 이야기 할 때, 적절한 정서 반응을 보이는가?
③ 반복적이며 지속적으로 생각하고 있는 것이 있는가?
④ 길거리에서 다른 사람의 주민등록증을 줍는다면 어떻게 하겠습니까?
⑤ 현재 상황에 대해 어떻게 생각하는가?

33 일반적으로 흥분성에 관여하며 주로 뇌간, 특히 흑질에 존재한다. 복잡한 운동, 동기화, 인지, 감정적 반응 조절과 관련되며, 파킨슨씨병이나 정신분열병과 관련된 신경전달물질은?

① 세로토닌   ② 멜라토닌   ③ 아세틸콜린
④ 도파민   ⑤ 가바

국시적중문제 해설

▶ 혼란형 정신분열병의 특징
- 과거의 파괴형, 25세 전 특히 사춘기 전후 발병
- 사고와 감정의 혼란과 인격의 황폐화와 퇴행이 가장 심한 유형
- 지리멸렬한 사고, 감정의 둔마, 의미없는 웃음, 부적절한 정서
- 바보스러움, 무미건조, 기행증, 괴이한 행동
- 망상의 내용이 단편적이고, 수시로 변하고, 지리멸렬한 사고로 인해 체계적이지 못함
- 병전 적응력이 낮고, 예후도 좋지 않은 것으로 알려져 있음

▶ 사고는 대상자의 언어에 표현된 구체적인 의미를 말하는 것으로 대상자가 '무엇'을 생각하는가에 관한 것이다.
- 간호사는 사고내용에 관해 사정을 할 때 대상자가 가지고 있는 망상이나 잘못된 믿음 등에 대해 논쟁해서는 안 된다.
- 강박관념과 공포감은 불안장애와 연관된 증상이며, 망상, 이인증, 관계사고는 정신분열증이나 기타 정신장애가 있음을 암시한다.

▶ 도파민은 식이성 아미노산인 타이로신에서 생성되며, 주로 뇌간, 특히 흑질에 존재한다.
- 일반적으로 흥분성에 관여하며, 복잡한 운동, 동기화, 인지, 감정적 반응의 조절과 관련된다.
- 코카인이나 암페타민 같은 약이 도파민을 방출한다는 점에서 도파민이 인간의 쾌락에 중요한 역할을 함을 알 수 있다.
- 파킨슨병 같은 운동장애와도 관련되며, 정신분열병과 다른 여러 정신병과도 관련되는데, 항정신성 약물은 시냅스 후 세포의 도파민 수용체를 차단하는 역할을 한다.

정답 : 31_④ 32_③ 33_④

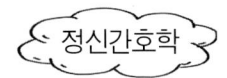

34 환자와 간호사가 대화하는 도중 환자가 문쪽을 자주 쳐다보며, 무슨 소린가에 귀를 기울이는 것을 발견했다. 이때 간호사의 반응으로 바람직하지 못한 것은?

① "왜 그러세요? 누가 쳐다보고 있나요?"
② "당신이 문 쪽에 관심을 두기 시작한 것을 알았어요."
③ "무언가가 당신을 산만하게 하는군요?"
④ "당신은 두려워하고 계시군요."
⑤ "당신은 우리 얘기보다는 다른데 더 집중하는 것 같군요."

▶ 환자가 환청을 보일 때는 설득하거나 부인하거나 그 내용에 대해 자세하게 논의하는 것은 환청에 더욱 몰두하게 만들며, 환청을 강화시키므로 환청에 대한 직접적인 질문보다는 환자의 반응을 관찰한 대로 표현하는 의사소통 방법을 활용하여 간호사의 현실감을 말해주고 느낌만 수용해 준다.

35 조현병 환자가 활동요법에도 잘 참여하지 않으며, 혼자 있으며, 다른 사람과 관계를 꺼려하는 환자에게 행할 수 있는 간호는?

① 혼자 있을 수 있는 시간을 준다.
② 환자가 요청할 때까지 기다린다.
③ 병원의 모든 활동에 참여하도록 강요한다.
④ 다른 환자들과 늘 함께 있도록 한다.
⑤ 환자와 간호사의 1:1 신뢰관계를 쌓은 후 서서히 대인관계를 넓혀간다.

▶ 조현병 환자는 사회적 기능 수준이 저하될 수 있다. 대상자들은 또한 신뢰와 친밀감에도 문제가 있어 만족스러운 인간관계를 맺는 데 방해를 받는다. 간호사는 일대일 관계에 바탕을 둔 신뢰감을 발달시키고 사회적 범위를 점차 증가시키는 방향으로 대상자의 사회적 상호작용의 범위를 증진시킬 수 있다.

36 다음 중 정신분열병의 증상에서 약물 치료에 반응이 가장 좋은 것은?

① 무의욕   ② 환청   ③ 정동둔마
④ 정동불일치   ⑤ 무논리증

▶ - 양성 증상은 비교적 치료에 대한 반응률이 높은데 비해 음성 증상은 지속되는 경향이 더 큼
- 환청을 제외한 나열된 다른 증상들은 음성 증상에 속함

정답 : 34. ① 35. ⑤ 36. ②

Psychiatric Nursing

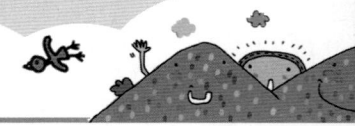

37 다음 중 긴장성 정신분열병에 대한 설명인 것은?

① 30세 이후에 호발한다.
② 전기경련요법이 효과가 좋다.
③ 과거에 비해 발생 빈도가 높아졌다.
④ 다른 아형에 비해 예후가 나쁘다.
⑤ 정신운동장애보다 사고장애가 특징적이다.

▶ ① 15~25세에 흔함
② 긴장성 정신분열병에서 효과가 좋다고 되어 있다.
③ 최근 이 유형은 드물다.
④ 예후는 가장 좋음
⑤ 극심한 정신운동장애를 특징으로 함

38 환자 이씨에게 간호사가 "오늘 기분이 어떠세요?" 라고 묻자 "나무, 나무" 라고 반복적으로 대답했다. 이러한 증상을 무엇이라 하는가?

① 음연상   ② 환상   ③ 자폐적 사고
④ 음송증   ⑤ 망상

해설 연결
- 자폐적 사고는 모든 정신 에너지가 외부로부터 철수하여 현실과는 단절된 채 자신만의 내부 세계에만 몰두되어 있는 상태로 사고가 비현실적이며, 비논리적이다.
- 망상은 사실과 다른 불합리하고 잘못된 믿음이나 생각을 말한다.

▶ - 음송증은 언어의 상동증으로 의미없는 말의 지속적인 반복을 말한다. 이때 모든 질문에 한 가지 말만을 계속 반복한다.
- 음연상은 말의 의미보다는 단순히 소리의 음향으로 새로운 사고의 연결을 끊는 연상의 장애이다. 예를 들면 영자, 정자, 명자 등과 같이 음이 비슷한 단어를 계속 반복하여 말하는 경우이다.
- 환상은 바라거나 기대하는 것에 대한 비현실적인 생각을 하는 정신적인 상상을 말한다.

39 정신질환자의 재활을 위해 가족을 교육할 때, 적절한 것은?

① 정신질환에 대한 다양한 정보를 제공한다.
② 자가간호 프로그램을 계획할 수 있도록 한다.
③ 가족과 함께 치료약을 선택하도록 한다.
④ 정신질환자의 존재를 인정하도록 한다.
⑤ 자조그룹 활동에 참여할 수 있도록 한다.

▶ 가족은 정신질환의 성공적인 재활에 매우 중요한 요인이다. 간호사는 정신질환과 투약에 대한 정보를 제공하여 가족의 힘을 북돋아 줄 수 있다. 이를 통해 가족은 가족구성원 중 정신질환자가 있다는 사실을 인정하고, 자가간호 프로그램을 계획하며, 자조그룹과 같은 어떤 조직에 참여할 수 있다.

정답 : 37_② 38_④ 39_③

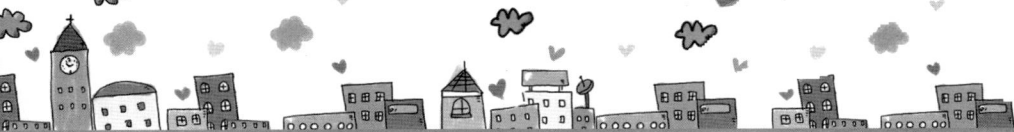
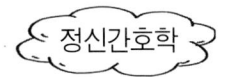

40 다음 중 정신분열병의 원인에 대한 설명으로 틀린 것은?

① 유전적인 요인에 의해 발병할 수 있다.
② 도파민의 부족으로 인해 발생된다.
③ 바이러스 감염으로 인해 발생할 수도 있다.
④ 갈등과 좌절로 인해 자아가 붕괴되어 발생할 수 있다.
⑤ 왜곡된 가족관계가 원인일 수 있다.

41 교실에 앉아 있으면서 극장에 앉아 있는 것으로 생각하는 학생의 장애는 무엇이라 할 수 있는가?

① 판단력장애　② 지남력장애　③ 지각장애
④ 사고장애　⑤ 정동장애

42 65세의 여성이 사람을 알아보지 못하고, TV에 나온 사람을 아는 사람이라 착각하고, 자가간호가 불가능하며, 신체 손상의 우려가 있는 경우, 무엇에 해당하는가?

① 만성 혼돈　② 기억상실　③ 신체 손상
④ 지식 부족　⑤ 불이행

국시적중문제 해설

▶ ② 도파민의 활성 과잉으로 발생됨

▶ 지남력장애 (disorders of orientation, disorientation)
 - 자기가 처해있는 공간, 시간 및 상대하고 있는 사람을 구체적으로 인지하는 지남력(orientation)을 상실한 상태를 의미하며, 교실에 앉아 있으면서 극장에 앉아 있는 것으로 착각한다면 공간에 대한 지남력을 상실한 것이고, 아침에 일어나서 저녁밥을 왜 안주느냐고 한다면 시간에 대한 지남력을 상실한 것이며, 자기 어머니를 보고 누이라고 부른다면, 이는 사람에 대한 지남력을 상실한 것임

▶ 혼돈은 집중력 저하, 기억결손 및 공격성, 호전성, 망상, 일상생활 활동수행의 장애와 같은 행동과다, 일상생활 활동수행의 장애와 같은 행동 저하 등을 모두 포함하는 행동증후군이다.

정답 : 40 ② 41 ② 42 ①

제 4 장 · 사고장애 | 125

Psychiatric Nursing

43 병실에서 혼자 웃으면서 중얼거리는 최군에게 간호사가 해야하는 중재는?

① 환자의 질병 증상이므로 모른 체한다.
② 함께 탁구를 치자고 하여 병실에서 나오게 한다.
③ 혼자 중얼거리는 것을 중단할 때까지 내버려 둔다.
④ 왜 웃고 있는지 물어본다.
⑤ 혼자 이야기하는 것은 좋지 않다고 말한다.

▶ 환자의 주의집중을 다른 데로 돌릴 수 있는 자극은 환각을 감소시키는데 도움이 됨

44 다음 중 피해망상과 환청이 심한 환자에게 먼저 해야 하는 중재는?

① 약물을 투여한다.
② 논리적으로 설명한다.
③ 현실감을 주어야 한다.
④ 치료 프로그램에 참여하도록 유도한다.
⑤ 수면을 취하도록 한다.

▶ 피해망상과 환청이 심할 경우에는 논리적인 설득이나 비평은 전혀 효과가 없으므로, 현실감을 주고, 지각을 확인하도록 돕는데 중점을 두어야 함

45 망상장애로 입원한 최씨가 간호사와 시선을 맞추지 않으려고 할 때, 간호사가 가장 우선적으로 수행해야 할 행위는?

① 인사하는 방법을 알려준다.
② 사람을 피하지 않도록 한다.
③ 신뢰감을 형성한다.
④ 대인관계 기술을 훈련한다.
⑤ 상대방을 쳐다볼 수 있는 자신감을 가지도록 한다.

▶ 상대방에 대한 신뢰감이 형성되면 인사를 하게 되고, 현실적인 인간관계를 형성할 수 있게 됨

정답 : 43_② 44_③ 45_③

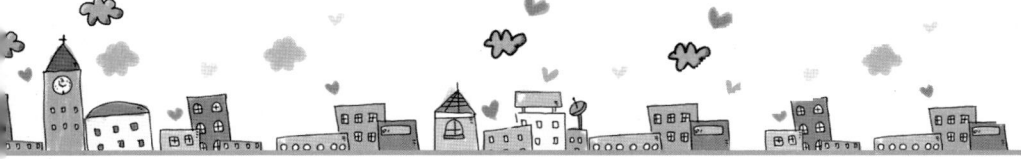
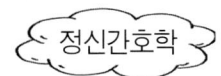

46 정신분열병으로 입원한 20대 환자가 주위에 아무도 없는데 자신에 대해 이야기 하는 소리가 들린다며 중얼거리는 행동을 보일 때, 적절한 간호 중재는?

① 음악을 듣거나 노래부르기를 하게 한다.
② 환자의 환청에 대해 인정하고 동조한다.
③ 환자를 격리실에 있게 한다.
④ 환청의 내용이 비현실적인 것임을 증명한다.
⑤ 환자에게 휴식을 취하도록 한다.

▶ - 환청을 호소하는 환자를 비판하거나 환자의 의견을 무시해서는 안 되며, 동조해서도 안 된다.
- 음악을 듣게 하거나 노래를 부르게 하여 현실감을 갖도록 하는 것이 중요하다.

47 다음 중 정신질환에 대한 개념을 맞게 서술한 것은?

① 정신질환은 생각하고, 느끼며, 행동하는데 비정상적인 영향을 미치는 정신 상태를 말한다.
② 정신질환은 성격 중 어떤 부분에도 결핍이 없음을 의미한다.
③ 정신질환은 신체적인 질환과는 관련없이 정신에만 국한된 것을 의미한다.
④ 정신질환은 문화적 규범, 사회 관습, 인간의 본질에 의해 영향받지 않는다.
⑤ 정신질환은 신경화학물질의 장애에 의해서 유발되어지며, 치료가 불가능한 질환이다.

▶ ② 성격 중 어떤 부분의 결핍이 있다할지라도 그것이 정신질환의 증거라고는 말할 수 없음
③ 신체와 정신은 상호 연관성을 가지고 있으므로 정신질환도 신체와 정신 모두와 관련이 있음
④ 정신질환은 사회관습, 인간의 본질들에 의해 영향 받음
⑤ 정신질환은 치료의 개념이 아닌 재활 가능한 질병임

48 다음 내용에서 섬망과 정신분열병을 감별하는데 중요한 정신병리 중 가장 옳은 것은?

① 불면   ② 환청   ③ 주의력장애
④ 의식의 변동   ⑤ 불충분한 정동

▶ 섬망은 의식혼탁이 있으나, 정신분열병은 의식은 intact하다.

정답 : 46_① 47_① 48_④

Psychiatric Nursing

49 다른 사람과 서로 만족하는 관계를 형성하는 능력은 부모나 중요한 사람들과 인생 초기의 상호작용이 비롯되는 내재화 양상과 관련하여 별 문제가 없는 사람에서는 적개심을 적게 가지고 의미있는 관계를 유지할 수 있는 기능은 무엇인가?

① 사고과정　② 자아억압　③ 대상관계
④ 자아방어기능　⑤ 자극장애

▶ 사고과정은 주의, 기억, 집중, 예측, 개념형성을 추진하고 촉진시키며, 현실과 부합되는 인지와 이차 사고과정을 처리하는 능력이고, 자아억압은 더 나은 성취를 위해 적응 시 자아 기능수준이 적응을 위해 억압할 수 있는 능력이고, 대상관계는 좋고 나쁜 사람과의 융합이나 분리의 정도를 결정할 수 있는 능력이며, 자아 방어기능은 위협적인 내·외적자극에 대해 방어하고, 자극장애는 여러 수준의 감각자극을 통합하고 조절해서 수용하는 능력임

50 다음 중 생각의 비약을 나타내는 상태는?

① 우리반 아이들은 내가 도둑이라고 생각하고 나를 싫어해요.
② 남자들이 나를 좋아하는 것 같아요. 배용준도 나를 보러 왔어요.
③ 요즘은 매일 남편과 싸워요. 그가 요즘 나를 배신하고 바람을 피는 것 같아요.
④ 오늘은 날씨가 추워요. 혹시 고기 먹었어요?
⑤ 텔레비전에서 나를 감시하는 것 같아요.

▶ - 생각의 비약은 조증환자에게서 볼 수 있는 증상으로 연상활동이 지나치게 빨라 대상자의 생각과 대화가 한 주제에서 다른 주제로 빠르게 진행되는 현상으로 통상적인 연상과정을 거치지 않고 지엽적인 내용을 따라 다른 방향으로 흘러 엉뚱한 결론에 도달하는 것임
- ①은 피해망상 ②는 애정망상 ③은 질투망상 ⑤는 추적망상에 속함

51 다음은 망상장애에 관련된 내용이다. 바른 것은?

① 부정이 주된 방어기제의 하나이다.
② 인격의 황폐화가 나타난다.
③ 질투형이 가장 흔하다.
④ 정신분열병의 초기 단계라 할 수 있다.
⑤ 망상은 체계화되어 있으나, 내용이 기이한 것이 특징이다.

▶ ① 반동형성, 투사, 부정이 주된 방어기제
② 인격기능 유지
③ 피해망상이 가장 흔함
④ 정신분열병과는 다른 이질적인 정신병적 상태임
⑤ 망상은 체계화되어 있고, 내용은 기이하지 않음

정답 : 49 ③　50 ④　51 ①

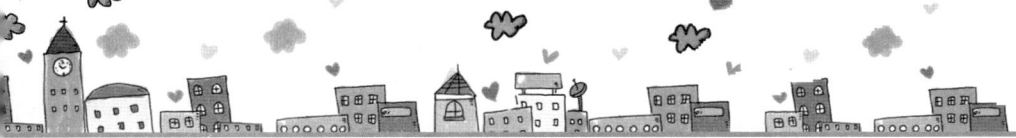

52 "저것 봐요 어머니가 나를 오라고 부르고 있어요"라고 환청을 호소하는 정신분열병 환자가 있다. 이 환자에게 현실감을 제공할 수 있는 간호사의 반응은?

① 또 이상한 소리 하시네요. 그런 소리 하시면 안 됩니다.
② 어디에서 그런 소리가 들린단 말입니까?
③ 그건 소리가 아니니 걱정하지 말고 안심하세요.
④ 정말 그런 소리가 나는 것 같네요.
⑤ 저는 바람소리 이외에는 아무 소리도 안 들립니다.

▶ 환각이 있는 환자에게 현실감을 제공할 때는 간호사는 "바람소리 외에는 들리지 않습니다"와 같이 자신은 환자와 같은 경험을 하지 않는다고 말을 함

53 다음은 정신건강과 정신질환의 개념을 비교한 것이다. 이 중 잘못 설명한 것은?

① 과거보다 오늘날 정신건강과 정신질환에 대한 관심이 높아지고 있다.
② 정신건강의 개념은 정신질환의 개념보다 포괄적이다.
③ 성격 중 어느 부분의 결핍이 있다면 그것을 정신질환의 증거로 볼 수 있다.
④ 정신건강과 정신질환에 대한 정의를 내릴 때 개인의 행동 특성에만 국한시켜서는 안 된다.
⑤ 많은 사람들이 정신건강을 단지 질환이 없는 상태로 혼동하는 경우가 많다.

▶ - 성격 중 어느 부분의 결손이 있다 할지라도 그것을 정신질환의 증거로서 나타내지는 못한다.
- 정신질환에 대한 가치있는 판단은 문화적인 규범, 법칙 또는 특별한 시점에서 주어진 사회 안에서의 적합한 행동 기준 등에 의해 측정된다.

54 정년 퇴임한 선생님이 갑자기 유치한 말장난을 하고, 염치없고 무계획적인 행동을 보이기 시작하였다. 어느 부위의 장애인가?

① 전두엽   ② 측두엽   ③ 두정엽
④ 후두엽   ⑤ 소뇌

▶ - 유치한 말장난(하급사고), 염치없음(사회, 도덕적 논리감의 결여), 무계획적 행동(충동성)을 보이는 환자임
- 전두엽 손상에서 이 증상을 볼 수 있음

정답 : 52 ⑤ 53 ③ 54 ①

Psychiatric Nursing

55 이씨는 혼자 중얼중얼하며 가끔씩 옆 환자에게 적대적이고 위협적인 말을 하며 하루 종일 병실을 왔다갔다하며 흥분되어 있다. 이 환자에게 적절한 간호 진단은 무엇인가?

① 폭력잠재성 : 자해 또는 타해
② 자아개념의 혼란
③ 자존감 저하
④ 사회적 상호작용장애
⑤ 사고과정장애

▶ 적대적이고 위협적인 말을 하면서 흥분, 불안정, 초조의 증가는 자신이나 타인에게 상해를 가할 위험이 있으므로 자해 또는 타해의 폭력잠재성이 크다.

56 다음은 정신분열증의 유형 중 어떤 유형을 나타내는 것인가?

초기에 사고가 산만해지고, 비현실적인 생활과 생각이 무질서해지며, 여러 가지 망상이 생기기 쉬운 정신분열병

① 긴장형 ② 해리형 ③ 망상형
④ 함구형 ⑤ 거절형

▶ 해리형(disorganized type)
- 초기 청소년기에 눈에 띄지 않게 서서히 발병되는데, 지리멸렬한 생각과 감정의 조화가 상실되며, 성격의 황폐가 진행됨
- 초기에는 사고가 산만해지고 비현실적인 생활과 생각으로 생활이 무질서해지며, 여러 가지 망상이 생기기 쉬움
- 부적절한 감정, 바보 같은 행동, 퇴행, 건강염려증 등을 특징으로 함

57 다음 중 정신분열병의 예후와 관련된 기술이다. 맞는 것은?

① 발병 연령이 어릴수록 예후가 좋다.
② 가족력이 있으면 예후가 좋다.
③ 독신이 경우 예후가 좋다.
④ 발병이 급성일수록 예후가 좋다.
⑤ 파괴형(hobephrenic)은 예후가 좋다.

▶ 편집형이 병이 진행되어도 퇴행되는 정도가 덜하고 예후가 비교적 좋음

정답 : 55_① 56_② 57_④

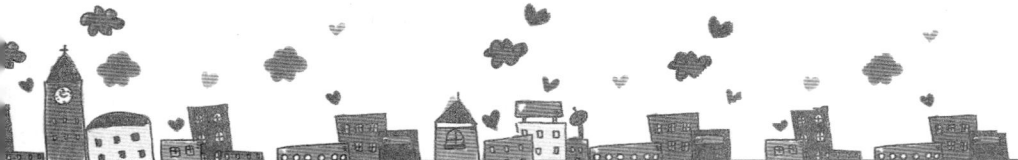
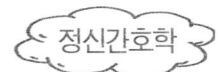

58 피해망상으로 입원한 대상자가 "병원의 밥에 독이 들어있어 먹으면 마비된다"라고 말하며 식사를 거부할 때, 적절한 간호수행은?

① "마비되지 않아요. 괜찮아요."
② "마비되지 않는다는 것을 증명해 보일게요."
③ "원하실 때 드실 수 있도록 챙겨드릴게요."
④ "그래요? 병원 음식을 먹으면 마비된다고요?"
⑤ 조용히 고개를 끄덕인다.

59 15~25세 사이에 호발하며, 대개 정신적 외상 후 급성으로 발병하며, 최근에는 약물 치료의 발달로 임상에서 보기 드물다. 극심한 정신운동장애를 특징으로 하는 정신분열병 유형은 무엇인가?

① 파괴형　　② 긴장형　　③ 편집형
④ 미분류형　⑤ 잔류형

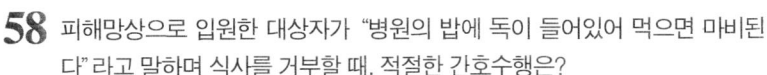
- 흥분 상태에서는 강한 긴장을 보이고, 잠시도 쉬지 않고 안절부절하며, 난폭한 행동을 하기도 한다.
- 심하면 잠도 자지 않고 자해하기도 하며, 고열이 동반되기도 하고, 식사도 거부하여 급기야는 탈진하여 사망하는 경우도 있다.

60 다음 중 정신분열병(조현병)의 음성 증상에 해당하는 것은?

① 피해망상　　② 환청　　③ 무쾌감증
④ 기이한 행동　⑤ 지리멸렬한 사고

국시적중문제 해설

▶ - 망상장애를 가진 대상자는 오해와 의심이 많기 때문에 비치료적 의사소통보다 분명하고 명확한 의사소통이 보다 효과적임
- 자해나 타인에게 손상을 줄 가능성이 있기 때문에 보호와 배려가 필요함
- 망상에 대하여 직접적인 지적이나 논쟁은 증상을 더욱 악화시킴

▶ - 긴장형은 극심한 정신운동장애를 특징으로 나타내는데, 심한 부동 상태인 강직증, 혼미, 과다한 운동 활동인 흥분, 적어도 이 두 가지 증상이 두드러지게 나타난다.
- 아주 심한 거절증과 함구증, 자발적 운동의 기이성으로 나타나는 납굴증, 상동증, 기행증, 얼굴찡그림, 반향언어, 반향행동 등의 증상이 나타난다.
- 혼미와 흥분 상태가 단독 또는 교대로 나타난다.
- 혼미가 더 흔하며, 이때는 일시적인 운동 중단에서부터 장시간의 부동 상태에 이르는 다양한 긴장 증상을 보인다.

▶ - 양성 증상: 환각, 망상, 지리멸렬한 사고장애, 와해된 언어, 와해된 기이한 행동, 구체적 사고, 착각
- 음성 증상: 무논리증, 감정적 둔마, 무쾌감증, 무의욕증, 사회적 위축, 운동지체, 사고차단 등

정답: 58_③ 59_② 60_③

Psychiatric Nursing

61 도파민 분비 증가 시 나타나는 질환?

① 조울증　　② 알츠하이머　　③ 정신분열증
④ 공황장애　　⑤ 우울증

▶ 정신분열증의 원인
- 정신분열증의 생물학적 요인 중 신경화학적 요인
- 도파민 과잉 이론
- 비정상적인 세로토닌계 활성
- Norepinephrine 활성 이론
- GABA 기능 감퇴 가설

62 조현병(정신분열병)에서 증가하는 신경전달물질로 가장 적절한 것은?

① GABA　　② Acetylcholin　　③ Endolphins
④ Dopamine　　⑤ Histamine

▶ 조현병(정신분열병) 신경전달물질
- 정신분열병 환자에게 증가하는 신경전달물질은 dopamine이다.
 ① GABA ↓시, 뇌의 흥분성 신경 충동이 늘어나 경련과 발작이 유발됨
 ② Acetylcholin ↓시, 알츠하이머병의 기억상실의 원인
 ③ Endolphins는 괴로움을 받을 때 뇌에서 생성되어 통증을 억제
 ⑤ Histamine은 알러지나 아나팔라틱 쇼크와 관련

63 조현병(정신분열병)의 음성 증상으로 옳은 것은?

① 환각　　② 망상　　③ 기이한 행동
④ 사회적 위축　　⑤ 부적절한 정서

▶ 정신분열병의 음성 증상
- 정상적인 기능이 소멸, 결핍 또는 감소되는 것. 무논리증, 정서적 둔마, 무쾌감증, 사회적 위축, 운동 지체, 사고 차단 등

정답 : 61_③　62_④　63_④

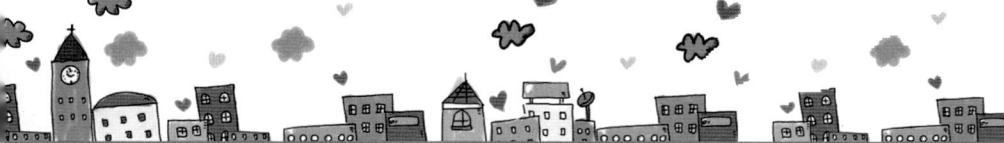
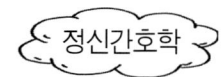

64 조현병(정신분열증)의 예후가 좋지 않을 것으로 생각되는 것은?

① 지지 체계가 있음
② 높은 병전 사회성
③ 퇴행이 심함
④ 재발 횟수 적음
⑤ 급성 발병

▶ 조현병(정신분열병)의 예후가 좋지 않은 경우
  - 지지 체계가 없는 경우
  - 낮은 병전 사회적, 성적, 직업적 기능
  - 점진적 발병
  - 위축과 격리 행동 증상
  - 미분화형이나 혼란형
  - 재발 횟수 많은 경우

65 망상장애 환자의 간호 중재로 가장 옳은 것은?

① 정당한 상실처럼 대한다.
② 망상이 틀렸음을 증명해준다.
③ 망상으로 논쟁하지 않는다.
④ 망상을 증명할 수 있는 증거를 제시한다.
⑤ 이론적으로 설명한다.

▶ 망상장애 간호
  - 단순 명료한 언어 사용
  - 대상자에 대한 이해
  - 자신의 믿음에 반대되는 주장을 해보도록 대상자에게 요청함으로써 강하게 지속되고 있는 믿음이 수정될 수 있도록 먼저 시도한다.
  - 비지시적, 수용적 태도, 환자의 감정 부정하지 않고 자신의 생각과 불안, 두려움에 대해 표현하도록 격려한다.
  - 지나친 친절이나 신체적 접촉은 망상을 불러일으킨다.
  - 망상 환자에게 정당성으로 직접 도전하지 않도록 한다.
  - 망상으로 논쟁하지 않기

66 자신의 내면 세계에 빠져 현실과의 접촉을 피하는 조현병(정신분열증) 환자에게 적절한 대화는?

① "모든 활동에 참여하세요"
② "왜 다른 환자들과 이야기 하지 않으세요?"
③ "무슨 생각을 그렇게 하세요"
④ "같이 앉아서 이야기 좀 해도 될까요?"
⑤ "오늘이 몇 일이죠?"

▶ 조현병(정신분열증) 환자의 대부분은 내면 세계에 빠져 현실과의 접촉을 피해 대인관계 형성이 어렵다. 적당한 자극을 통해 현실에 흥미를 느끼게 하는 간호 중재가 필요하다.

정답 : 64_③ 65_③ 66_④

Psychiatric Nursing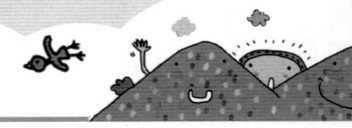

67 조현병(정신분열증)으로 입원한 35세의 한 여성은 밥에 독이 들어있다며 식사를 거부한다. 이때 가장 우선적인 간호는 무엇인가?

① 환자의 감정에 반응하며 신뢰관계를 구축한다.
② 밥에 독이 들지 않았음을 직접 증명한다.
③ 그런 일이 없다고 말한다.
④ 현재 환자의 질병 때문에 나타나는 현상임을 설명한다.
⑤ 자신의 문제에 집중하지 않도록 다양한 자극을 준다.

▶ 망상 간호
 - 가장 우선시되는 간호는 신뢰관계를 구축하는 것이다. 망상 내용보다는 환자의 감정에 반응하도록 한다.

68 사고 내용의 장애에 속하지 않는 것은?

① 자폐적 사고 ② 망상 ③ 환상
④ 공포증 ⑤ 건강염려증

▶ 사고 내용의 장애
 - 환상
 - 망상
 - 공포증
 - 건강염려증
 - 강박사고
 ①의 자폐적 사고는 사고 형태의 장애에 속한다.

69 조현병 환자가 있는 가정의 가족들에게 나타나는 특성으로 옳지 않은 것은?

① 환자의 병을 자신의 탓으로 돌리는 경향이 있다.
② 가까운 사람들과 거리를 두려한다.
③ 현실 도피를 위해 사회적 역할에 몰입하는 경향이 있다.
④ 환자를 위해 항상 무엇인가 해야 한다는 압박감이 있다.
⑤ 심각한 정체성 상실을 느끼게 한다.

▶ 조현병 환자의 가족들은 가족 특성에서 현실 회피와 함께 사회적 역할 수행 능력 저하, 장애가 나타난다.

정답 : 67_① 68_① 69_③

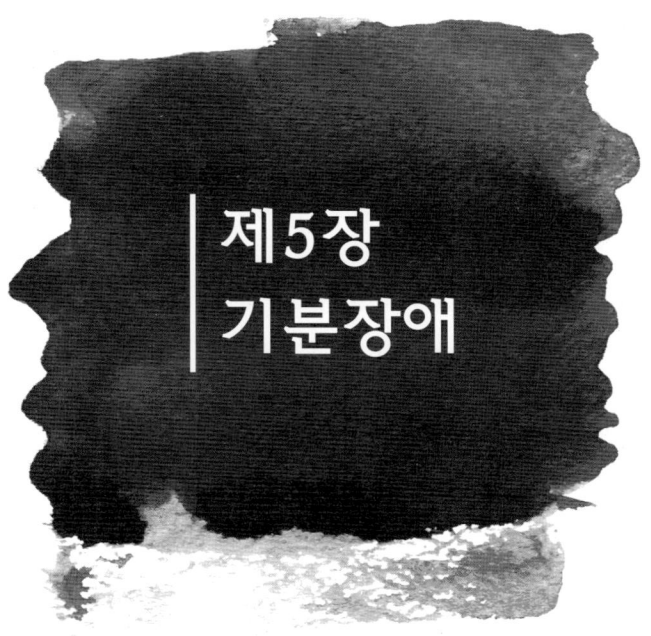

제5장
기분장애

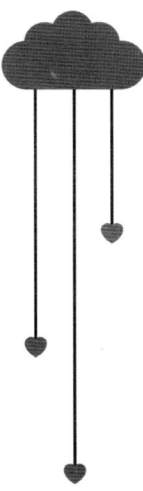

단원별 출제 분석표

대단원	중단원	출제 년도	출제 빈도
기분장애	정의	98	☆
	유형	98, 99, 00, 01, 02, 03, 04, 05, 06, 07, 08, 09, 11, 13, 14, 15	★★★★★★★★
	간호	13	☆
	치료 약물	10, 14	★

최다빈출내용

A. 기분장애

❈ 정의 기출 98
- 일정기간 우울하거나 들뜨는 기분의 장애가 주축이 된 일련의 정신장애를 말하며, 저조한 기분이 있는 상태를 우울증, 들뜬 기분의 상태를 조증이라 함

❈ 원인
- 유전, 생체 내의 신경전달물질인 노르에피네프린 및 세로토닌 감소, 호르몬의 변화, 스트레스, 대상 상실 등

❈ 유형 기출 98, 99, 00, 01, 02, 03, 04, 05, 06, 07, 08, 09, 11, 13, 14, 15

- 주요 우울장애 (major depressive disorder)

특징	• 여성이 남성에 비해 발병 빈도가 2배 정도 높음 • 여자는 평생 동안 10~25%, 남자는 평생 동안 5~12% 정도가 적어도 한번은 우울증에 걸림 • 환자의 50% 이상이 20대에서 50대 사이에 발병함 • 자살기도자의 70%는 정신장애를 가지고 있으며, 그 중 70%는 주요 우울장애 환자인 것으로 추정 • 이혼이나 독신자에게 더 많음(어린나이의 발병과 이 장애로 인한 부부간 불화에 기인한 것) • 높은 사회·경제적 계층
원인	• 유전, 수면 및 생체 리듬장애 • 신경·생화학적 요인 : norepinephrine·serotonin·dopamine·acetylcholine·아미노산 GABA 활성도의 저하 • 내분비 이상 : HPA 축의 활성도 증가로 인한 cortisol의 분비 증가, 갑상샘 기능 이상, 성장호르몬 이상 증세 • 심리, 사회적 요인 : 스트레스, 정신역동
증상	• 우울한 기분 혹은 불안하거나 아무런 기분을 느끼지 못함 • 사고 내용 : 과거 일들에 대한 지속적인 회상, 후회, 원망, 미래에 대한 비관, 자신감 상실 • 지각장애 : 이인증 (depersonalization), 비현실감 (derealization) • 신체 증상 : 피로감, 두통, 소화불량, 관절통 • 사고의 속도가 느려짐, 식욕 감소, 성욕 감퇴, 자살시도/자살계획 또는 반복적 자살사고 • 수면장애 : 우울증에서 m/c, 새벽에 일찍/밤에 자주 깸 cf. 비전형적 우울증 증상 : 기분 반응 있고, 체중 증가, 식욕 항진, 수면과다, 마비된 듯한 무력감, 대인관계 거부 시 과민

치료 및 간호	• 입원치료, 약물치료 (항우울제, 기분안정제, 항불안제, 항정신병 약물, 갑상샘 제제 등), 행동치료
	• 대인관계치료 (interpersonal therapy) : 의사소통 기술과 사회성 기술을 익히도록 함
	• 전기경련요법 (electroconvulsive therapy ; ECT)
	• 광치료 : 계절성 우울증 환자에게 효과적
	• 본인 스스로 개인위생을 할 수 있도록 권유
	• 의사표현을 자연스럽게 할 수 있도록 지도, 환자의 말을 경청하고 비판하지 않음
	cf. 약물치료 치료지침
	   - 2~3주 후 효과 보이기 시작, 4~6주 충분 효과, 증상 호전되도 최소 6개월 유지
	   - 중단 시 반감기 고려하여 1~2주 걸쳐 서서히 tapering
	   - 부작용 고려해서 약 선정

- 양극성 장애 (bipolar disorder)

특징		• 평생 지속되므로 지속적인 치료가 필요한 만성 질환으로 처방 약물 복용을 중단하면 재발할 수 있으며, 약물 남용, 흡연, 알코올 중독 및 기타 중독과 관련이 있음
원인		• 유전적 요인, 두뇌기능을 조정하는 화학물질의 불균형, 스트레스
증상	우울의 증상	• 무능감, 무력감, 슬픔, 낮은 자존감, 종종 자신을 비판함. 자신의 탓으로 돌림, 과다 또는 과소수면 • 성적욕구 감퇴, 뚜렷한 원인 없이 울기, 동기부여 부족, 미래에 대해 비관적으로 생각함 • 외모에 대한 무관심, 관심을 가졌던 활동에 대한 무관심, 자신을 낙오자로 생각함
	조증의 증상	• 부풀려진 자만 또는 과장, 수면에 대한 필요성 감소, 보통 때 보다 말을 많이 함 • 생각의 비약, 억지로 말을 많이 함. 산만함, 성급함, 민감함 • 과도한 음주, 정신운동 초조, 목표지향적 활동 증가, 위험이 따르는 행동 증가, 성적 무분별 증가

최다빈출내용

- 기분부전장애 (dysthymia, 기분저하증)
    ① 원인 : 생물학적 요인, 두뇌의 화학작용, 스트레스, 10대 시절, 성인기 초기 등
    ② 증상 : 적어도 2년 이상 우울한 기분, 식욕부진 혹은 과식, 불면 혹은 수면과다, 기력 저하 혹은 피로, 자존심 저하, 집중력 감소, 절망감, 비관적, 허무주의적
    ③ 치료 : 약물/인지/행동치료, 주요 우울장애의 치료에 이용되는 약물들은 모두 기분부전장애의 치료에 사용될 수 있음
- 순환성 기분장애 (cyclothymia)
    ① 특징 : 정신과 외래환자의 약 3~5%로 추정, 기분순환장애의 50~75%는 15~25세 사이에 발병함, 여성에서 흔함(병식 없음), 가족에서 종종 물질관련장애가 진단, 4개월마다 반복, 계절에 상관없이 발생, 환자의 약 30%에서 양극성 장애 Ⅰ형의 가족력(+)
    ② 증상 : 경조증, 우울 증상, 주변 사람들과의 이유없는 논쟁, 불규칙하고 갑작스런 기분의 변화, 경조증 환자들은 자기 처방의 일환으로 알코올, 대마초, BDZ 등의 물질을 남용함

❖ 치료 약물 기출 10, 14

- 급성 조증

lithium	• 부작용 - 특히 콩팥과 갑상샘 기능이 손상 • 콩팥 : 갈증, 다뇨증 → 가장 심각함. 세뇨관 기능의 중등도의 심한 손상, 드물게 신증후군까지 초래 • 중추신경계 : 떨림, 기억상실 • 대사 : 체중 증가 • 위장관 : 설사 • 피부 : 여드름, 피부 건선 • 갑상샘 : 갑상샘종, 점액 부종 • 콩팥, 갑상샘 상태를 면밀하고 지속적으로 검사해야 함 • 임신에 대한 영향 : Ebstein's anomaly 등의 기형 → 임신 첫 3개월간은 복용을 중단해야 함

anticonvulsant
(carbamazepine,
valproate)
	• 조증의 치료 효과, 양극성 장애의 조증과 우울증 삽화에 대한 예방 효과
	  - Indication, lithium에 대한 보조적 혹은 대체 약물
	  - lithium 단독 치료에 대해 잘 반응하지 않는 경우 (급속 순환성 장애, 불쾌한 상태)
	  - disphoric state의 조증, lithium에 대한 부작용을 견딜 수 없는 환자
	• Carbamazepine의 부작용
	  - 진정작용, 구역질, 시야 혼탁, 피부발진, 혈액질환 및 저나트륨 혈증
	  - hematologic side effect : fatal → routine CBC
	  - aplastic anemia, agranulocytosis, thrombocytopenia etc.
	• Valproate의 부작용
	  - 비교적 독성 부작용이 적음. 위장관 증상, 떨림, 탈모, 체중 증가 및 혈액질환, fatal hepatotoxicity
	• Carbamazepine, valproate 모두 간기능과 혈액 수치의 변동을 주기적으로 파악해야 함

기타 약물	• Calcium channel blocker : verapamil, diltiazepam • Atypical neuroleptics : clozapine • Beta-receptor blockers : propranolol

전기경련요법	• Indication
	  - 상태가 심하거나 약물에 반응하지 않는 경우
	  - 임신 초기의 심한 조증 환자 : teratogenicity 때문에 lithium, carbamazepine, valproate를 사용할 수 없음

- 급성 우울증
    ① 주요 우울장애의 치료의 비슷
    ② Lithium 또는 기분안정제 (mood stabilizer)의 병용 투여 필요
    ③ 삼환계 항우울제 : 양극성 우울증에 덜 효과적
    ④ MAO inhibitors : 양극성 우울증에 더욱 효과적
    ⑤ Lithium 유지 치료 도중 우울증 : lithium으로 유발된 갑상샘저하증 여부를 반드시 알아 보아야 함

최다빈출문제

1. 조증 환자가 식사를 하지 않고 돌아다니며 계속 쉴 새 없이 말하고 있다. 적절한 간호 중재는? ★★★★
   ① 기분전환을 위해 면회객이 방문을 많이 하도록 권장한다.
   ② 행동을 수정하기 위해 다른 환자들로부터 격리한다.
   ③ 격렬하게 운동하게 한다.
   ④ 일정한 시간에 일정한 장소에서 식사하게 한다.
   ⑤ 수용 가능한 행동과 수용 가능하지 않은 행동을 알려준다.

   ▶ 조증 환자들은 너무 바빠서 먹지도 못하고 자신을 돌보지 못한다. 음식 섭취 문제는 우울증 환자와 동일한 방법으로 도와줄 수 있다. 조증 환자들은 잠을 거의 자지 못하므로 목욕, 부드러운 음악 감상, 수영 등을 한 뒤 휴식 시간을 갖도록 한다.

2. '이제 다 끝이야 나만 죽으면 모든 게 잘 해결 될 거야'라며 자신의 물건을 다른 환자에게 자신의 물건을 나누어 주는 환자에게 옳은 간호는? ★★★★
   ① 병원은 안전하다며 무시한다.
   ② 프라이버시를 위해 혼자 목욕하게 한다.
   ③ 기분전환을 위해 외부 활동을 격려 한다.
   ④ 직접적으로 자살 사고에 대해 물어본다.
   ⑤ 1대1로 이야기 나누기보다는 집단활동에 참여시킨다.

   ▶ 대상자가 표현하는 내용이나 느낌을 다른 용어로 표현하는 치료적 의사소통법인 수용과 반영을 사용하여 대화해야 한다.

3. 조증 환자가 옷을 다 벗고 간호사에게 오고 있다. 적절한 간호 중재는? ★★★★
   ① 화내며 강제로 입힌다.
   ② 엄격하게 비난한다.
   ③ 소리를 지르며 도움을 청한다.
   ④ 부드럽고 엄격한 태도로 옷을 입게 한다.
   ⑤ 외면하고 우선 도망간다.

   ▶ 환자의 활동을 필요 시 제한하고, 그 제한 범위 안에서 활동할 수 있도록 하며, 모든 의료요원들은 일관성 있고, 엄격한 태도로 환자를 대할 필요가 있다.

4. 항우울제에 대한 설명으로 옳은 것은? ★★★★
   ① 증상이 사라지면 바로 복용을 중단한다.
   ② 약이 유일한 치료 방법이다.
   ③ MAOI를 우선적으로 사용한다.
   ④ 효과는 4~6주 후에 나타난다.
   ⑤ Cloropromazine은 대표적인 TCA이다.

   ▶ - 치료에 대한 효과가 2-6주 후에야 나타나며, 부작용으로 인해 일부 환자들은 약물 치료를 유지하기가 어렵다.
   - 삼환계 항우울제는 고용량에서 치명적이기 때문에 자살 의도가 있는 환자에게는 특히 위험할 수 있다.

5. 우울증으로 입원하여 자살의 위험이 있는 환자에 대한 설명으로 옳지 않은 것은? ★★
   ① 죄책감은 자살 시도의 원인이 될 수 있다.
   ② 자살한다고 말한 사람은 자살하지 않는다.
   ③ 죽음에 대한 양가감정이 있다.
   ④ 정신장애자만이 자살을 시도한다.
   ⑤ 자살은 도움을 필요로 한다는 메시지이다.

   ▶ 우울증으로 인해 자살위험이 있는 사람은 아끼는 물건을 나누어 주거나 유서를 작성하는 등의 행동을 보이며, 죽음으로 고통을 벗어나고 싶다고 자살을 의미하는 말을 하기도 함. 죽음에 대해서 양가감정을 가지고 있음

6. 우울장애 대상자에게 집단치료 참석을 권하였지만, 대상자는 방에 혼자 있는 것이 좋다며 거절하였다. 이러한 경우 올바른 간호 중재는? ★★★
   ① 15분 후에 집단치료를 위해 데리러 온다.
   ② 환자의 의견을 존중하고 관심을 가지고 지켜본다.
   ③ 경쾌한 음악을 틀어준다.
   ④ 약물 투여를 잘 하고 있는지 확인한다.
   ⑤ 집단치료에 참여하지 않으면 처벌적 중재가 있음을 알린다.

   ▶ 제 5 장 137p. 최다빈출내용 참조

7. 50대 남성이 회사에서 조기퇴직하여 우울해한다. 간호사가 실시할 수 있는 가장 적절한 중재는? ★★★

① 거부하더라도 집단활동에 적극적으로 참여하도록 한다.
② 불안을 말로 표현하도록 격려한다.
③ 객관적이고 권위적인 태도로 접근한다.
④ 새로운 일자리를 알아본다.
⑤ 약물 중재는 가급적 삼간다.

▶ 제 5 장 137p. 최다빈출내용 참조

8. 우울장애 발생 요인으로 가장 관련이 없는 것은? ★★★

① 대상 상실   ② 내재된 분노
③ 세로토닌 결핍   ④ 유전적 취약성
⑤ 코티졸 과소 분비

▶ 제 5 장 137p. 최다빈출내용 참조

9. 조증 환자의 행동 양상에 대한 설명 중 옳지 않은 것은? ★★

① 자아도취나 자기 확신이 넘친다.
② 사고연상의 이완이 있다.
③ 바빠지고 주의산만해진다.
④ 감정과 선택의 변화가 심하다.
⑤ 과도한 활동으로 피곤함을 호소한다.

▶ 제 5 장 137p. 최다빈출내용 참조

10. 24세 된 김씨 부인은 잘 먹지도 않고, 계속 떠들고 노래를 부르고, 비싼 가구를 사고, 길거리에서 아무 남자에게나 이야기를 하는 증세로 입원하였다. 다음 중 가장 적절한 약물은? ★

① Chlorpromazine   ② Reserpine
③ Diazepa   ④ Doxepin
⑤ Lithium carbonate

▶ 조증 상태 즉 양극성 장애의 약물 치료는 lithium carbonate와 항정신병 약물의 병용이 가장 효과적이며, 적정 농도에 도달하여 항조증 효과를 나타내기까지 2-6주의 시간이 걸림

11. 자살하려는 환자에게서 가장 중요하게 사정해야 하는 것은? ★★

① 반복된 죄책감이나 자살사고
② 최근 면회한 환자 가족
③ 우울 정도 재사정
④ 이전의 자살 시도 경험
⑤ 최근 생활양식의 변화

▶ 자살 위험 정도는 이전에 자살 시도가 많을 수록, 적대감이 심할수록, 불안이 심할수록, 약물과 알코올 사용을 지속적으로 남용한 경우 위험도가 높다.

12. 30대 남성 대상자로 5층 건물에서 자살을 시도하다가 구조되어 정신과 병동에 입원하였다. 환자가 "왜 나를 살려두었나요. 그냥 죽게 내버려두지. 내 맘대로 죽지도 못하나요"라고 호소하고 있다. 가장 적절한 치료적 대화는? ★★★

① 흥분을 가라앉히기 위해 혼자만의 공간과 시간을 제공한다.
② "누구나 죽고 싶을 때가 있는 법이지요."
③ "어떻게 자살을 생각하실 수 있죠?"
④ "저도 가끔 자살을 생각한답니다."
⑤ "죽고 싶을 만큼 힘든 일이 있었나 보군요."

▶ 대화를 통해 간호사에 대한 거부감을 줄이고 신뢰관계를 형성하도록 하는 것이 가장 중요하다.

13. 남편 사망 이후 매우 힘들어하며 죽고 싶다고 호소하는 중년의 여성 환자에게 가장 적절한 간호 중재는? ★★★

① 미술치료에 참여하도록 권한다.
② "많이 힘들어 보입니다. 저는 이해할 수 있습니다"라고 말하며 함께 있어 준다.
③ 곧 괜찮아질 것이라고 말해준다.
④ 누구나 겪는 일이라고 말해준다.
⑤ 운이 나빴다고 위로한다.

▶ 환자를 있는 그대로 이해하는 것이 중요하며, 비록 환자가 말을 하지 않더라도 함께 시간을 보내는 것이 신뢰감 형성에도 도움이 된다.

14. 170cm에 58kg인 20살 여성이 자신의 외모가 못생겼다고 하고, 자기관리를 하지 않으며, 활동에도 참여하지 않고 말을 해도 눈을 잘 마주치지 않는다. 환자에게 해줄 수 있는 간호는? ♛

① 환자의 감정표현을 격려하며 경청한다.
② 집단모임에 참여를 강요한다.
③ 환자를 병실에 혼자 둔다.
④ 인지치료를 통해 긍정적인 신체상을 획득한다.
⑤ 다양한 환경적 자극을 제공한다.

▶ 우울증의 인지적 요소는 자신은 부족한 존재, 결함있고 가치도 없으며, 무의미한 존재라고 지각하는 것과 같은 부정적인 자각 등이 포함되므로 부정적인 인식을 긍정적인 인식으로 전환하고, 인식의 왜곡을 수정하는 인지치료를 적용할 수 있다.

정답 1.④ 2.④ 3.④ 4.④ 5.② 6.② 7.② 8.⑤ 9.⑤ 10.⑤ 11.④ 12.⑤ 13.② 14.④

간호사국가시험 적중문제

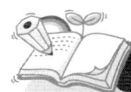

국시적중문제 해설

01 다음 중 기분저하증에 대한 설명으로 맞는 것은?

① 남자에게 흔하다.
② 대부분은 25세 이후에 발병한다.
③ 심하면 정신병적 증상을 보인다.
④ 적어도 2년 이상 우울한 기분이 있다.
⑤ 주요 우울장애가 병발하는 경우는 드물다.

▶ 1) 흔한 정신장애로 유병률은 약 3~5%로 추정됨
2) 남 < 여(성인), 소아에서는 차이가 없음
3) 50% 이상이 25세 이전에 발생
4) 젊고 미혼인 경우
5) 경제적 수입이 낮은 경우에 호발
6) 동반 질환
  - 주요 우울증 MDD
  - 불안장애
  - 물질관련장애 (알코올 포함)
  - 경계성 인격장애

02 잠이 감소하고 지나치게 활동적이며, 과도한 의기양양감에 차있는 환자의 영양간호로 알맞은 것은?

1) 정해진 시간에 식사할 수 있도록 한다.
2) 환자가 배가 고프다고 할 때까지 기다린다.
3) 환자를 따라다니면서 음식을 먹을 수 있도록 돕는다.
4) 환자가 배가 고프면 언젠가는 먹을 것이기 때문에 두고 나온다.
5) 고영양의 식사를 주머니에 넣고 다닐 수 있도록 한다.

▶ 조증일 때에는 쉽게 자극받고 흥분되어 위생과 식사 같은 자가간호에 무관심해지므로 들고 다니면서 먹거나 마실 수 있는 고단백과 고칼로리 음식을 제공한다.

03 우울한 기분이 2년 이상 지속되고 자신은 이를 인식하지 못하는 환자가 정신과에 갔다. 이 환자에게 있는 기분장애의 종류는?

① 기분부전장애   ② 조증   ③ 우울증
④ 불안   ⑤ 망상

▶ 기분부전장애
- 우울한 기분과 죄책감을 느낌, 효율성과 생산성이 저하되며 사회적으로 위축되는 경향을 보임
- MDD (주요 우울장애)보다 가벼운 증세지만, 만성적으로 증세가 나타나면 MDD가 되기 쉽다.
- 우울한 날이 많음(거의 매일), 2년 이상 지속
- 식욕부진, 과식, 불면, 수면과다, 기억감퇴, 피로, 집중력 저하, 절망감

정답 : 01_④ 02_⑤ 03_①

Psychiatric Nursing

04 양극성 장애로 입원한 29세 양씨는 기분이 좋다가도 화를 내는 모습을 자주 보인다. 이씨에게 행해져야 할 간호 중재로 가장 적절하지 않은 것은?

① 폭력행위는 제한하도록 한다.
② 경쟁적인 시합을 하도록 한다.
③ 병실에서 지켜야 할 사항을 알려준다.
④ 간호사는 양씨와 산책을 한다.
⑤ 대상자의 에너지를 해소할 수 있는 공간을 만들어 준다.

▶ 양극성 장애 환자의 간호 중재
 - 비경쟁적이고 비자극적인 환경을 유지해야 한다.

05 다음 중 질병 발생에 유전의 상대적 위험도가 가장 큰 정신질환은?

① 정신분열병 (조현병) ② 양극성 장애
③ 주요 우울장애 ④ 공황장애
⑤ 범불안장애

▶ - 공황장애, 범불안장애, 주요 우울장애도 유전적 요인이 있는 것으로 되어 있으나, 정신분열병과 양극성 장애 1형이 더 유전적 요인이 강함
 - 부모 중 한 사람이 양극성 1형이면 자식들이 환자일 가능성이 25%, 부모 모두 양극성 1형이면 50~75%임

06 다음 중 성인에 비해 소아 우울증에서 나타날 수 있는 특징은?

① 남자에 비해 여자에서 높다.
② 짜증을 흔히 보인다.
③ 가족 내 우울증 빈도가 높다.
④ 수면다원검사에서 특이적인 소견을 보인다.
⑤ 덱사메타손 억제검사에서 특이적인 소견이 보인다.

▶ ① 남녀비는 사춘기 전에는 비슷하고, 청소년기부터는 F〉M
② 명확한 우울감이나 생리적 증상은 보이지 않은 채 짜증스러운 기분이나 과다활동, 비행, 공격성, 신체적 호소 등으로 위장되어서 나타나는 가면성 우울증이 흔함
③ 소아, 청소년기 기분장애 같은 가족 내에서 집단적으로 발생하는 경향은 유전적인 면을 시사함. ③도 답이 될 수 있을 것으로 보이나 부모의 우울장애가 있을 경우 환아의 우울장애가 나타날 가능성이 높지만, 역으로 우울증 아동의 가족력이 많다고 추론할 수는 없음
④, ⑤ 성인기 우울증에 비해 dexa-methasone 억제검사나 수면다원검사에서 이상 소견을 확인하기 어려움

정답 : 04 ② 05 ② 06 ②

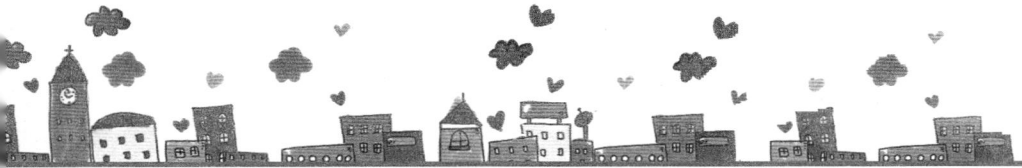
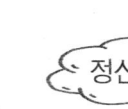

07 다음 중 lithium에 관한 설명으로 옳지 않은 것은?

① 발달장애를 가진 사람들의 심각한 행동장애를 치료하는데 사용된다.
② 과량 투여에 의해 중독을 일으킬 수 있다.
③ 발한, 설사와 더불어 체온이 상승하면 약물의 감량 또는 투여를 중지해야 한다.
④ Lithium의 부작용으로 변비가 생길 수 있다.
⑤ 부작용으로 중추신경계에 영향을 주어 기억상실까지 일으킬 수 있다.

▶ - Lithium의 부작용은 다뇨, 다갈, 기억상실, 식욕부진, 몸무게 증가, 구갈, 설사, 근육쇠약 등이 있음
- 경구 투여 후 수 분 이내에 흡수되기 시작, 혈중 단백질과 결합하지 않음
- 배설은 대개 콩팥으로 됨
- 투여 전 콩팥기능, 심장기능, 갑상샘 기능, 전해질 농도를 확인해야 함

08 쿠싱증후군에서 흔하게 일어날 수 있는 정신 증상은?

① 섬망　　② 불안　　③ 우울
④ 망상　　⑤ 환각

▶ - 쿠싱증후군의 50% 이상에서 우울증이 나타나며, 섬망, 편집증, 인지장애, 정신증도 생김
- 증가된 glucocorticoid의 원인이 외인성일 경우 우울증이 가장 많음

09 급성 조증환자의 간호로 알맞은 것은?

① 다양한 자극을 준다.
② 타인과 어울리도록 한다.
③ 환자의 증상을 무시한다.
④ 대립하고 경쟁적인 논쟁을 한다.
⑤ 간단한 언어를 사용하며, 정직하게 환자를 대한다.

▶ 조증 대상자들에게 일관성 있는 태도로 제한을 적용함으로서 대상자의 의존성을 줄이고 자기조정 능력을 향상시킬 수 있다.

정답 : 07_④　08_③　09_⑤

Psychiatric Nursing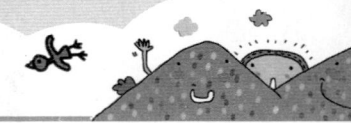

10 다음 중 기분부전장애에서 틀린 것은?

① 정신병적 증상 동반 가능하다.
② 치료는 주요 우울장애와 유사하다.
③ 주요 우울장애보다 증상이 경하다.
④ 스트레스에 대한 반응 요소가 강하다.
⑤ 불안장애나 약물남용과 공존이 흔하다.

▶ - 정신 역동학적으로 항문기적 상황에 대한 집착과 증오, 자아집착, 와해에 대한 반어 내지 반동형성의 결과로 봄
- 주요 우울장애의 경한 상태로 보기도 하나, 삽화적이 아니고 만성적이라는 점이 다름
- 주요 우울장애, 불안장애(특히 공황장애), 약물남용과 공존하는 수가 많음.
- 정신병적 양상은 없음

11 양극성 장애 중 조증의 특징은?

① 반향언어   ② 언어압출
③ 사고이탈   ④ 음송증
⑤ 정동불일치

▶ - 의기양양, 기고만장, 과대망상 등이 나타나고, 환각이 나타날 수 있음
- 사고의 비약, 신어증, 말비빔, 음향연상, 지리멸렬 등의 장애가 나타나 의미상 관계가 없는 얘기를 장황하게 지껄이게 됨
- Pressure to talk가 가장 적합한 답으로 볼 수 있음

12 조증이나 의기양양한 환자가 식사를 잘 하지 못한다. 왜 그런가?

① 음식을 먹을 가치가 없다고 생각하기 때문이다.
② 음식이 필요하지 않다고 생각하기 때문이다.
③ 다른 사람과 식사하는 것이 싫기 때문이다.
④ 음식을 먹을 시간이 없을 만큼 바쁘기 때문이다.
⑤ 음식에 독약이 들었다고 생각하기 때문이다.

▶ ④ 조증은 기분이 들떠서 쉽게 흥분하는 상태가 계속되는 증세인데, 특징 중의 하나가 자가간호 (위생, 식사)에 무관심하다. 음식을 먹을 시간이 없을 만큼 바쁘기 때문에 들고 다니며 먹고, 마실 수 있도록 음식을 제공해야 한다.

정답 : 10_① 11_② 12_④

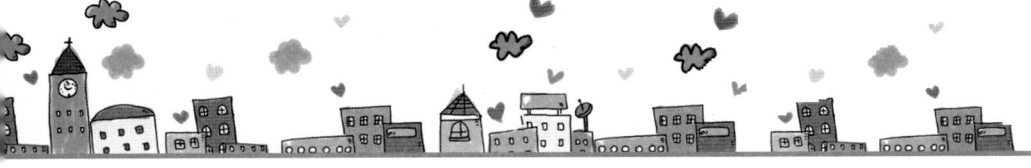

13 분명한 상실로 오는 단기간의 슬픔과 애도 현상을 어떤 종류의 기분장애라 하는가?

① 지체성 우울증
② 초조성 우울증
③ 내인성 우울증
④ 비탄(grief)적 우울증 상태
⑤ 외인성 우울증

▶ ① 거의 움직이지 않는 대상자인 경우 〈지체성〉
② 안절부절 못하고 혼란스러운 우울대상자〈초조성〉
③ 외부사건과 아무 관련 없이 일어나는 우울장애〈내인성〉
⑤ 외부사건과 관련되어 대상자의 과거력과 관련되어 나타나는 우울증〈외인성〉

14 40대 중반의 여성이 자살 시도로 입원했다. 그녀는 살 가치가 없다고 하며 세상에서 일어나는 끔찍한 일들이 자신의 탓이라고 하였다. 우선적으로 해야 할 간호는 무엇인가?

① 자살충동에 대하여 그녀를 보호한다.
② 훌륭한 어머니임을 인식시킨다.
③ 그녀가 한 행위에 대해 같이 얘기한다.
④ 가족들이 슬퍼하고 있음을 깨닫도록 도와준다.
⑤ 그녀가 일상생활에 흥미를 갖도록 유지시켜 준다.

▶ - 자살을 시도하지 못하도록 안전한 환경을 만들고, 살고 싶은 이유를 찾도록 돕는 것이 중요하며, 부정적·비관적인 생각들을 바꿀 수 있도록 간호해야 한다.
- 갱년기 우울증의 가능성도 있으므로 약물치료와 더불어 환자에 대한 지속적인 관찰 또한 필요하다.

15 다음 중 우울을 가장 잘 설명한 것은?

① 어떤 대상을 상실했을 때 얼마간 느끼는 슬픔과 연민의 정서를 말한다.
② 객관적 상황과는 관계없이 일어나고 정신운동의 저하를 가져오는 병적 정서 상태를 말한다.
③ 자살하고 싶은 충동이 일어날 때 나타나는 정서 상태이다.
④ 심리적으로 차분하고 신체적으로 활동이 저하되어있으며, 사회적으로 대인관계가 소홀한 정서 상태이다.
⑤ 청년기에서부터 노년기까지 생활 경험에서 언제나 나타날 수 있는 정상적인 정서 상태이다.

▶ 우울은 비교적 객관적 상황과 무관하게 일어나며, 정신운동의 저하를 가져오는 병적 상태를 말한다.

정답 : 13_④ 14_① 15_②

Psychiatric Nursing

국시적중문제 해설

16 다음 중 기분장애의 정신역동에 대한 설명으로 가장 적절한 것은 무엇인가?

① 인간의 행동과 환경 간에는 서로 상호작용한다.
② 상실로 인한 분노가 자신의 내부로 전환된 것이다.
③ 자신의 환경에 대한 비관이나 잘못된 해석이다.
④ 역할 변화에 대한 역할 갈등이 나타난 것이다.
⑤ 자존감 저하로 자신감이 상실된 것이다.

▶ - 우울증의 정신역동적 요인은 실실로 인한 분노가 해결되지 않고 자신의 내부로 향하게 되어 생기는 적개심 등을 극복하지 못하게 된 것이 원인이라고 보았음.
- 조증은 우울을 부정하면서 그 보상 기전이 나타나는 것으로 보임

17 우울장애로 입원한 환자의 행동 중 '자존감 저하'와 관련된 행동 특성으로 가장 적절한 것은 무엇인가?

① 사고가 지연되고 말투가 느려진다.
② 자극에 대하여 대단히 예민하여 공격적이고 분노 표시를 잘 한다.
③ 환각과 망상을 보인다.
④ 자신과 자기능력에 대해 지속적인 부정적 자기평가와 느낌을 가진다.
⑤ 피곤해하고 식욕부진과 쇠약감을 호소한다.

▶ 부정적 사고, 상황, 경험에 대해 자주 회상하고 반복적인 말을 하며 무능감, 부적절감, 실패감을 나타냄

18 과다활동을 보이는 조증 환자에게 활동요법을 사용하여 행동 변화를 유도하려고 할 때, 간호 중재로 옳지 않은 것은?

① 대상자가 관심이 있는 활동에 초점을 두어야 한다.
② 단순하고 빨리 끝낼 수 있는 과제를 주는 것이 좋다.
③ 긍정적인 행동에 초점을 맞추도록 한다.
④ 활동요법으로는 조깅, 산책, 자전거 타기 등이 좋다.
⑤ 극심한 조증 환자의 경우 격리실 사용이 불가피하다.

▶ - 조증 환자에게 행동 변화를 일으키기 위한 방법 중 하나는 활동의 일시적 중단인데, 이는 환자를 지나친 자극 상황에서 단기간 벗어나게 함으로써 부적절한 행동을 감소시키는 행동기법이다.
- 일시적 중단 지시를 이행하지 않는 환자의 경우 환자 자신이나 다른 사람들을 보호하기 위해 격리실을 사용하게 되기도 한다.

정답 : 16_② 17_④ 18_⑤

19 자살 시도를 한 경험이 있는 환자가 왜 자신을 감시하냐고 간호사에게 물어보았을 때, 간호사의 대답으로 올바른 것은?

① 왜 당신은 자살을 하려고 합니까?
② 환자분께서 자살하려고 하셔서 저희들이 관심있게 보고 있어요.
③ 무엇이 당신에게 자살을 하게 만드는지 같이 이야기 해볼까요.
④ 전 당신을 감시한 적이 없습니다.
⑤ 의사의 처방에 의한 것이므로 당신은 알 필요가 없어요.

▶ ③ 대화를 통해 간호사에 대한 거부감을 줄이고 신뢰 관계를 형성하도록 하는 것이 가장 중요함

20 다음 중 과다행동을 하는 기분장애 환자에게 알맞은 간호 중재는 무엇인가?

① 환자를 격리시키도록 한다.
② 환자를 무관심하게 대한다.
③ 과다행동을 줄이기 위해 억제대를 한다.
④ 에너지를 건설적으로 배출할 수 있도록 한다.
⑤ 환자의 행위를 꾸중한다.

▶ 조증 환자의 과다행위를 저지하거나 꾸중하는 것은 효과적이지 못하므로 환자의 에너지를 배출할 수 있는 행위를 찾도록 함

21 다음 중 우울증이 나타날 때, 신경전달물질의 변화로 올바른 것은?

① 도파민 증가 ② 에피네프린 증가
③ 세로토닌 감소 ④ 알세틸콜린 증가
⑤ 가바 증가

▶ ③ 우울장애는 신경전달물질인 노어에피네프린 및 세로토닌의 감소와 관계있음

정답 : 19_③ 20_④ 21_③

Psychiatric Nursing

22 조증 환자가 TV보는 것에 규칙을 지키지 않고 자신이 원하는 것만 보려할 때, 간호사의 옳은 행동은?

① 일단 환자의 요구부터 들어준 후 신중하게 생각해 본다.
② 다른 환자와의 접촉을 제한한다.
③ 환자를 위해 직업교육을 받게 한다.
④ 환자의 행동을 무시해버린다.
⑤ 병동규칙을 일관성 있게 강화한다.

▶ 환자의 행위에 대해 비판하는 언행을 삼가야하며, 행위에 대한 책임을 지게하고, 행동의 제한 범위를 설정하여 규칙을 지키도록 함

23 우울한 대상자에게 가족치료를 하는 목적은 무엇인가?

① 문제의 원인을 각 가족구성원에게 나누기 위함이다.
② 가족의 지지를 받아 대상자의 의존적 욕구를 충족하기 위함이다.
③ 가족이 대상자의 적응적 행동 반응을 강화하고, 부적응적 정서 반응은 관심을 보이지 않게 하기 위함이다.
④ 가족들이 대상자의 부적응적 행동을 강화하기 위함이다.
⑤ 가족 간의 결합을 더욱 확고히 하기 위함이다.

▶ - 가족치료에서 우울증은 타 가족원의 지지로 인해 의존성이 문제가 될 수 있음
- 대상자가 우울하면 타인으로부터 이차적 이득을 받고, 우울하지 않으면 관심이 줄어듦
- 그러므로 가족치료의 목표는 가족이 대상자의 적응적 행동 반응을 강화하고, 부적응적 정서 반응은 관심을 보이지 않게 하는데 목적이 있음

24 조증 상태에 있는 환자에게 가장 적절한 간호는?

① 자살하지 않도록 보호한다.
② 괴이한 행동을 수용한다.
③ 조용한 음악을 들려준다.
④ 적당한 수분과 음식 섭취에 주의를 기울인다.
⑤ 집단활동의 참여를 확대시킨다.

▶ - 환경적 수행으로 자살의 위험을 주의해야 하고 표현된 감정을 비평하거나 부정하지 않도록 주의하며, 자신의 표현이 다른 사람들에게 미치는 영향은 물론 자신의 표현강도에 대한 귀환이 필요하다.
- 복잡한 상황에 대처 못하여 집중기간이 짧다.
- 단순하고 빨리 끝나는 일이 필요하며, 돌아다닐 수 있는 공간과 자극적이지 않은 가구 배치가 필요하다.
- 억제나 격리는 환자를 답답하게 하여 초조와 불안을 증가시킬 수 있다.

정답 : 22_⑤ 23_③ 24_④

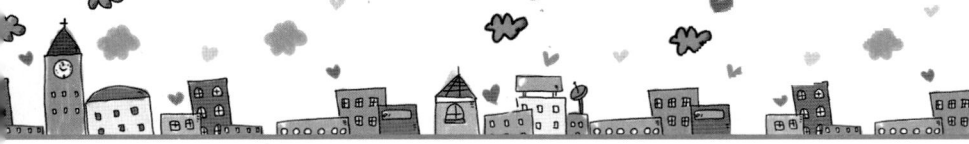

25 양극성 장애 환자의 자가간호 결핍 정도를 사정할 때, 특별히 신체적 요구에 초점을 두어야 하는 이유는 무엇인가?

① 음식의 과다섭취로 인한 체중 증가
② 수분 탈수 증상과 탈진의 위험
③ 과수면으로 인한 무기력감
④ 언어적으로 신체적 요구를 표현할 수 있는 능력 결여
⑤ 신체적 요구 인식 능력 결여

▶ 양극성 장애는 과다행동으로 인해 수분 탈수 및 탈진의 위험이 있으므로 특별히 신체적 요구에 관심을 갖고 관찰해야 함

26 주요 우울장애의 비전형적 양상의 특징은?

① 타인의 거부에 대한 과민성
② 정신 초조
③ 아침에 심해지는 우울
④ 심한 죄책감
⑤ 식욕 저하

▶ 과식, 과수면, 팔다리의 무거운 마비감, 대인관계에서 거부에 대한 예민성과 그에 따른 심각한 사회적, 직업적 장애 동반, 그 밖에 젊은 나이의 발생, 정신운동 지연, 물질남용장애의 병발 또는 신체화장애의 병발이 있을 때

27 우울이 사라지기 시작한 환자에게 병동에서 매일 모임을 갖는 소집단 토론회에 참여하도록 요청하자 환자는 할 이야기가 없다는 이유로 참가를 꺼린다. 이때 간호사가 보일 수 있는 적절한 반응은?

① "내일은 이야기 할 기분이 들지도 모르니 내일은 참석하도록 해요."
② "가족에 대한 이야기로 시작하는 것이 어떻겠어요?"
③ "당신 같은 사람이 참여하면 집단에 많은 도움을 줄 수 있습니다."
④ "적절한 이야기꺼리를 제가 가르쳐 드리겠습니다."
⑤ "당신이 말을 하지 않으면 집단에서 당신을 받아들이지 않을까봐 걱정되세요?"

▶ - 타인과의 관계를 맺기 위한 시간을 만드는데 도움이 되고 환자의 참석이 기대되는 것이라는 점을 인식시킨다.
- 우울증 회복기에 자살에 대한 생각을 많이 하므로 혼자있는 시간보다 여럿이 어울릴 수 있게 하고, 요법에 참석하는 것에 대해 부담가지 않고 편하게 받아들이도록 하는데 치료적 의사소통기술을 활용하여 표현을 격려할 수 있다.

정답 : 25_② 26_① 27_⑤

Psychiatric Nursing

28 다음 중 주요 우울장애보다 BPD에 더 두드러지는 특성은?

① 늦은 나이에 발병한다.
② 남자에게 더 흔하다.
③ 유전성이 높다.
④ 미혼자에 더 적다.
⑤ 평생유병율이 더 높다.

▶ ① MDD가 더 늦게 발병함
② BPD는 남녀가 유병률이 같은 질환임 (→ 건강염려증, 강박장애, 정신분열병, 양극성 장애는 유병률이 같음)
③ BPD는 유전의 상대위험도가 가장 큰 정신질환임 (→ BPD 〉 SPR 〉 BN 〉 Panic)
④ BPD는 결혼한 사람보다 이혼한 사람과 독신남성에게 더 많이 발병함
⑤ MDD가 더 높음(5~10% vs 2~3%)

29 다음 중 정상적 우울에 대한 설명이다. 틀린 것은?

① 슬픔에 대한 가장 흔한 반응이다.
② 현실에 왜곡도 없고 슬픔은 시간적인 제한을 받는다.
③ 무엇 때문에 슬퍼하는지 알고 상실에 대해 그 자신을 적절히 반응시킬 수 있다.
④ 우울이 나타나는 상황이 타인에게 이해될 수 있다.
⑤ 특별한 사건이 없더라도 우울이 나타날 수 있다.

▶ 특별한 사건이 없이 나타나는 우울은 비정상적 우울이다.

30 자살 우려가 있는 환자를 감시하는 가장 좋은 방법은?

① 밤에 규칙적으로 병실을 순회한다.
② 자살에 대한 이야기는 하지 않는다.
③ 구강 투여 시 약을 삼켰는지 확인한다.
④ 다른 생각을 하지 않도록 혼자 집중할 일을 하게 한다.
⑤ 심한 우울증에서 갑자기 호전된 경우 감시를 멈춘다.

▶ 자살을 예방하기 위해서는 1:1 관찰 및 간호, 위험한 소지품 제거, 불규칙적인 병실순회, 잠들기 전까지 혼자 두지 않음. 수동적 자살예방이 필요하다.

정답 : 28_③ 29_⑤ 30_④

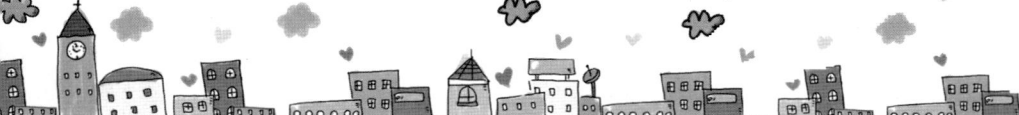
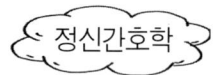

31 우울 대상자의 비효과적인 개인대처에 대한 간호 중재로 적절치 못한 것은?

① 자신의 약점보다 강점에 더욱 초점을 맞추도록 한다.
② 감정을 말로 표현하도록 한다.
③ 상황에 대한 올바른 대처에 대해서는 칭찬을 한다.
④ 환자의 적절한 감정은 인정한다.
⑤ 우울감에서 빠져나올 수 있도록 불쾌한 감정은 잊어버리도록 격려한다.

▶ 우울 대상자에게 불쾌한 감정을 잊어버리도록 격려하기 보다는 불쾌한 감정을 일으킨 사건을 확인하도록 격려하여 그에 따른 대처 방법과 희망을 키우는 간호 중재를 해야 한다.

32 정씨는 조증 증세로 입원하였다. 수시로 간호사와 다른 환자들에게 욕설을 퍼붓다가도 곧 상냥한 표정으로 이것저것 부탁하는 행동을 보이고 있다. 이 상황에서 간호사가 취해야 하는 바른 태도는?

① 환자를 꾸중한다.
② 환자의 부탁을 다 들어 준다.
③ 환자의 부탁을 못들은 척하고 지나친다.
④ 따뜻하고 확고하게 일관적인 태도를 보인다.
⑤ 무관심하게 대한다.

▶ 환자의 활동을 필요 시 제한하고, 그 제한 범위 안에서 활동할 수 있도록 하며, 모든 의료요원들은 일관성 있게 환자를 대하는 태도가 필요하다.

33 지난 1년 동안 키가 10cm 자라고 가슴이 커진 14세의 이양은 몇 일 전 친구들이 자신의 가슴에 대해 이야기를 한 후 창피하다며 밖에 나가려하지 않고 누가 말만해도 쉽게 울곤하여 정신과를 방문하였다. 이때 내릴 수 있는 진단명은?

① 우울기분이 있는 적응장애
② 품행장애가 있는 적응장애
③ 공포장애
④ 불안이 있는 적응장애
⑤ 외상 후 스트레스 장애

▶ 우울기분이 있는 적응장애 환자의 감정이상은 우울한 기분, 쉽게 울거나, 무력감, 양가감정, 자존감 저하를 호소하며, 심한 경우는 우울증, 퇴행, 정신생리적 보상부전, 이인화 등을 호소한다.

정답 : 31_⑤ 32_④ 33_①

Psychiatric Nursing

34 다음 중 조증의 증상에 해당하는 것은?

① 무능감　　② 동기부여 부족　　③ 산만함
④ 과소수면　　⑤ 외모에 무관심

▶ ①, ②, ④, ⑤는 우울의 증상임

35 Prozac을 투여 받고 있는 우울증 환자에게서 보일 수 있는 부작용으로 옳지 않은 것은?

① 복시　　② 발기부전　　③ 체중 증가
④ 구강건조　　⑤ 두통

▶ - Prozac은 선택적 세로토닌 재흡수 차단제의 한 종류로 과량에도 비교적 안전하며, 다른 전통적인 항우울제에 비길만한 효과를 가지고 있으면서도 심각한 항콜린 작용, 심혈관계 부작용과 진정작용이 없다.
　- 또한 일반적으로 체중 증가를 일으키지 않아 대식증이 있는 환자와 체중 증가를 고민하는 환자들에게 유용한다.

36 다음 중 순환성 기분장애에 관련된 것으로 바른 설명을 고르시오.

① 대부분 병식을 갖고 있다.
② 주로 30대 이후에 발병한다.
③ 만성적 경과를 밟지 않는다.
④ 환자의 약 30%에서 I형 양극성 장애의 가족력을 보인다.
⑤ 양극성 장애로 발전되는 경우는 드물다.

▶ ① 병식을 갖고 있는 경우는 드물다.
② 15~25세에 50~75% 발병
③과 ⑤ 1/3은 주요 기분장애로 발전하며, 대개 II형 양극성 장애로 발전

37 다음 기간 중 특히 자살 시도에 대해 주의를 기울여야 하는 때는?

① 방에서 나오려하지 않을 때
② 신체적 고통을 호소하기 시작할 때
③ 우울에서 빠져나오기 시작할 때
④ 자가간호가 결핍되었을 때
⑤ 잠자기 전·후에

▶ 우울에서 빠져나오기 시작할 때 자살사고가 가장 두드러지게 나타남

정답 : 34_③　35_③　36_④　37_③

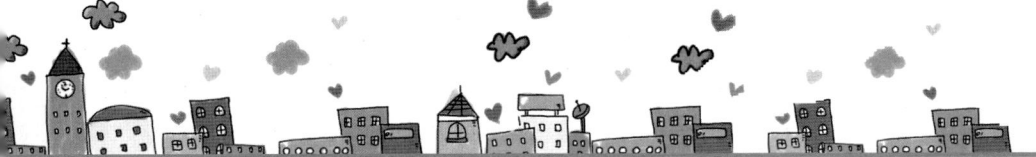
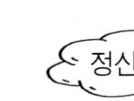

38 다음 중 순환성 장애로 진단받은 김여인의 행동 특성으로 맞는 것은?

① 2년 이상 우울한 기분, 자존감의 저하, 자책이 지속되어 왔다.
② 사고과정의 장애로 인하여 사고연상의 이완이 나타난다.
③ 고양된 자존감과 과대망상이 나타난다.
④ 흥미와 관심 결여로 사고의 두절이 나타난다.
⑤ 중요하지 않고 상관없는 자극에 주의산만해지는 행동이 나타난다.

▶ - 순환성 장애는 잦은 경조증 (조증 진단 기준을 충족시키지 않는)과 잦은 경우 우울증 (주요 우울장애 진단기준을 충족시키지 않는)이 교대로 나타날 때 진단된다.
①은 기분부전장애
②와 ④는 사고장애 증상
③은 양극성 장애의 조증 상태

39 다음 중 노년기 우울증의 특징을 고르시오.

① 체중 증가가 흔하다.
② 인지기능장애가 드물다.
③ 오후에 증상이 심하다.
④ 과도한 죄책감이 흔하다.
⑤ 신체기능 이상 호소가 적다.

▶ 노년기 우울증의 가장 흔한 증상
- 기력 감소, 집중곤란, 기억력장애, 허무감, 초조, 불면, 식욕상실, 체중 감소, 신체 증상 호소, 슬픔, 죄책감, 죽음이나 자살에 대한 집착, 수면장애, 정신운동성 초조나 지연, 변비
- 특히 노년기 우울증에서는 신체 증상 호소가 두드러져 신체 또는 신체기관 기능에 대한 망상이 많은 반면, 주관적 우울감의 호소는 적음. 우울증은 오전에 증상이 심함

40 양극성 장애 I형을 바르게 설명한 것은?

① 경조증과 우울이 교대로 나타난다.
② 우울이 반복적으로 나타난다.
③ 조증과 우울이 교대로 반복된다.
④ 경조증과 경우울이 반복적으로 나타난다.
⑤ 경조증이 반복적으로 나타난다.

▶ - 양극성 장애 중 I형은 우울과 조증이 교대로 또는 조증이 반복적으로 나타나는 장애임
- II형은 경조증과 우울이 교대로 나타나는 장애임
- 순환성 장애는 경조증과 경우울이 교대로 나타나는 장애임

정답 : 38 ⑤ 39 ④ 40 ③

제 5 장 · 기분장애 | 153

Psychiatric Nursing

41 조증환자의 행동 상태에 대한 설명으로 맞는 것은?

① 무가치감
② 성욕감퇴
③ 수면요구 감소
④ 쾌감상실
⑤ 자살시도

해설 연결
- 생각이 많아 잠을 거의 자지 않는데도 피곤해하지 않고, 활동하는 동안 신체 여러 부분이 다치기도 하지만 관심이 없으며, 대부분 환자들은 예의범절을 무시한다.
- 참을성이 없으며, 분노·욕설·노골적인 적개심 등으로 반응한다.
- 감정기복이 심하고, 간섭을 많이 하여 주위 사람들이 불편해 하는 경향이 있다.
- 폭식과 거식을 반복적으로 나타낸다. 드물게는 환각 증세가 나타날 수 있다.

42 말이 빠르고 사고의 비약으로 인해 의사소통의 결함이 있는 조증 환자와 이야기할 때, 효율적인 간호 중재 방법은?

① 이해할 수 있도록 천천히 차근차근 이야기한다.
② 가능한 조용한 목소리로 이야기하거나 침묵을 지킨다.
③ 주의집중의 장애가 있으므로 요점을 빨리 이야기한다.
④ 자신의 언행과 행동에 대해 어떻게 느끼는지 이야기한다.
⑤ 사고의 비약이 있다는 것을 지적하고 이것이 조증의 증후라고 이야기한다.

43 다음 중 기분부전장애의 행동 특성으로 맞는 것은?

① 사고의 비약을 보인다.
② 비관적 사고와 절망감을 표현한다.
③ 쉽게 주의가 산만해진다.
④ 평소보다 말이 많고 계속 이야기하며 목소리가 크다.
⑤ 과장된 자존감과 과장된 행동을 보인다.

국시적중문제 해설

▶ - 조증의 증세는 유쾌한 감정·자신감·자기도취·자기확신·자기만족·허세·낭비벽 등이 나타난다.
- 의욕적으로 여러 계획들을 세워서 바로 실패하거나 포기할 만한 일들을 벌여 놓기도 한다.
- 의기양양·기고만장 등 흥분 상태에 빠지고, 춤을 추고 노래를 부르는 등 소란스럽고 제약없는 열정적인 상태에 이른다.
- 부·권력·종교에 대한 과대망상증 및 이와 관련하여 피해망상증도 나타난다.
- 여러 장신구를 이용하여 이상한 몸치장을 하고, 온벽에 그림을 붙여 장식하기도 한다.

▶ 양극성 장애 환자는 불안 수준이 높고 쉽게 사고가 이탈하므로 비난하거나 무시해서는 안 되며, 하나씩 천천히 이야기하도록 함

▶ 기분부전장애의 행동 특성은 식욕감퇴, 만성적 피로와 에너지 저하, 자존감 저하와 부적당감, 집중력과 기억력 감퇴, 비관적 사고와 절망감 등임

정답 : 41_③ 42_① 43_②

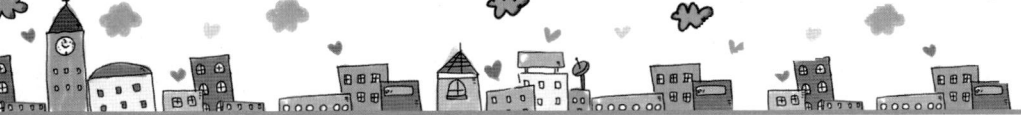
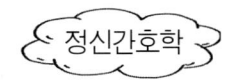

44 다음 중 기분부전증에 대한 설명으로 틀린 것은?

① 그리스어로 정신이 어려운 상태라는 뜻이다.
② 남성보다 여성에게 더 많이 발생한다.
③ 주요 우울증과 비슷하나 증상이 덜 지속된다.
④ 알코올 중독과 관련되기도 한다.
⑤ 무능감이나 무력감을 느낀다.

▶ 주요 우울증과 비슷하지만 증상이 더 오래 (2년 이상) 지속됨

45 우울장애 발생의 정신적 역동에 대한 설명으로 가장 적절한 것은 무엇인가?

① 징벌적 초자아, 강한 자아
② 내향적 분노, 강한 자아
③ 대상 상실, 약한 자아
④ 강한 자존심, 강한 자아
⑤ 약한 초자아, 강한 자아

▶ 우울장애의 원인과 역동에 관한 이론은 실제적 또는 인지되는 상실감의 중요성에 초점을 맞추며 약한 자아가 분노 등의 감정을 자신의 마음 속 내부로 향하는 이유가 된다.

46 자살위험이 높은 대상자를 이해하기 위해 간호사가 알아야 할 내용이 아닌 것은?

① 자살하려는 의도　　② 자살의 위험시기
③ 대상자의 지지체계　　④ 대상자의 경제 상태
⑤ 자살기도 경험

▶ 위험인자
- 약물의존, 난폭한 행동, 과거 자살 시도 경험, 정신병원 치료 경험, 이혼, 실직, 가정불화, 신체질병, 우울증, 정신질환, 자살 언급, 가난, 사회적 고립

47 다음 중 비전형 향상의 우울 삽화 증상은?

① 불면　　② 과식　　③ 과잉행동
④ 기분고양　　⑤ 정신운동 초조

▶ 일반적인 MDD의 경우와는 달리 수면과다나 식욕증가를 호소하는 환자들도 있음. 이러한 경우를 atypical 비전형적이라고 함

정답 : 44_③ 45_③ 46_③ 47_②

Psychiatric Nursing

48 50세 남성이 TV에 나오는 사람들이 자신을 욕한다고 말하고 있다. 이 남성에게 나타나는 증상은?

① 색정 망상   ② 우울 망상   ③ 관계 망상
④ 피해 망상   ⑤ 신체 망상

▶ 관계 망상
- 실제로 자신과 상관없는 일상 생활에서의 상황을 자신과 관련있다고 잘못 이해하거나 믿는 망상

49 심한 조증으로 입원한 김씨는 너무 바빠서 밥 먹을 시간이 없다며 식사를 거부하고 있다. 이에 대한 간호사의 적절한 간호 중재는?

① 환자를 꾸중한다.
② 환자에게 식사를 강요한다.
③ 배고플 때 먹을 수 있도록 주머니에 먹을 것을 넣어둔다.
④ 간청하는 태도로 식사를 권유한다.
⑤ 혼자 내버려 둔다.

▶ 행동과다가 심한 환자는 너무 바빠서 식사를 하지 못하므로 주머니에 간단한 음식을 넣어주어 다니면서 먹을 수 있도록 한다.

50 외모에 관심이 없던 우울증 환자가 어느 날 세수를 하고, 머리를 손질하고 있다. 이에 대한 간호사의 적절한 태도는?

① "옷도 신경쓰세요."
② "좋은 일 있으신가봐요."
③ "완전 이쁘시네요. 진작 그렇게 하시지 그랬어요."
④ "세수도 하고 머리 손질도 하셨네요."
⑤ "이뻐요."

▶ 환자가 씻고 난 후 과도한 반응은 하지 말아야 한다. 침착하고 온화한 태도로 수용하고 정직, 공감, 동정하는 태도를 보여야 하며, 신뢰적 관계를 이루도록 노력하고 환자의 존재 가치성을 인정하는 태도를 보여야 한다.

정답 : 48_③ 49_③ 50_④

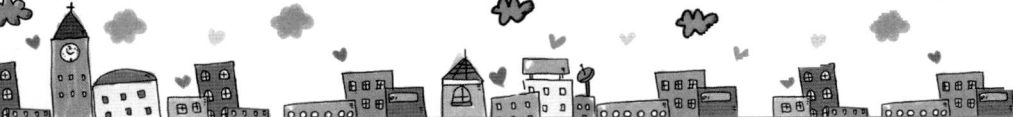
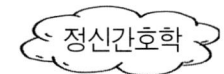

51 심한 우울증을 겪고 있는 환자가 자신의 인생은 가치 없는 인생이라며 먹을 것을 거부하고 있다. 이 환자는 현재 영양 불균형 위험 상태에 놓여 있다. 간호사의 적절한 태도는?

① 우울증으로 인한 것이므로 혼자 내버려둔다.
② 간호사가 애절하게 먹어줄 것을 부탁한다.
③ 의사에게 보고하거나 지시를 받는다.
④ 강제로 위관 영양 한다.
⑤ 간호사가 음식을 먹여준다.

▶ 영양 불균형으로 신체, 생리적인 문제가 심각한 대상자는 우선적으로 간호사가 대상자에게 직접 음식을 떠먹여 적절한 영양 상태를 유지하도록 해야 한다.

52 자살 시도를 실패한 한 남성 환자가 병원에 입원했다. 계속해서 "더는 못견뎌. 자살할거야"라고 말하는 환자에게 적절한 간호사의 태도로 옳은 것은?

① "모두가 힘든데, 환자분 이러시면 안 됩니다."
② "오늘 날씨가 좋군요."
③ "그런건 약한 사람들이나 생각하는 겁니다. 그 힘으로 다시 살아보아요."
④ "죽을 수 없어요. 몸만 힘들뿐이죠."
⑤ "이해합니다. 왜 죽고 싶은지에 대해 이야기 해볼까요?"

▶ 대상자가 표현하는 내용이나 느낌을 다른 용어로 표현하는 치료적 의사 소통법인 수용과 반영을 사용하여 대화해야 한다.

53 우울증 환자의 증상으로 가장 적절한 것은?

① 성욕 감소 ② 공격적 ③ 자신감
④ 고양감 ⑤ 활동 증가

▶ 우울증 증상
 - 성장애, 두통, 변비, 무월경, 통증, 식욕 증가 혹은 감소, 수면장애 등이 나타난다.
 ②~⑤는 조증 증상에 해당한다.

정답 : 51_⑤ 52_⑤ 53_①

Psychiatric Nursing

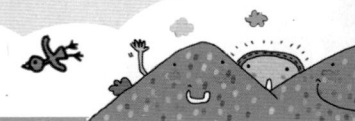

54 조증 환자의 행동 상태에 대한 설명으로 가장 옳은 것은?

① 쾌감 상실 ② 자살 시도 ③ 수면 욕구 증가
④ 성욕 감퇴 ⑤ 팽창된 자존심

▶ 조증 환자의 행동
- 팽창된 자존심과 과대성, 감소된 수면 욕구, 평소보다 말이 많고 계속 지껄이려는 압력, 사고의 비약, 산만, 목적 지향적 활동의 증가, 쾌락 활동에 과도한 몰두 등

55 갱년기 우울증에 대한 설명으로 가장 옳지 않은 것은?

① 비사교적이고 지나치게 양심적인 경우가 많다.
② 책임감이 강하고 융통성이 없다.
③ 과대 망상이 지배적이다.
④ 건강염려증이 있다.
⑤ 편집 망상이 강하다.

▶ 갱년기 우울증
- 강박적, 융통성이 적고 양심적이고 매사를 철저히 해나가는 책임감이 강하면서 성미가 급하고 예민하고 말이 적은 성격의 소유자로 제한된 환경에서 생활한다.

56 매일 지속되는 우울한 기분을 느끼던 한 여성이 정신과를 찾았다. 이 여성은 거의 모든 일상 활동의 흥미나 즐거움이 없다고 말한다. 이 여성에게 내려진 기분장애 종류의 진단은?

① 양극성 장애 Ⅰ ② 양극성 장애 Ⅱ ③ 기분부전장애
④ 조증 ⑤ 주요 우울장애

▶ 주요 우울장애
- 하루의 대부분, 거의 매일 지속되는 우울한 기분이 주관적인 보고나 객관적인 관찰에서 드러난다. 거의 모든 일상 활동에 대한 흥미나 즐거움이 뚜렷하게 저하되는 양상을 보인다. 또한 체중 감소나 증가, 식욕 감소나 증가, 불면이나 과다 수면, 피로, 활력 상실, 무가치감, 과도한 죄책감, 사고력이나 집중력의 감소, 우유부단함, 반복적인 죽음에 대한 생각, 자살 사고, 자살 기도, 자살 수행 계획 등의 특징을 보인다.

정답 : 54_⑤ 55_③ 56_⑤

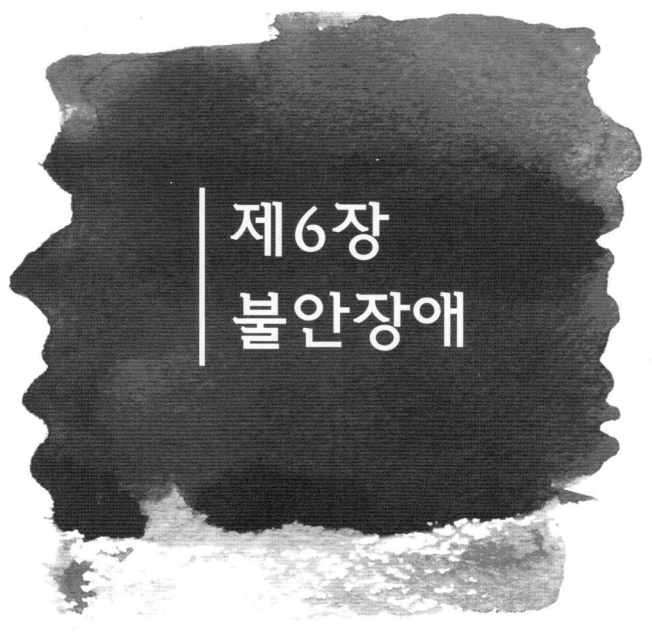

제6장
불안장애

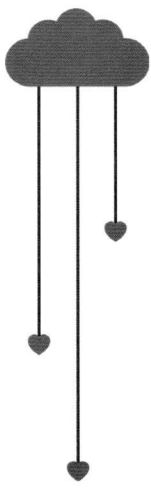

단원별 출제 분석표

대단원	중단원	출제 년도	출제 빈도
불안장애	정의	99, 00, 01, 02	★★
	원인	06, 10	★
	단계	14	☆
	신체 증상	98, 06, 09, 13	★★
	관련 질환	98, 99, 00, 01, 02, 03, 04, 05, 06, 09, 10, 11, 12, 13, 14, 15	★★★★★★★★

> 최다빈출내용

❋ **정의** 기출 99, 00, 01, 02
① 불확실하고 무력한 느낌과 관련되었으며, 속성이 모호한 막연한 염려
② 스트레스에 대한 반응이며, 위협적인 상황에 대한 방어적인 반응으로 주관적으로 경험되는 정서 상태
③ 외적인 위험에 의한 것보다 내적인 갈등에 대한 조절 능력의 상실 또는 약화로 인해 초래되는 모호하고 막연한 감정

❋ **원인** 기출 06, 10

정신분석적인 견해	무의식적 갈등, 억압된 소망, 욕망, 본능, 충동적 위협감
생리적인 견해	유전적인 소인, 선천적 취약성, 병리적 소견
신경생리학적 견해	신경전달물질(GABA, serotonin, norepinephrine)
대인관계론적 견해	낮은 자존감, 낮은 자기개념, 부모와의 부적절한 관계
행동이론적 견해	학습된 행동, 내적·환경적 자극에 조건화 반응
환경론적 견해	재난, 재해, 성폭행, 상실 경험, 무시, 기타 여러 가지 스트레스원

❋ **신체 증상** 기출 99, 06, 09, 13

심혈관계 / 호흡기계	• 천식 • 심부전증 • 고혈압	• 심장부정맥 • 관상동맥 기능부전증 • 과호흡 증상	• 만성 폐쇄성 폐 질환 • 베타-아드레날린성 과다 활동 상태 • 저산소증, 감염
내분비계	• 카시노이드 • 쿠싱증후군 • 부갑상샘 저하증	• 호크롬성 세포종 • 갑상샘 과다증 • 갑상샘 저하증	• 저혈당증 • 폐경 • 월경전증후군
신경계	• 혈관교원병 • 다발성 경화증 • 윌슨병	• 간질 • 기질성 뇌증후군	• 헌팅턴 무도병 • 전정기능곤란증
관련물질	중독	• 항콜린성 약물 • 코카인 • 교감신경 자극제	• 아스피린 • 환각제 • 마리화나	• 카페인 • 스테로이드
	금단 증상	• 알코올	• 진정제	• 수면제

❋ **관련 질환** 기출 98, 99, 00, 01, 02, 03, 04, 05, 06, 09, 10, 11, 12, 13, 14, 15

- **공포장애 (phobia disorder)**

정의	• 불안장애의 한 유형으로 예상치 못한 특정한 상황이나 활동, 대상에 대해서 공포심을 느껴 높은 강도의 두려움과 불쾌감으로 인해 그 조건을 회피하려는 것, 자신이 느끼는 공포가 불합리하고 그 공포가 자신에게 위협적이지 않다는 것을 알면서도 공포심을 느끼면 발작과 같은 다양한 증상을 동반하면서 스스로 제어하기 어려운 상황에 처한다. 증상으로는 숨이 가빠지고 오한이나 발열, 경련이나 무정위한 불수의 운동, 어지러움, 두근거림, 구역질 등이 나타남	
특성	• 다른 환자와 식사, 집단 활동, 또는 소풍 등을 계속해서 회피, 쇼핑 센터, 영화관, 레스토랑, 공중화장실 같은 공공장소를 계속 회피하거나 엘리베이터나 좁은 장소에 밀폐되기를 거부함	
유형	광장공포증	• 노출된 장소, 도망가기 어려운 공공장소 등에서 무력하게 되거나 도움을 받을 수 없을 때 나타나는 공포
	사회공포증	• 타인과 동석하는 경우, 극도의 긴장과 불안에 빠져 두려움을 느끼는 증상
	특정공포증	• 특정한 대상이나 상황에 대해 두려움을 느끼는 증상
간호	• 조용하고 침착한 태도로 대상자를 대하며, 대상자와 함께 있어줌. 체계적 탈감작이나 홍수법 • 환자가 환경으로부터 가능한 한 자극을 받지 않도록 작은 방이나 좁은 공간에 머물게 함 • 라디오나 TV 소리, 사람들이 말하는 등의 소음이나 밝은 빛 등의 환경적 자극을 가능한 한 줄여줌	

최다빈출내용

- 범불안장애 (generalized anxiety disorder)

특징	• 지속적이고 만성적인 불안이 6개월 이상 지속되고, 두려운 어떤 일이 일어날 것이라는 걱정 또는 공포 • 운동성 긴장 (안절부절, 근육통, 피로 등)이 나타나기도 함 • 호흡곤란, 심계항진, 어지러움, 발한, 오심, 잦은 소변 등을 호소함 • 불안, 쉽게 놀라고, 자극에 과민, 잠드는 데 어려움, 계속적으로 부정적인 어떤 일이 일어날 것이라 생각함
간호	• 대상자를 조용하고 작은 장소에 있게 하며, 옆에 있어 주어 불안을 조절하도록 도움을 줌 • 즐길 수 있는 오락을 하게 함으로써 환자의 흥미를 자극시키며, 성취, 승리에 대한 목적을 얻을 수 있도록 함(오락요법) • 일을 하게 함으로써 환각이나 망상으로부터 벗어나게 함(작업요법) • 그림을 그리게 하여 환자들이 무의식적으로 자신의 의견을 표현할 수 있도록 도와 줌(그림요법) • 독서물을 읽고 느낌을 토론함으로써 감정을 완화시키거나 자극시켜 현실에 대한 인식을 갖게해 줌(독서요법) • 집단요법을 실시함(환자의 이상행동이 수정되며, 의사결정 능력이 증진되고, 사람 간의 신뢰가 돈독해짐)

약물치료
(diazepam)
	• 불안, 흥분, 불면증 등에 사용되며, 항불안제, 근육이완제, 항경련제로도 사용됨
	• 부작용 : 졸음, 근육 협조 불능 등이며, 장기간 사용하면 신체적 의존현상이 나타날 수 있음
	• 주의사항
	  - 졸음, 주의력 · 집중력 · 반사운동 능력 등의 저하가 일어날 수 있으므로 이 약을 투여 중인 환자는 자동차 운전 등 위험을 수반하는 기계 조작을 하지 않도록 주의를 주어야 함
	  - 벤조디아제핀계 약물을 우울증이나 우울성 불안에 단독으로 사용할 경우 자살 경향이 증가할 수 있으므로 신중히 투여
	  - 장기간 사용 시에는 혈액검사, 간기능검사 및 요검사를 정기적으로 함
	  - 권장 용량 및 고용량 투여 시 전향기억상실증을 유발할 수 있음

- 강박장애 (obsessive - compulsive disorder)

정의	• 자신의 의지와는 상관없이 어떤 특정한 사고나 행동을 떨쳐버리고 싶은데도 시도 때도 없이 반복적으로 하게 되는 상태
원인	• 두뇌의 신경전달물질 중 '세로토닌'이 충분히 공급되지 못해서 발생하기도 하고, 뇌의 이마엽 (전두엽)과 바닥핵 (기저핵) 부위를 잇는 신경망의 기능에 이상이 있어서 나타나기도 함
증상	• 강박적인 씻기행동 : 오염에 대한 불안감 혹은 먼지나 세균에 대한 염려를 떨쳐버리기 위해서 과도하게 손을 씻거나 장시간의 샤워를 하기도 하고, 집안 청소를 하는 등의 행동 • 강박적인 확인행동 : 자신이 실수를 하지는 않았는지, 혹은 사고가 발생하지는 않을지에 대해 두려움을 느끼며 이를 방지하기 위한 의도에서 반복적으로 수행되는 행동 • 균형 또는 정확성에 대한 욕구 및 강박행동 (강박적인 정리 정돈) : 물건을 항상 반듯하게 두거나, 대칭적으로 두는 행동으로 사물을 제대로 맞춰 놓아야 한다는 완벽주의적 성향을 추구하는 행동 • 강박적인 지연행동 : 강박장애 환자들이 반복적인 강박행위에 몰두하는 데 많은 시간이 소모되는 것으로, 대개의 경우 강박지연행동을 보이는 사람들은 자신의 강박적이고 지나치게 꼼꼼한 수행에 대해 저항감을 느끼지 않음 (예 : 양치질을 하는 데에만 30분이 소요되고 목욕을 하는데는 2시간이 넘게 걸리는 경우) • 강박적인 수집행동 : 쓸모없이 보이거나 낡고 가치 없는 물건들에 대해 집착을 보이는 것이 특징이고, 강박적인 수집행동을 보이는 사람들은 자신의 수집물을 타인이 만지거나 다른 장소로 치우는 것에 대해 과도한 불안감을 느끼기도 함
치료 및 간호	• 약물치료 : 항우울제 (세로토닌의 기능을 정상화시킴) • 행동지원 : 1단계 : 먼저 자신의 강박사고나 강박행동을 잘 파악하고 변화시키는 방법을 배운다. 2단계 : 강박사고로부터 유발되는 불편감을 가라앉히는 방법, 그리고 강박행동을 줄이는 방법을 배움 • 가족지원 : 강박장애 환자의 행동에 대해서 비난하거나 꾸지람을 하지 말아야 하며, 강박장애를 저항하려고 노력하는 모습을 격려해 주어야 함. 중립적인 태도를 취해야 함

- 외상 후 스트레스 장애 (PTSD)

특징	• 교통사고, 항공사고, 홍수, 폭풍, 강간, 전쟁 등을 경험한 이후 나타나는 장애 • 사고와 관련된 꿈의 반복, 자극에 대한 반응의 둔화, 관계의 감소, 고립감, 위축된 행동, 수면장애, 죄의식, 집중곤란, 지나치게 놀라는 반응
간호	• 공격적인 욕구가 있는 환자는 공격적인 욕구를 건전하게 표현할 기회를 줌 • 환자가 그들의 부정적 감정 (상실감, 유기 및 죽음에 대한 무서움과 불안, 실망, 죄책감 등)을 말로나 글로 표현하게 함 • 정서적으로 지지, 의사의 처방으로 약물 복용, 집단요법이나 가족치료를 권함 • 타인에게 의존하고 자기감정을 표현하지 않는 것은 비효율적인 자기대처로 볼 수 있음

최다빈출문제

1. 무력감과 일시적으로 인격이 와해된 불안 단계는? ★★★★

   ① 공황 ② 흥분
   ③ 중등도 불안 ④ 경증 불안
   ⑤ 중증 불안

   ▶ 공황 수준의 불안은 삶과 양립하기 어려워 무한히 지속하기 힘들며, 오래 지속하면 탈진과 사망을 초래한다.

2. 건강염려증의 특징으로 옳은 것은? ★★★★

   ① 특정 부위에 간헐적인 통증을 호소한다.
   ② 수의적 운동과 감각기관의 기능 상실이 특징적이다.
   ③ 한 병원을 주기적으로 다닌다.
   ④ 끊임없이 신체적 증상을 호소한다.
   ⑤ 자신의 신체에 대해 병적으로 집착하고 반응한다.

   ▶ 자신의 신체에 대한 심한 병적인 집착과 끊임없는 신체적 호소 및 환경에 대한 흥미의 결여를 특징으로 하는 신체형 장애 → 이런 증상이 6개월 이상 지속될 때

3. 손에 상처가 날 정도로 손을 자주 씻는 강박 증상을 보이며, 주변을 과도하게 청결하게 하려는 환자에 대한 간호로 올바른 것은? ★★★★

   ① 증상을 억제한다.
   ② 증상을 허용하는 방법으로 수용해 준다.
   ③ 증상을 무시한다.
   ④ 증상에 대해 감정적으로 대처한다.
   ⑤ 증상을 보일 때마다 처벌한다.

   ▶ 강박행동은 불안을 감소시키기 위해 하는 행동이므로 허용하는 방법으로 수용해 주어야 하지만, 강박행위가 신체에 손상을 입힐 정도로 심할 때는 제한을 가해야 한다.

4. 공황장애 증상을 나타내는 환자에 대한 우선적인 간호로 옳은 것은? ★★★★

   ① 과거 병력을 질문한다.
   ② 안정을 시키기 위해 혼자 방에 있게 한다.
   ③ 나타날 수 있는 신체적 손상을 예방하고 옆에 있어주며 침착하게 안정시킨다.
   ④ 사람이 많은 곳에 환자 혼자 나가게 한다.
   ⑤ 걱정할 증상이 아니라며 안심시킨다.

   ▶ - 대상자와 신뢰적인 관계 형성을 맺는 것이 중요
      - 환자의 방어기전을 보호
      - 환자가 스스로 조절할 수 있는 스트레스가 무엇인지 파악
      - 불안을 완화시킬 수 있는 음악을 듣거나 부르게 함
      - 언어 또는 비언어적인 의사소통을 통하여 대상자의 감정을 파악하고 수용해야 함

5. 공포장애의 이차적 이득으로 옳지 않은 것은? ★★★★

   ① 개인의 불안과 긴장을 해소시킨다.
   ② 의존성을 간접적으로 해소할 수 있다.
   ③ 공포증을 영구적으로 나타나게 한다.
   ④ 다른 사람의 관심과 걱정을 받는다.
   ⑤ 일시적으로 자신의 책임을 회피할 수 있다.

   ▶ 불안과 긴장을 해소시키는 것은 1차적 이득에 대한 설명이다.

6. 다음 중 불안의 원인을 행동이론적 관점에서 보면? ★

   ① 학습된 무력감이다.
   ② 개인이 자신이나 환경과 접촉하지 않을 때 생긴다.
   ③ 대인 관계에서 발생한다.
   ④ 불안에 대한 자아의 비효과적인 방어이다.
   ⑤ 생물, 심리, 사회적 요인들의 결과이다.

   ▶ 제 6 장 161p. 최다빈출내용 참조

7. 6개월 이상 동안 어떤 일이나 활동에 대하여 지나치게 불안해하는 남자가 있다. 이 남자의 불안장애는 어떤 것인가? ★

   ① 범불안장애 ② 외상 후 스트레스 장애
   ③ 신경쇠약증 ④ 강박장애
   ⑤ 공황장애

   ▶ 제 6 장 162p. 최다빈출내용 참조

8. 여행을 다녀오느라 공부를 제대로 하지 못한 여대생이 시험을 앞에 두고 큰 스트레스를 겪고 있다. 다음 중 여대생에서 관찰할 수 있는 특성으로 옳은 것은? ★★★

   ① 혈압 하강 ② 동공 수축
   ③ 호흡수 감소 ④ 심박동수 증가
   ⑤ 어깨근육 이완

   ▶ 제 6 장 161p. 최다빈출내용 참조

9. 사고로 아들이 사망한 후 우울을 겪는 중년여성이 입원하였다. 환자는 사고에 대해 계속 생각하거나 악몽을 꾸는 등 사고를 재경험하며, 가끔은 아들이 죽은 것을 잊어먹은 것처럼 행동하기도 한다. 환자와 가장 관련이 큰 불안장애는? ★★★

① 범불안장애 ② 신경쇠약증
③ 외상후 스트레스 장애 ④ 공황장애
⑤ 수면장애

▶ 제 6 장 162p. 최다빈출내용 참조

10. 공포장애에 대한 정의는? ★

① 환자의 일상생활을 방해한다.
② 긴장과 불안을 덜기 위해 나타나는 증상이다.
③ 특정한 대상이나 상황에 대한 두려움이다.
④ 자율적으로 조절할 수 없으며, 논리적으로 설명할 수 없다.
⑤ 신체 증상이나 의심 행동으로 표현한다.

▶ 제 6 장 161p. 최다빈출내용 참조

11. 더러움에 대한 두려움이 있어 검은색만 보면 계속하여 손을 씻는 환자에 대한 설명으로 맞는 것은? ★★

① 불안이 해소되면 행동을 중지한다.
② 논리적인 설득으로 행동으로 감소시킬 수 있다.
③ 불안을 해소하기 위한 일시적인 행동이다.
④ 무의식적으로 이루어진다.
⑤ 씻어서 손이 깨끗해지면 더 이상 씻지 않는다.

▶ 불안을 감소하기 위해 강박행동을 하는 환자들에게 의식행위를 못하게 하면 안 되는데, 이는 불안을 조절할 수 없어 공황으로 압도되어 버리고 말기 때문임. 계속 손을 씻는 행위는 불안을 해소하기 위한 일시적인 행동이므로 불안을 감소할 수 있도록 손을 씻게 내버려 둠

12. 강박장애가 있는 대상자로 자신의 뒤를 계속 확인하면서 다니고 계속 손을 씻느라 손에 피부장애가 발생하고 치료요법에 참여하지 못한다. 대상자가 이러한 행동을 하는 이유로 가장 적절한 것은? ★★★

① 물건을 자꾸 잃어버리는 습관을 고치기 위하여
② 의료진의 관심을 얻기 위해
③ 불안을 감소시키기 위해
④ 치료요법에 참여하고 싶지 않아서
⑤ 자꾸 손에 뭐가 묻어서

▶ 제 6 장 162p. 최다빈출내용 참조

13. 자신의 손수건을 수 차례 빨고 난 후에도 아직도 세균이 많다고 생각하며 손수건을 빠는 행동을 보이는 것은? ★

① 자폐증 ② 신체화장애
③ 정신분열증 ④ 강박장애
⑤ 인격장애

▶ 제 6 장 161p. 최다빈출내용 참조

14. 고소공포증 환자의 치료를 위해 가장 적절한 간호 중재는? ★★★

① 미술요법 ② 통찰치료
③ 체계적 탈감작법 ④ 혐오치료요법
⑤ 전기충격요법

▶ 제 6 장 161p. 최다빈출내용 참조

15. 목욕을 할 때 목욕탕에 갇힌 것 같은 느낌이 들어 불안하고 두려움을 호소하는 환자에게 가장 적절한 간호 중재는? ★★★

① 목욕 시 환자의 주의를 분산시킬 수 있는 다른 자극을 제공한다.
② 목욕을 할 수 있도록 목욕 시작 30분 전에 진정제를 투약한다.
③ 불안이 가라앉도록 환자 곁에 있어 준다.
④ 객관적이고 권위적인 태도로 참으라고 말한다.
⑤ 조용하고 솔직한 태도로 의사소통을 실시한다.

▶ 제 6 장 162p. 최다빈출내용 참조

16. 외상 후 스트레스 장애를 진단받은 여성이 타인에게 많이 의존하고 자신의 감정을 표현하려 하지 않을 때, 적절한 간호 진단은? ★★★

① 불안
② 사회적 고립
③ 비효율적인 자기대처
④ 자가간호 결핍
⑤ 신체 손상 위험성

▶ 제 6 장 162p. 최다빈출내용 참조

17. 공황장애 환자를 위한 치료적 환경을 계획할 때, 필요한 내용은? ★

   가. 능동적으로 대상자의 말을 경청한다.
   나. 신체의 불편이 있으면 조절해 준다.
   다. 걷기, 스포츠 등 활동적인 신체 활동을 계획한다.
   라. 대상자의 방어기전을 바꾸도록 한다.

   ① 가, 나, 다   ② 가, 다   ③ 나, 라
   ④ 라   ⑤ 가, 나, 다, 라

   ▶ 대상자의 치료적 환경을 조성하기 위해서는 지지적 환경을 계획한다. 즉 환자의 말을 능동적으로 경청하고, 신체의 불편이 있으면 조절해주며, 걷기나 스포츠 등 활동적인 신체 활동을 계획한다. 또한 대상자의 방어기전을 보호하는 안전한 환경을 계획해야 한다.

18. 정신분석요법이 가장 효과적인 것은? ★

   ① 정신분열증   ② 정동장애
   ③ 기질적 뇌증후군   ④ 불안장애
   ⑤ 약물 중독

   ▶ 정신분석요법의 적응증
   - 갈등의 원인이 내면적인 경우, 갈등이 오이디푸스 콤플렉스와 관계있을 때, 불안장애, 전환장애, 우울장애, 약물 중독을 겸하지 않은 인격장애자, 성장애, 심하지 않은 정신생리장애, 회복기나 경계상태의 정신질환 등

19. 어느 날부터 외출을 안 하고 집안에만 있게 된 박씨가 지하철역에 갔다가 갑자기 불안과 가슴이 답답함을 느꼈다면, 어떤 진단을 내릴 수 있겠는가? ★

   ① 사회공포증   ② 광장공포증
   ③ 밀폐공포증   ④ 범불안장애
   ⑤ 고소공포증

   ▶ 제 6 장 161p. 최다빈출내용 참조

20. 불안에 대한 설명으로 맞는 것은? ★★

   ① 공포와 유사한 개념이다.
   ② 개인의 객관적인 경험이다.
   ③ 방어기제로 어느 정도 줄일 수 있다.
   ④ 정상인 사람은 겪지 않는다.
   ⑤ 중등도의 불안은 동기부여를 한다.

   ▶ 불안
   - 누구나 살아가면서 흔히 경험하는 불유쾌한 감정 상태로 현대사회에서 가장 보편적으로 나타나는 정서적 반응
   - 내적이나 외적으로 예측되는 위험에 대한 근심과 걱정
   - 불안이 두려움을 줄만한 외적대상이나 사건이 없는 경우에도 나타나는 반면, 공포는 의식할 수 있는 실제적 위협에 대한 반응이라는 측면에서 구별됨
   - 불안은 스트레스에 대한 반응이며, 위협적인 상황에 대한 방어적인 반응으로 주관적으로 경험되는 정서 상태임
   - 경증 불안은 학습을 동기화시키며, 성장과 창조성을 가져오므로 유용함

21. 다음 중 강박장애의 특성으로 알맞은 것은? ♛

   ① 강박행동의 불합리성에 대해 인식하지 못한다.
   ② 강박행동을 통해 기쁨이나 만족을 얻고자 한다.
   ③ 억제하려고 노력하면 불안 증상이 나타난다.
   ④ 여성보다 남성에서 유병률이 높다.
   ⑤ 행동치료나 약물치료는 비효과적이다.

   ▶ 대부분의 대상자들은 강박적 사고에 동반하는 고통을 감소시키고 두려운 사건이나 상황을 예방하기 위해 강박적 행동을 수행하는 압박감을 느낀다. 만약 대상자 자신이나 다른 사람들이 강박행동을 중지시키려 하면 불안이 나타나게 된다.

22. 불안증세로 입원한 20대 남성이 갑자기 학교강의에 가야 한다며 가방을 들고 소란을 피운다. 간호사의 옳은 반응은 무엇인가? ♛

   ① "학교라니 무슨 말을 하는 거예요?"라고 말한다.
   ② 가방을 뺏고 병동의 규칙을 강조한다.
   ③ 억제대로 억제한다.
   ④ "강의를 들으러 가야한다는 마음에 마음이 조급하시군요"라고 말한다.
   ⑤ "미술치료가 더 재미있을 것 같은데, 여기에 참여하는 것은 어떠세요?"라고 권유한다.

   ▶ 불안의 경우 강박행동을 나타낼 때, 이를 중지하려고 하면 더 큰 불안이 나타나게 되며, 대상자에게 공감을 제공하는 것이 적절하다.

23. 발표할 때 불안해하는 20대 환자에게 투여할 수 있는 약은? ♛

   ① 할로페리돌   ② 알프라졸람
   ③ 티오리다진   ④ 클로자핀
   ⑤ 암페타민

   ▶ 약물은 불안을 중재하는 데 매우 효과적인 방법이다. 벤조디아제핀은 항불안 효과, 진정 효과, 근육이완 효과, 경련 역치를 상승시키는 약물 효과가 있고, 대체로 안전하므로 항불안제로써 불안장애 치료에 많이 사용된다. 약물 종류로는 알프라졸람, 로라제팜, 디아제팜, 클로나제팜 등이 있다.

정답
1. ① 2. ⑤ 3. ① 4. ③ 5. ① 6. ① 7. ① 8. ④
9. ③ 10. ③ 11. ③ 12. ③ 13. ④ 14. ③ 15. ③ 16. ③
17. ① 18. ④ 19. ② 20. ⑤ 21. ③ 22. ④ 23. ②

간호사국가시험 적중문제

01 불안을 신체적 증상으로 조정하는 환자에 대한 적절한 간호 중재는?

① 검사하여 아무 문제가 없음을 증명한다.
② 꾀병 같다는 것을 인식시킨다.
③ 신체적 호소를 경시한다.
④ 신체적 호소에 대해 먼저 토론을 시작한다.
⑤ 신체적 호소에 대해 사무적인 태도로 경청한다.

02 27세 여성이 이유없이 죽을 것 같은 불안, 오한, 땀, 현기증으로 응급실에 왔다. 맞는 설명은?

① 서서히 발병한다.
② 드물게 만성화가 될 수 있다.
③ 카제인 과다복용 시 증상이 악화된다.
④ 다른 정신장애 동반은 드물다.
⑤ 특정 상황이나 대상에 대해 각종 증상이 반복된다.

03 다음은 강박장애에 관련된 것이다. 이 환자의 방어기제는?

① 취소와 고립
② 부정과 투사
③ 분리와 상징화
④ 억압과 전치
⑤ 동일시와 함입

국시적중문제 해설

▶ 신체적 증상으로 호소하는 환자의 표현에 인정하지 말고 사무적인 태도를 취한다.

▶ ① 급성 발병한다.
② 10~20%는 유의한 증상을 가진 채 만성화한다.
③ 카제인, 알코올 과다복용 시 증상이 악화
④ 공황장애의 다수가 한 가지 이상의 정신질환을 가지고 있다.
⑤ 특정 공포증에 대한 설명이다.

▶ 정신역동적으로 강박장애는 불안에 대한 다음 3가지 방어기제에 의해 발생함
 - 취소, 반동형성, 고립

정답 : 01_⑤ 02_③ 03_①

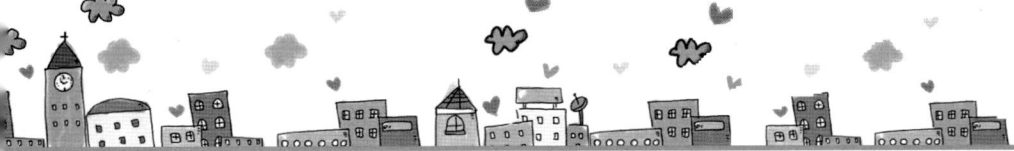

04 불안과 관련된 증상으로 가장 적절한 것은?

① 부적응적 행동　　② 집중력 증가
③ 판단력 증가　　　④ 환각
⑤ 망상

▶ 불안 증상
- 안절부절 못함. 긴장, 근육통, 피로 등의 운동성 긴장
- 두려운 일에 대한 걱정, 공포
- 심리적 위축 행동, 회피 행동
- 공격적 행위를 통해 불안 표출
- 부적응적 행동
- 불안을 생리적으로 표출

05 심한 불안발작과 이에 동반하는 다양한 신체 증상들이 아무런 예고없이 갑작스럽게 발생하는 불안장애의 유형을 무엇이라 하는가?

① 강박장애　　　② 공포장애
③ 공황장애　　　④ 광장공포증
⑤ 범불안장애

▶ - 공황장애에서 발생하는 불안발작은 매우 심해서 거의 죽을 것 같은 공포심을 유발하며, 이를 공황발작이라 한다.
- 공황장애는 독립적인 질환으로 인정되기 시작한 역사는 짧으나 질병의 특성상 환자들의 일상생활에 미치는 영향이 크기 때문에 그 중요성이 크다고 볼 수 있다.

06 오염을 두려워하는 강박장애 환자에게 쓰레기통을 만지고 나서 손을 씻지 못하게 하였다. 이에 해당하는 행동치료는?

① 체계적 탈감작　　② 소거　　　③ 부정강화
④ 노출 후 반응차단　⑤ 혐오요법

▶ ① 체계적 탈감작요법 : 예) 뱀을 지나치게 무서워하는 사람에게 뱀을 상상하는 것부터 시작해 조금씩 실제 뱀으로 접근시키는 방법
② 소거 : 긍정강화로 증가되었던 행동이 보상을 철회하면 점차 감소하는 현상
③ 부정강화 : 특정 행동을 하고 난 다음 피하고 싶은 자극을 멈추거나 피하게 함으로써 그 행동을 강화시키는 방법
④ 불안이나 충동을 줄이기 위해 하는 행동을 못하게 한다. 예) 강박장애 환자에게 쓰레기통을 만지고 나서 손을 씻지 않게 한다.
⑤ 혐오요법 : 병적행동을 유발하는 자극이 생길 때마다 불쾌한 자극을 줌으로써 병적행동을 줄이는 방법

정답 : 04_① 05_③ 06_④

제 6 장 · 불안장애 | 167

Psychiatric Nursing

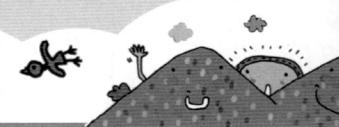
국시적중문제 해설

07 다음 중 불안의 원인을 행동이론적 관점에서 보면?

① 학습된 무력감이다.
② 개인이 자신이나 환경과 접촉하지 않을 때 생긴다.
③ 대인관계에서 발생한다.
④ 불안에 대한 자아의 비효과적인 방어이다.
⑤ 생물·심리·사회적 요인들의 결과이다.

▶ 불안은 불확실하고 무력한 느낌과 관련되었으며, 속성이 모호한 막연한 염려이며, 불안의 원인을 행동이론적 관점에서 보면 학습된 내용이며, 조건화된 반응이라 볼 수 있음

08 다음 중 공포장애의 개념을 맞게 설명한 것은?

① 불안에 대항하여 반복적이고 상투적인 활동들로 방어를 하고 무의식적인 경험을 상징화하는 것
② 막연한 불안이 아니고 특정한 대상, 장소, 집단, 생각에 대해 심한 두려움을 갖는데서 오는 것
③ 모든 것이 완결되어야 하는데 미결 상태로 남아있는 것 같이 생각되어 모든 것을 의심하여 마음을 놓지 못하는 것
④ 심한 두려움이나 무력감을 느끼는 어떤 경험을 한 후 이 사건으로 인해 극심한 놀라움과 두려움 때문에 나타나는 것
⑤ 개인생활 중 두 서너 사건이나 상황 중에서 비현실적인 걱정과 불안을 심하게 지속적으로 하는 것

▶ ①과 ③은 강박장애, ④는 외상 후 스트레스장애, ⑤는 범불안장애에 대한 설명

09 공포장애 환자의 공포반응들은 무의식적 근거에서 일어나는 불안에 대한 방어이다. 다음 중 공포장애에서 주로 사용되는 방어기제는 무엇인가?

① 퇴행, 전환
② 합리화, 격리
③ 투사, 합리화
④ 전치, 상징화
⑤ 전치, 억제

▶ - 공포환자의 공포는 억압만으로는 충분하지 못하여 불안이 다른 대상으로 전치되어 옮겨져 전치된 대상이나 상황에 공포를 느끼게 되고, 공포의 대상은 상징화됨
- 공포장애 환자의 방어기제는 전치에 의한 상징화와 퇴행이 보조적 기제로 사용됨

정답 : 07 ① 08 ② 09 ④

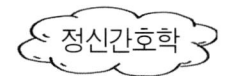

10 공포장애 환자에게 적절한 간호중재는?

① 두려움이 있는 상황에 장시간 노출시킨다.
② 두려운 상황에 점차적으로 접하도록 하기 위해 체계적 둔감법을 사용한다.
③ 대상자와 함께 하기보다는 가급적 혼자 둔다.
④ 공포대상이 생각날 때마다 사고중지를 하도록 한다.
⑤ 공포상황에 직접 접하도록 한다.

▶ 공포장애
 - 특정한 대상, 활동, 상황에 대한 불합리한 공포 때문에 그것에 대해 계속적으로 회피하는 장애
 - 자신은 그 공포가 불합리하고 실제 아무런 위험이 없다는 것을 잘 알고 있지만, 막상 직면하게 되면 억제할 수 없는 공포가 일어나므로, 그 공포를 일으키는 대상이나 상황을 피하게 됨
 - 공포장애를 포함한 불안장애 환자를 위해서는 조용한 접근을 계속하면서 대상자와 함께 머무는 것이 필요함

11 불안, 불편감이나 공포를 유발시키는 상황으로부터 자신을 격리시켜 기억상실, 이인성 장애, 둔주가 나타나는 장애는 어느 것인가?

① 해리장애   ② 강박장애   ③ 전환장애
④ 공포장애   ⑤ 건강염려증

▶ 공포장애는 특정한 대상이나 행동상황에 처했을 때 비현실적인 두려움과 불안 증세가 생겨서 이를 극복하지 못하고, 그 대상이나 상황을 피해버리는 장애
 - 해리장애에는 해리성 기억상실, 해리성 둔주, 해리성 혼미, 트랜스 및 빙의장애, 해리성 운동장애, 해리성 경련, 해리성 무감각 및 지각상실 등이 있다.

12 안절부절하고 집중력 저하와 심한 심계항진 및 호흡곤란을 호소하는 불안대상자 간호로 옳은 것은?

① 간호사는 대상자 시야의 중심에 있도록 한다.
② 대상자의 비효율적인 대처기전이 발견되는 즉시 제한한다.
③ 다른 환자 앞에서 대상자의 불안한 감정을 비판한다.
④ 대상자의 행동을 제한하거나 활동을 격려할 때 가족은 개입하면 방해가 된다.
⑤ 대상자 가까이에서 직접적인 질문을 통해 신뢰 관계를 확립한다.

▶ 불안환자의 대처기전을 공격하거나 대처기전을 강제로 제거해서는 안 된다.
 - 대처기전이나 증상은 무의식적인 갈등을 다루기 위해 시도되기 때문에 환자의 방어기전을 보호해야만 한다.
 - 다른 환자의 앞에서 환자의 불안한 감정을 비판하면 오히려 불안환자에게 해롭고 오히려 불안을 증가시킨다.
 - 또한 불안환자에게 가족은 환자에게 필요한 제한을 가하거나 활동을 격려하는 데 있어 지지를 제공할 수 있으므로 가족구성원도 계획에 참여시켜야 한다.
 - 간호사는 환자의 옆에 있어 주되 환자의 개인적인 공간을 존중해야 하는데, 약 180cm 정도의 거리가 공포에 대한 토의와 개방성을 위해 가장 최선의 거리여서 더 멀어지거나 더 가까워지면 환자는 더 불안해할 수 있다.

정답 : 10_② 11_① 12_①

Psychiatric Nursing

13 외상 후 스트레스 장애 대상자 간호 중재에서 1차적으로 초점을 두어야 할 내용은 무엇인가?

① 스트레스 사건 조절에 대한 상담을 한다.
② 자가간호 활동을 교육하여 긴장 이완을 도모하여 불안을 완화한다.
③ 전체 가족을 대상으로 가족교육을 실시하여 가족기능을 증진시킨다.
④ 생리적 각성 상태에 대한 정신생물학적 중재를 시도한다.
⑤ 간호사와 환자가 상호존중과 개방적인 관계를 형성하도록 한다.

▶ - 외상 후 스트레스장애 환자간호에 필수적인 요소는 상호존중과 개방성임
 - 또한 환자가 경험한 정서적 고통을 인식하고, 환자가 표현한 고통에 대한 공감적 반응이 중요함

14 박씨는 얼마 전 택시를 타고 가다가 갑자기 숨쉬기가 힘들었고, 그 후 엘리베이터를 타면 가슴이 답답해져서 참기 힘들어짐을 느껴 입원하게 되었다. 그리고 아침에 목욕탕 문을 닫자 갑자기 숨쉬기가 힘들어져 괴로워서 나왔다. 이 환자에게 필요한 간호는?

① 공포를 가중시키는 원인을 물어서 자신이 확인하게 한다.
② 불안해 하는 환자를 안심시키며 옆에 있어 준다.
③ 다른 자극을 주어 관심을 돌리기 위해 상호교류를 증진시킨다.
④ 불안을 가라앉히기 위해 혼자 독방에 둔다.
⑤ 항불안 약물을 복용하도록 권유한다.

▶ 환자를 안심시키면서 지지하는 간호가 우선적이다.

15 다음 중 극도로 흥분한 공황 상태에 있는 환자의 일차적인 간호목표는 무엇인가?

① 발작을 일으키게 하는 불안의 잠재적인 근원을 확인한다.
② 지지체계를 구축해 준다.
③ 환자의 안전을 위협하는 환경을 조정해 준다.
④ 스트레스에 대처하는 방법을 가르친다.
⑤ 자가간호를 할 수 있도록 중재한다.

▶ - 불안을 나타내는 환자의 간호목표는 촉진 요인에 상관없이 일차적으로 대상자의 즉각적인 불편 제거 및 대상자와 직원의 안전 유지임
 - 그 다음 목표로 발작을 일으키게 하는 불안의 잠재적인 근원을 확인하고 보다 잘 대처하도록 대상자를 돕는 것임

정답 : 13. ⑤ 14. ② 15. ③

16 광선공포증 중재로 알맞은 것은?

① 광선은 신체에 해롭지 않음을 인식시킨다.
② 안대를 채워준다.
③ 항상 불을 끄고 있도록 한다.
④ 광선에 대한 공포는 잘못된 생각임을 알려준다.
⑤ 조명의 밝기를 점차적으로 조절해준다.

▶ 광선공포증
- 이유없이 밝은 장소를 피하려는 빛에 대한 공포로, 남자보다 여자에게 많고 대개 억압된 정신과적 갈등이 빛과 관련된 상징적인 것으로 표현된다.
- 간호 중재의 방법으로 탈감작 방법을 많이 이용하는데, 이것은 공포 대상에 대하여 대상자를 점진적으로 노출시킴으로써 조금씩 공포감을 감소시켜 나가는 방법이다.

17 다음 중 해리장애의 정의로 가장 잘 설명된 것은 어느 것인가?

① 광범위하고 과도하게 지속적인 불안을 느끼는 장애
② 무의식적 갈등이 신체적 증상으로 전환되어 나타나는 장애
③ 자신의 의지와는 무관하게 반복되는 강박적 사고나 행동으로 나타나는 장애
④ 의식, 기억, 정체성, 지각 및 행동의 통합에 이상이 있는 장애
⑤ 위협을 주지 않는 특정 사물이나 상황에 대해 지속적으로 두려움을 나타내는 장애

▶ ① 범불안장애
② 전환장애
③ 강박장애
⑤ 공포장애

18 다음 중 외상 후 스트레스 장애에 대한 정의로 가장 적절한 것은?

① 지나친 근심으로 인한 매사 걱정, 초조, 긴장 및 불안 상태
② 자신의 의지와 무관하게 반복되는 사고나 행동
③ 위협적인 사고에 대한 반복적인 회상이나 악몽 등 외상적 경험의 재경험
④ 이유없이 갑자기 불안이 극도로 심해지며 죽을 것 같은 공포
⑤ 불안감과 운동성 긴장의 지속 상태

▶ 외상 후 스트레스 장애는 위협적이었던 사고에 대한 반복적 회상이나 악몽에 시달리는 등 외상 경험을 재경험하고, 그러한 외상을 상기시키는 것들을 지속적으로 회피하려 하거나 그러한 상기에 대한 반응을 마비시키려 하며, 지속적으로 과민 상태에 있는 것을 말함

정답 : 16_⑤ 17_④ 18_③

Psychiatric Nursing

19 중학생이 원치 않는 전학을 한 후 시험을 치게 되었는데, 성적이 20점이 떨어지고 집단에서 소외되어 지낸다. 어떤 형태인가?

① 건강염려증 ② 꾀병
③ 강박장애 ④ 적응장애
⑤ 외상 후 스트레스 장애

▶ 적응장애
- 어떤 스트레스나 개인적으로 충격적 사건을 겪은 후 3개월 이내에 정서적 또는 행동적 부적응 반응을 나타내는 상태를 말하는데, 가장 큰 원인은 특정한 스트레스에 대한 개인의 취약성이다.
- 정신적으로 받은 충격의 강도에 비해 지나치게 적응을 못하는 증세가 나타나는데, 직업·대인관계·학업 등 다른 분야에서도 장애가 나타난다.
- 정신적 충격 또는 스트레스가 해소되면 6개월 안에 증세가 없어지지만 스트레스가 계속된다면 지속될 수 있다.
- 모든 연령층에서 발생할 수 있지만 특히 청소년기에 많이 나타나고, 정신과 환자의 10%가 이 장애를 가지고 있다.

20 높은 곳, 동물 등의 대상 및 상황이 존재하거나 예견되는 것에 과도하고 비합리적인 두려움을 갖는 증상을 가진 장애는 무엇인가?

① 특정공포증 ② 광장공포증 ③ 사회공포증
④ 공황장애 ⑤ 폐쇄공포증

▶ 특정공포증
- 특정 대상이나 상황 등 공포상황에 노출되면 거의 즉각적으로 불안 반응이 나타남
- 두려움이 과도하다는 것을 느끼고 걱정하거나 회피하는 일로 인해 정상적인 일상생활이 방해받게 됨
- 파충류, 쥐, 벌레, 개 등을 두려워하는 zoophobia 외에도 밀폐공포, 고소공포 등이 이에 속함

21 불안에 대한 설명 중 틀린 것은?

① 경증도 불안은 지각 능력을 향상시킨다.
② 중등도 불안은 선택의 폭을 좁힌다.
③ 공황은 목적 활동을 지속시키지 못하게 한다.
④ 심한 불안은 지각 상태를 붕괴시킨다.
⑤ 불안이 근육에 미치는 것을 초조라고 한다.

▶ 불안이 근육에 미치는 것은 긴장이라고 한다.

정답 : 19_④ 20_① 21_⑤

정신간호학

국시적중문제 해설

22 다음 중 성폭행이나 자동차 사고 등으로 인해 나타나는 불안장애는 무엇인가?

① 강박장애
② 외상 후 스트레스 장애
③ 공포장애
④ 공황장애
⑤ 범불안장애

해설 연결

▶ PTSD의 위험요인
- 아동기 외상의 경험
- 경계성, 편집성, 의존성 또는 반사회적 인격장애의 특징
- 부적절한 가족, 또래의 지지체계
- 여성, 정신과 질환에 대한 유전적 취약성
- 최근의 스트레스가 되는 생활 변화
- 내적이기 보다는 외적인 조절 상황의 인식
- 최근의 과도한 알코올 섭취

23 불안에 대한 생리적-인지적 특성이 잘 조합된 것은?

① 심계항진 – 건망증
② 발한 – 우울
③ 학습집중 – 무가치감
④ 식욕부진 – 인지력 증가
⑤ 동공 수축 – 분노

24 28세 남자가 멀리 글씨가 보이면 반드시 가까이 가서 나쁜 내용이 아닌지 확인을 해야 불안하지 않다는 것을 주소로 내원하였다. 집에서는 부모님이 그렇게 하지 못하게 하여 매우 불안해 하였다. 진단은?

① 급성 스트레스 장애
② 광장공포증
③ 사회공포증
④ 강박장애
⑤ 범불안장애

▶ 외상 후 스트레스 장애 (post traumatic stress disorder, PTSD)
- 외상 후 스트레스 장애는 사람이 전쟁, 고문, 자연재해, 사고 등의 심각한 사건을 경험한 후 그 사건에 공포감을 느끼고 사건 후에도 계속적인 재경험을 통해 고통을 느끼며 거기서 벗어나기 위해 에너지를 소비하게 되는 질환으로, 정상적인 사회생활에 부정적인 영향을 끼치게 됨

▶ - 생리적 반응 : 심계항진, 혈압 상승, 어지러운 느낌, 실제로 어지러움
- 인지적 반응 : 주의집중 곤란, 몰두, 창조력 감소, 자기의식, 악몽, 두려운 시각적 영상, 건망증

▶ 강박장애 임상 증상
- 다양하지만 불합리한 줄 알면서도 반복적인 사고나 반복적인 행동을 보이는 것이 특징임
- 역학 : 20세 전후 발병, 학력이나 지능이 높은 경향이 많음
- 원인 : 생물학적인 요인으로써 cingulum에 대사와 혈류의 증가
- 치료 : SSRI를 우울증에서보다 고용량, 행동치료 (노출요법, 반응정지), 지지적 정신치료
- 예후 : 불안장애 중 가장 나쁨

정답 : 22_② 23_① 24_④

제 6 장 · 불안장애 | 173

Psychiatric Nursing

국시적중문제 해설

25. 50대 대상자는 주기적으로 들어오는 수입이 있음에도 매달 내야 하는 공과금 등 일상적인 모든 일에 대해 지나치게 걱정을 하고 있으며, 대학입시에 실패한 아들에 대한 걱정을 6개월째 계속하고 있다. 이 대상자에게 내릴 수 있는 진단은 무엇인가?

① 강박장애
② 외상 후 스트레스 장애
③ 범불안장애
④ 신체화장애
⑤ 공황장애

▶ 생활 속의 여러 가지 일들(건강, 경제, 학업, 직장, 대인관계, 미래의 불확실성 등)에 대해서 일반적인 수준 이상의 지나치게 걱정을 하고 있으며, 아들에 대한 걱정이 6개월 이상 지속되는 것으로 보아 범불안장애로 볼 수 있음

26. 다음 중 공황장애를 유발하는 신체질환과 관련이 없는 것은 무엇인가?

① 폐색전증
② 협심증
③ 저혈당증
④ 관절염
⑤ 갑상샘과다증

▶ 공황장애를 유발하는 신체질환은 저산소증, 협심증, 카페인 중독증, 폐색전증, 심근경색증, 저혈당증, 대사성 산증, 기흉, 갑상샘과다증, 감염성 질환 등이 있음

27. 최근 들어 이씨는 아무 것도 없는 운동장에서 갑작스러운 불안함과 호흡곤란 등을 호소하고 있다. 무슨 장애에 해당하는가?

① 공황장애
② 인격장애
③ 강박장애
④ 망상장애
⑤ 범불안장애

해설 연결
- 오심 또는 복부 불편감
- 어지럼증, 불안정감, 머리가 텅 빈 느낌, 졸도
- 비현실감, 이인증
- 조절력 상실에 대한 공포나 미칠 것 같은 느낌
- 죽을 것 같은 느낌
- 사지가 저리고 무감각한 것 같은 이상감각
- 오한 또는 열감

▶ 공황장애란 예기치 못한 반복적 공황발작이 발생하는 것으로 공황발작의 주요 특징에는 실제 위험이 없는 상태에서 강렬한 공포감과 불편감을 경험하는 기간이 명백해야 하며, 아래 나열한 13개의 신체적·인지적 증상 중 4가지 이상이 나타나야 한다.
- 심계항진, 심장 두근거림, 심박수 증가
- 발한
- 무서워서 떨림
- 숨가쁜 느낌이나 질식감
- 숨막히는 느낌
- 흉통 또는 흉부 불편감

정답 : 25_③ 26_④ 27_①

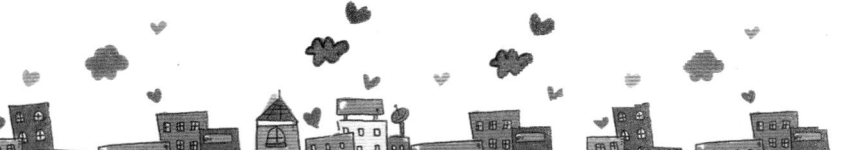

28 대학병원에서 간호사 면접시험 때마다 긴장하여 말을 더듬고 손발을 떨며, 불합격을 반복하는 24세 면접생이 있다. 이 사람이 면접 전에 복용할 수 있는 약물은?

① Sertarline   ② Bupropion   ③ Imipramine
④ Fluoxetine   ⑤ Propranolol

▶ 무대공포증과 같은 수행공포 증상이 있는 경우 과제 수행 한 시간 전에 필요 시 복용의 개념으로 베타수용제 차단제 (propranolol)가 사용됨

29 불안한 환자를 오락활동이나 작업요법에 참가시키는 이유는?

① 긴장을 풀고 관심을 다른 곳으로 돌리기 위해
② 공포를 표현할 대상을 제공하기 위해
③ 규칙적, 강압적 분위기를 습득하기 위해
④ 새로운 의사소통 기술을 습득하기 위해
⑤ 병원 생활을 즐겁게 하기 위해

▶ 게임은 본능적인 공격행위를 발산할 수 있고, 오락활동은 긴장해소의 효과가 있으며, 작업요법은 새로운 흥미를 창조하고 과잉에너지를 발산하여 불안을 해소하고 자기표현의 기회가 되고, 정신적 인 퇴행을 방지하고 자신감을 가지게 하며, 쓸모없는 습관을 예방, 새로운 습관을 형성, 대인관계와 적응력을 증진시킨다.

30 불안장애의 관련 요인을 평가할 때, 상황에 대한 비현실적이고 부정적인 평가로 불안이 일어나는 것으로 가정하는 것은 어떤 이론에 속하는 모형인가?

① 인지주의 모형   ② 행동주의 모형
③ 대인관계 모형   ④ 정신역동 모형
⑤ 생물학적 모형

▶ 불안장애의 원인에서 비현실적이고 부정적인 평가로 불안이 일어나는 것으로 가정하는 것은 인지주의 모형이다.

정답 : 28_⑤ 29_① 30_①

Psychiatric Nursing

31 강박장애 진단을 받은 30세의 이씨 부인은 하루에 수 십번씩 손을 닦는 행동을 한다. 방문고리도 오염이 되어 있다며 손수건으로 싸서 열고 있다. 이씨 부인의 관련 요인은?

① 반복적이고 의식적인 행동에 대한 집착
② 사회기술 부족
③ 외상성 스트레스에 노출
④ 의사결정 갈등
⑤ 외상성 사건의 재경험

▶ - 강박적 사고는 자신의 생각이 불합리하다고 생각하고 이것을 없애려고 노력하여도 지속되는 관념, 사고, 충동 또는 심상으로서 강제적이고 부적절한 것으로 경험한다.
- 오염, 반복적 의심, 특별한 순서로 물건을 정리하고 싶은 욕구가 있다.

32 강박장애 환자의 충동이나 감정에 상반되는 과장적인 태도나 성격 특성이 형성되는데 관계되는 방어기제는?

① 격리(isolation)
② 취소(undoing)
③ 반동형성(reaction-formation)
④ 퇴행(regression)
⑤ 동일시(identification)

▶ - 강박장애 발생과 관련된 충동과 감정은 격리에 의해 억압되고 사고만 의식화된다.
- 계속 의식화되려는 충동과 감정은 취소에 의해 더욱 방어되며, 그 결과 강박행동이 나타난다.
- 반동형성에 의해 충동이나 감정에 반대되는 강박장애 환자의 과장적 태도나 성격 특징이 형성된다.

33 강박장애가 화학적 불균형에 의해 초래되며, 그 중 세로토닌 조절장애와 관련이 있다고 보면, 치료약물로써 가장 효과적인 것은?

① Lithium
② Piperidine
③ Clomipramine
④ Lupenthixol
⑤ Imipramine

▶ 약물치료에서 강박장애에 삼환계항 우울제의 하나인 clomipramine이 가장 효과적으로 알려져 있다.

정답 : 31 ① 32 ③ 33 ③

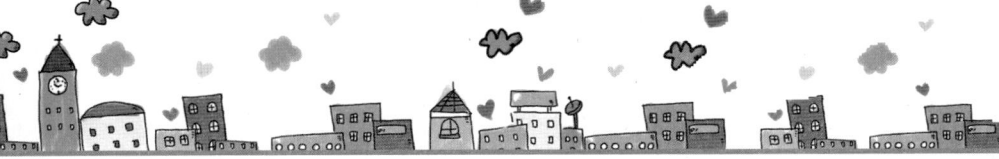
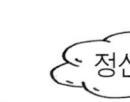

34 머리감기에 대한 강박장애가 있는 환자에게 적절한 간호는?

① 적극적으로 관심을 표현한다.
② 행동에 대해 비판하지 않는다.
③ 부적응 행동인 것을 깨닫게 한다.
④ 근본 원인에 대한 이야기를 나눠본다.
⑤ 중단시키기 위해 제한한다.

▶ 강박장애가 행위를 비판하거나 제한하는 것, 또는 동의 및 관심을 표현해서는 안 됨

35 45세 여자환자가 매사 걱정하고, 20대 중반부터 불면과 안절부절 못한 현상이 있었으며, 최근에는 운전면허 필기시험에 떨어질 것 같아서 걱정했다. 진단명은?

① 범불안장애　　　　　② 공황장애
③ 공포장애　　　　　　④ 강박장애
⑤ 외상후 스트레스 장애

▶ 범불안장애는 심한 불안과 걱정으로 인해 일상생활 활동에 지장을 초래하는 만성적인 불안이 특징으로 예기불안, 운동성 긴장, 자율신경계의 기능과다, 초긴장 및 경계 등의 증상이 있다.

36 40세 택시운전사가 누군가 자신의 목을 조르는 것 같고, 자주 새벽에 일찍깨고, 운전에 대한 두려움과 식욕상실, 주의집중력 저하 등으로 해서 병원에 왔다. 한 달 전에는 자신이 운전하던 중 반대편에서 오는 버스와 충돌하여 타고 있던 두 사람이 현장에서 사망한 사고가 있었다. 이 환자의 진단은?

① 공포장애　　　　　　② 공황장애
③ 범불안장애　　　　　④ 강박장애
⑤ 외상 후 스트레스 장애

▶ 심한 공포 또는 두려움이나 무력감을 느끼는 어떤 경험을 한 후 이 사건으로 인해 극심한 놀라움과 두려움 때문에 나타나는 불안 증상 즉 외적 상황에 의한 스트레스가 스트레스 반응 증상으로 나타나는 불안 증상으로 외상 후 스트레스 장애군이라 한다.

정답 : 34 ②　35 ①　36 ⑤

Psychiatric Nursing

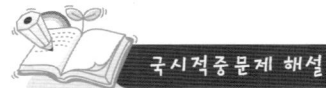

37 강박장애 환자에게 가장 효과적인 치료법으로는 약물치료와 병용할 수 있는 치료가 있다. 무엇인가?

① 최면치료 ② 집단치료 ③ 정신분석
④ 행동치료 ⑤ 가족치료

▶ 강박장애에서 행동치료는 강박행동에 효과적이며, 대표적인 행동치료법은 노출(exposure)과 반응 방지가 있음

38 자신의 불안 증상을 신체질환으로 생각하여 타과를 전전하다가 통증이나 수면장애와 같은 신체 증상으로 나중에야 정신과를 찾게 되는 질환은?

① 외상 후 스트레스 장애 ② 강박장애
③ 범불안장애 ④ 공황장애
⑤ 뚜렛증후군

▶ 범불안장애 환자들은 대부분 그들의 증상이 신체장애의 일종이라 생각하므로 정신과로 오지 않으며, 주로 통증이나 수면장애와 같은 다양한 신체 증상 때문에 병원을 찾음

39 다음 중 스트레스나 긴장을 풀어주어 일상생활에 적응하도록 도와주는 가장 적절한 관리 방법은?

① 건강식이요법 ② 약물요법
③ 전기충격요법 ④ 이완요법
⑤ 정신심리극

▶ - 이완요법은 근육계-신경계-심혈관계 등의 긴장상태를 풀어줌으로써 각종 심신증을 해소하는 방법이다.
- 대개 단전호흡법, 초월명상법, 기공, 참선, 체조 등에 활용되고 있는 이 이완요법은 환자가 자신의 심신증이 세균이나 바이러스 등에 의한 질환이 아니라 신경성에 의한 것임을 깨닫고 스스로 해결한다고 하는 점에서 의미가 있음

40 새로 입원한 환자가 복도를 서성거리고 침대에 누웠다 일어나는 행동을 반복하였다면, 그 원인은 무엇인가?

① 환청이 들려서
② 다리가 불편해서
③ 불안과 긴장 완화를 위해서
④ 누군가 자신을 해칠 것 같아서
⑤ 운동이 부족해서

▶ 안절부절, 긴장, 떨림, 놀람, 지나친 경계, 빠른 말투, 조정불가, 대인관계 위축, 억제, 과잉반응 등 행동의 강도는 불안이 증가하면서 함께 증가하는데, 환자는 불안과 긴장을 완화하기 위한 목적으로 이런 행동을 나타냄

정답 : 37_④ 38_③ 39_④ 40_③

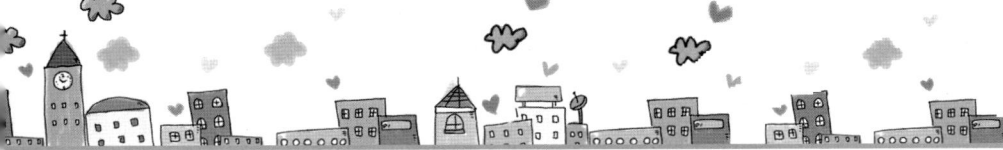
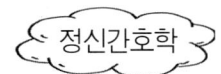

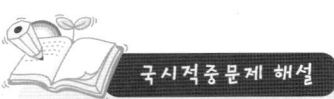

41 건물 잔해에 깔렸다가 살아난 사람이 건물 근처에 가면 무서워하며, 친구랑 약속이 있어도 건물에 들어가지 못하는 경우에 대한 설명으로 알맞은 것은?

① 비효율적인 대처
② 자가간호결핍
③ 신체 손상
④ 지남력 상실
⑤ 사회적 고립

▶ 특정한 장소나 문제와 관련되어 일어나는 인지적 왜곡은 상황에 대한 비현실적 평가나 위험을 일관성 있게 과대평가하기 때문에 상황에 대해 비효율적인 대처 반응을 나타내게 된다.

42 35세 택시기사가 운전 중 타이어와 범퍼를 자주 살피는 행동 때문에 처음으로 병원을 내원했다. 본인도 이해가 안되지만, 누군가 차에 치인 것 같아 하루에도 수 십 번 점검해야 안심이 된다고 하였다. 가장 효과적인 처치는?

① Litium
② 정신분석적 정신치료
③ 토큰경제(token economy)
④ 이마엽(frontal lobe)절제술
⑤ 선택적 세로토닌 재흡수 억제제(SSRI)

▶ - 대체로 약물치료와 행동치료 또는 그 병용이 가장 효과적이라 함
- SSRI가 강박장애의 1차 치료제임

43 다음 중 고통스런 생각에 결합되어 있는 감정을 의식에서 몰아내는 방어기제를 주로 사용하는 정신장애는?

① 신체형 통증장애
② 범불안장애
③ 강박장애
④ 신체형장애
⑤ 기분부전장애

▶ 지문에서 주어진 방어기제는 isolation
- ①, ④는 억압이 주로 사용됨
- ②는 교과서에 언급된 직접 연관된 특정 방어기제는 없음
- ③은 고립, 취소, 반동형성
- ⑤ 우울과 관련된 방어기제는 함입

정답 : 41_① 42_⑤ 43_③

제 6 장 · 불안장애 | 179

Psychiatric Nursing

44 직장인 A씨는 회의시간에 이야기를 하려면 얼굴이 빨개져 회의에 참석하는 것을 매우 두려워하고 있을 때, A씨의 행동 유형은 어느 장애에 속하는가?

① 질병공포증   ② 고소공포증   ③ 광장공포증
④ 사회공포증   ⑤ 폐쇄공포증

▶ 사회공포증은 사람들 앞에서 개인이 창피스러운 일을 당할 것이라는 두려움과 수치심 때문에 연설이나 발표 등을 두려워하는 것임

45 공황발작을 일으키는 대상자들이 주로 사용하는 정신방어기제는?

① 억제   ② 억압   ③ 해리
④ 부정   ⑤ 합리화

▶ - 정신분석가들은 억압을 공황발작과 관련된 주된 방어기제라 생각함
- 개인이 받아들이기 힘든 생각이나 소망, 충동들이 억압되어 의식으로부터 유리되어 있다가 그런 방어기제가 무너지면서 무의식적인 내용들이 의식 속으로 터져 나오려 할 때 나타나는 것이 불안과 공황임

46 다음 중 강박장애의 정의로 가장 잘 설명된 것은 어느 것인가?

① 광범위하고 과도하게 지속적인 불안을 느끼는 장애
② 무의식적 갈등이 신체적 증상으로 전환되어 나타나는 장애
③ 자신의 의지와는 무관하게 반복되는 강박적 사고나 행동으로 나타나는 장애
④ 의식, 기억, 정체성, 지각 및 행동의 통합에 이상이 있는 장애
⑤ 위협을 주지 않는 특정 사물이나 상황에 대해 지속적으로 두려움을 나타내는 장애

▶ - 강박장애는 자신의 의지와는 무관하게 반복되는 강박적 사고나 행동으로 나타나는 장애이다.
- ① 범불안장애 ② 전환장애 ④ 해리장애 ⑤ 공포장애

정답 : 44_④ 45_② 46_③

47 31세 회사원이 친하지 않은 사람을 회피하게 되고, 또는 사람들 앞에서 식사도 못하며, 공중화장실에서 소변도 보기가 힘들다는 주소로 내원하였다. 이 환자의 진단명에 대한 설명으로 옳은 것은?

① 증상의 발생이 대부분 20대 이후이다.
② 예기불안이 없는 것이 특징이다.
③ 환자의 부모는 지나치게 과잉보호적이다.
④ 약물로는 carbamazepine이 효과적이다.
⑤ 정신분석적 정신치료가 효과적이다.

48 김씨는 직장에서 성실한 사원으로 칭찬을 받으며 다른 사원보다 진급이 빨랐다. 지금은 완벽한 책임자로 근무 중인데, 계속되는 두통 때문에 근무에 지장을 초래할 정도이다. 이 사람의 성격은?

① 부적당한 성격 ② 강박적 성격 ③ 편집성 성격
④ 히스테리성 성격 ⑤ 수동공격형 성격

49 매사에 조심이 많고 완벽을 추구하는 환자의 원인은?

① 초자아가 너무 강해서 ② 죄책감
③ 억압된 본능 충동 ④ 내적 공격성
⑤ 애착 대상 상실

국시적중문제 해설

▶ Social phobia
- 증상 발생은 10대
- 일반적으로 사회공포증 환자의 부모들이 자녀들에게 더 거절적이거나, 돌봐줌이 부족하거나, 반대로 지나치게 과잉보호적이라고 알려져 있음
- 예기불안이 있음 : DSM-IV-TR 진단기준 E에 포함
- 인지행동치료를 우선하고, 항불안제 투여, 최면술, 근육이완요법들을 병행할 수 있음. 정신분석적 정신치료는 효과 없음
- MAOi, SSRI, benzodiazepine, veniafaxime 등을 사용할 수 있음

▶ 강박적 성격
- 완벽하고 경쟁적이며, 꼼꼼하고 질서정연하다. 어떤 일이든 바로 완벽하게 해야 직성이 풀린다.
- 이런 강박적 성격이 업무를 처리하는데 도움이 될지 모르나 지나치게 되면 오히려 비능률적이 되며, 타인과 어울리기 힘들고 주위의 모든 것을 억압하고 통제하려 하고, 감정이 메마르게 된다.

▶ 강박장애 환자로서 자신의 의지와는 무관하게 어떤 특정한 생각이나 행동이 계속 반복되는 상태를 말하며, 본능과 초자아의 내적인 심리적 결과로서 우울증을 많이 동반한다.

정답 : 47 ③ 48 ② 49 ①

Psychiatric Nursing

50 회사면접을 앞 둔 27세 이씨는 심한 불안과 걱정을 하던 중에 어지럽고 가슴이 마구 뛴다며 응급실에 내원하였고, 이런 증상은 3개월 동안 여러 차례 발생하였다. 어떤 장애를 의심할 수 있겠는가?

① 강박장애
② 공황장애
③ 외상 후 스트레스 증후군
④ 해리장애
⑤ 신체형 장애

▶ - 공황장애란 반복되는 공황발작과 정신 과민을 나타내는 상태로 한 주일에 여러 번 나타날 수 있고, 환자는 발작이 일어날 것에 대한 불안, 걱정이 있음
- 공황장애에는 심계항진, 호흡곤란, 현기증, 떨림증상, 감각이상, 가슴통증, 죽을 것 같은 공포, 오한과 발한, 졸도 등이 동반될 수 있음

51 개인의 지각능력을 심하게 저하시켜 오래 지속하면 탈진과 사망을 초래할 수 있는 불안의 정도는?

① 경미한 불안
② 중등도 불안
③ 중증 불안
④ 공황
⑤ 부동성 불안

▶ 공황 수준의 불안은 삶과 양립하기 어려워 무한히 지속하기 힘들며, 오래 지속하면 탈진과 사망을 초래한다.

52 불안은 경증, 중등도 및 중증 불안으로 구분할 수 있는데, 다음 중 경증 불안에서 나타나는 증상은 어느 것인가?

① 지각 영역이 현저하게 축소된다.
② 예전보다 예민해진다.
③ 과도한 몸의 움직임이 나타난다.
④ 근육이 긴장하기 시작한다.
⑤ 예전보다 덜 민감해진다.

▶ ①, ③은 중증 불안
④, ⑤는 중등도 불안

정답 : 50_② 51_④ 52_②

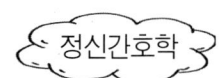

53 25세 여성이 두 달에 2회 이상의 20~30분간 지속되는 급성 불안발작을 호소하여 내원하였다. 유발요인은 없었으며, 현기증, 공포, 호흡곤란, 죽을 것 같은 느낌이 들었고, 신체검사 상 정상이었다. 이 환자에 대한 치료는?

① 정신분석적 치료
② 인지행동치료
③ 항우울제 효과 없다.
④ 증상이 없으면 약물치료 중단한다.
⑤ 죽지 않는다고 안심시킬 필요는 없다.

54 행동이론적 견해에서 불안장애의 원인을 무엇으로 보는가?

① 부모와의 대인관계이다.
② 학습된 불안반응이다.
③ 유전적 소인이다.
④ 생의 의미상실이다.
⑤ 무의식적 갈등이다.

55 25세 직장여성이 동료 남성에게 성폭행을 당한 후 남자를 무서워하고 멍한 표정으로 방안에만 있으려 하고, 그 일에 대한 악몽으로 놀라 자주 깨는 증상을 보였다. 이 장애의 임상적 특징 중 옳지 않은 것은?

① 2차 이득이 없다.
② 해리 상태나 공황발작이 나타난다.
③ 일상생활에서 감정을 느낄 수 없다.
④ 어린시절 정신적 외상이 취약조건이다.
⑤ 어리거나 고령일 때 외상사건에 대해 더 어려움을 나타낸다.

▶ 공황장애
① 은 통찰정신치료, 역동정신치료는 도움이 될 수 있음
② 는 인지행동치료가 효과적임
③ 은 SSRI를 1차 치료제로 사용함
④ 는 회복 후에도 유지치료를 8~12개월간 시도하며, 그 이후 서서히 감량함
⑤ 병의 원인, 증상, 치료에 대해 설명함으로써 증상이 어차피 일정기간 내 끝난다는 것과 생명에 위험이 전혀 되지 않음을 인식시키는 인지치료를 함

▶ 불안장애의 원인에 대한 이론적 견해
- 정신분석적 이론적 견해 : 무의식적 갈등, 억압된 소원, 욕망, 본능, 충동적 위협감
- 생리적 견해 : 유전적 소인, 선천적 취약성, 신경해부학적 위치, 병리적 소견
- 신경생리학적 견해 : 자율신경계의 극심한 반응, 신경전달물질(GABA, serotonin, norepinephrine)
- 대인관계론적 견해 : 조기부터 부모와의 관계에서 낮은 자존감과 낮은 자기개념이 형성되고, 이것이 불안 형성의 원인이 된다.
- 실존주의적 견해 : 생의 의미 상실
- 환경론적 견해 : 재난, 재해, 성폭행, 연속적 상처, 무시, 여러 가지 스트레스원
② 행동이론적 견해 : 학습된 행동, 내적, 환경적 자극에 대한 조건화 반응

▶ - PTSD 환자는 2차 이득을 통하여 금전적 보상이나 관심, 동정을 이끌어내거나 의존적 욕구를 만족시킴
- 2차적 이득이 중요한 요인임

정답 : 53_② 54_② 55_①

Psychiatric Nursing

국시적중문제 해설

56 불안장애 환자에게 나타날 수 있는 정신 역동의 일차 방어 기전으로 가장 적절한 것은?

① 억제   ② 승화   ③ 반동형성
④ 억압   ⑤ 퇴행

▶ 불안장애 환자의 일차 방어기제는 억압이다.

57 고소공포증을 호소하는 환자에게 할 수 있는 적절한 간호 중재는?

① 탈감작법   ② 칭찬   ③ 사고중지
④ 약물치료   ⑤ 사회기술훈련

▶ 공포장애(phobias)
 - 좁은 공간, 높은 곳, 광장 등의 상황이나 세균, 암 등 구체적인 대상에게 두려움을 느끼는 장애로 내적 불안 요소가 외계의 어떤 대상으로 투사, 전치되어 나타난다.
 - 공포장애에 적절한 간호 중재로는 탈감작법(점차 노출시키기, 긍정적 재강화), 대처기전(인지적, 물리적) 교육하고 실행하도록 돕는다.

58 자동차 운전 중 사고를 당했던 김씨는 운전은 물론이고 버스나 택시 같은 대중교통 이용 시 사고 장면이 떠올라 자주 놀라고, 기억력 감퇴, 피로, 두통, 근육통을 호소한다. 김씨는 무슨 장애인가?

① 범불안 장애   ② 공황장애   ③ 공포장애
④ 강박장애   ⑤ 외상 후 스트레스 장애

▶ 외상 후 스트레스 장애(post traumatic stress disorder)
 - 위협적인 사건이나 극심한 스트레스를 경험한 후 특수한 정신적 증상을 유발하는 장애
 - 회피, 반응마비, 지속적 과민 상태, 우울, 불안, 집중곤란, 흥미 상실, 대인관계의 무관심, 멍청한 태도, 짜증, 놀람, 수면장애, 해리, 공황발작, 착각, 환각, 기억 및 주의력장애
 - 위협적이었던 사고에 대한 반복적 회상이나 악몽 → 외상사건의 재경험
 - 뚜렷한 자율신경계 불안 증상을 동반함.
 - 폭발적, 갑작스럽고 충동적 행동, 약물남용, 알코올 남용 등 발병 가능
 - 희생자가 있을 경우 → 죄책감, 수치감

59 손을 자주 씻는 강박 증세를 보이는 환자에게 가장 적절한 간호 중재는?

① 손을 씻지 못하도록 제제를 가한다.
② 불안을 완화시키기 위해 손을 씻게 내버려둔다.
③ 논리적인 설득을 통해 행동을 감소시킨다.
④ 씻어서 손이 깨끗해진 것을 알게 한다.
⑤ 절수한다.

▶ 강박장애 환자 중재
 - 강박장애 환자의 강박행동은 불안을 완화시키기 위해 행해지는 것이므로 불안을 완화시키기 위해 손을 씻게 내버려둔다.

정답 : 56 ④ 57 ① 58 ⑤ 59 ②

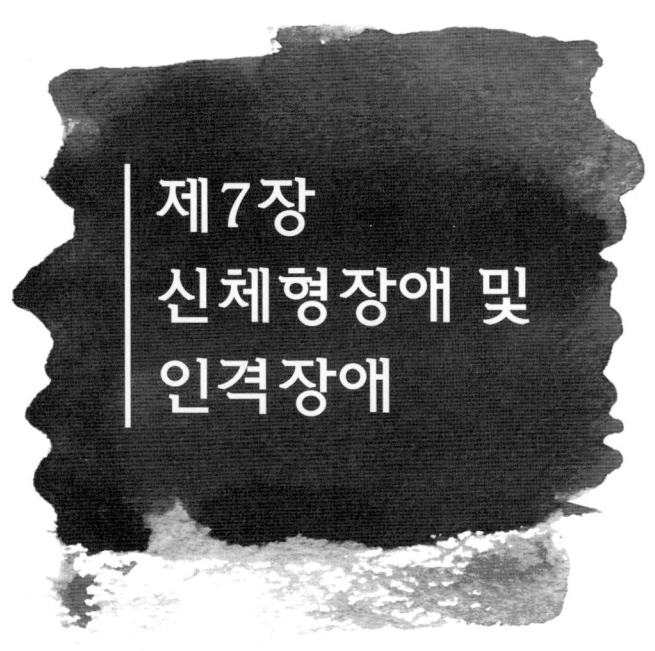

제7장
신체형장애 및 인격장애

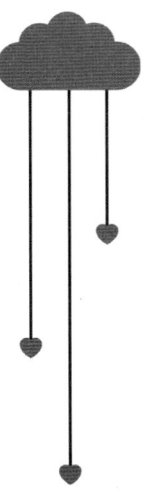

📖 단원별 출제 분석표

대단원	중단원	출제 년도	출제 빈도
신체형장애	정의	03, 08	★
	관련 질환	99, 03, 04, 05, 13, 14, 15	★★★☆
	간호	99, 00, 01, 02, 03, 04, 05, 09, 10, 13	★★★★★
인격장애	원인	04	☆
	특징	98, 99, 00, 01, 02, 03, 04, 05, 06, 10	★★★★★
	인격장애의 일반적인 치료	10, 13	★
	관련 질환	14, 15	★
	간호	98, 00, 09, 13, 14	★★☆

최다빈출내용

A. 신체형장애

※ 관련 질환 기출 99, 03, 04, 05, 13, 14, 15

- 신체화장애 (somatization disorder)

특징	• 정신적·사회적 스트레스 또는 갈등이 여러 신체기관에 만성적 신체 증상으로 나타나고 있는 상태, 이 증상들은 진찰이나 신체검사로는 설명되지 않음 • 발병 연령은 주로 10대 후반, 남성보다 여성에서 5~20배 호발함
원인	• 유전적 요소, 뇌기능 이상과 관련 • 환경적 영향, 회피성, 편집성, 강박적 히스테리성, 반사회적 인격을 가진 사람에게서 잘 나타남
행동 특성	• 신경계 증상, 위장과 심폐 및 여성 생식기계의 기능장애, 전신 증상 등을 호소 • 두통, 어지러움, 쓰러질 것 같은 느낌, 구역질, 구토, 복통, 소화장애, 설사, 변비, 호흡곤란, 빈맥, 성기능장애, 월경불순, 근골격계 통증 • 의존적, 이기적, 숭배받기 원하는 것처럼 보임 • 대인관계 장애가 심함. 불안이나 우울 등 반사회적인 행동 • 물질남용, 심한 노출, 유혹적, 이기적, 의존적인 히스테리성 인격

- 전환장애 (conversion disorder)

특징	• 감각기관이나 자의운동(voluntary movement)의 극적인 기능 상실을 주 증상으로 하는 장애로서, 실제 신체적 질병 없이 단순히 심리적 갈등에 의하여 일어나는 경우를 말함 • 주로 사춘기나 성인 초기에 발병, 남성보다 여성이 2~10배 많음
행동 특성	• 모든 신체적 질병을 다 모방할 수 있고, 심리적인 발병 계기가 뚜렷하며, 증상이 갑자기 생기고 극적이고 심해서 주의 사람들에게 전시 효과가 큰 것이 특징 • 주위에 사람이 있으면 증상이 심해지며, 암시에 의해 잘 생기고 또 잘 해소됨 • 마비, 시력 상실, 함구증, 귀머거리, 실명, 구토, 인후 이물감, 상상임신 • 감각상실, 이상감각, 일정 부위의 운동장애, 실성증, 떨림, 가로막 수축, 무도병양 운동, 히스테리 특유의 간질성 발작 경련, 가성의식 상실, 히스테리성 졸도, 보행장애, 후궁반장 • 심리적 증상 : 일차 이득, 이차 이득, 만족스런 무관심 • 가까운 사람의 사망 시 애도반응기간에 죽은 사람의 병이 증상 표현의 모델이 되기도 함
치료 시 유의 사항	• 이차적 이득을 차단하는 것이 중요 • 불필요한 약을 자주 주는 것은 좋지 않음 • 환자의 증상이 주위의 자극이나 주위 사람과의 관계에서 악화되는 경우는 가족과 친지의 면회를 처음부터 차단 • 처음부터 약을 투여하기 보다는 면담을 통하여 쌓여있는 마음의 갈등을 풀어줌

- 건강염려증 (hypochondriasis)

특징	• 자신의 신체에 대한 심한 병적인 집착과 끊임없는 신체적 호소 및 환경에 대한 흥미의 결여를 특징으로 하는 신체형 장애 → 이런 증상이 6개월 이상 지속될 때 • 모든 연령에서 비슷하게 발병하고 남녀의 비율도 비슷함 • 재발이 많고 스트레스를 받을 때 증상이 더욱 악화됨 • 80%에서 우울증이나 불안장애가 동반됨

- 신체변형장애 (body dysmorphic disorder)

특징	• 정상 용모를 가진 사람이 용모에 대해 상상적으로 변형이나 결손 등 문제가 있다고 생각함 • 사소한 결손을 과장되게 변형된 것으로 보는 사고 등에 집착하고 있는 상태 • 주호소는 얼굴의 용모나 손, 발, 가슴, 유방, 성기 등 신체 부위의 모양에 문제나 결함을 호소함 • 그 결함을 숨기려 하며 밖에 나가지 않으려 하고 심지어 자살을 시도하기도 함 • 강박성, 분열성 내지 자기애적 인격장애가 동반됨 • 직접적인 정신과 치료를 받는 것을 거부함

최다빈출내용

❋ 간호 기출 99, 00, 01, 02, 03, 04, 05, 09, 10, 13

치료적 환경을 조성해야 함	• 신체질환이 관심의 초점이 되지 않는 환경 • 새로운 행동 형태를 학습할 수 있도록 환경 • 오락적, 사회적인 활동을 제공하는 환경, 지지적인 환경
활동요법을 실시함	• 관심사를 외부로 돌리기 위해 오락요법이나 작업요법을 시행하는 것도 좋음 • 환자 스스로가 활동을 계획할 수 있는 기회를 주도록 함 • 환자가 잘 수행하는 활동에 대해서 칭찬을 해줌 • 활발한 신체활동을 할 수 있는 기회를 주도록 함
지지적 개인요법을 시행함	• 이완훈련 (relaxation training)을 실시 • 신체운동 (physical activity)을 격려하여 스트레스를 감소하는 데 도움을 주도록 함 • 식이상담 (diet counseling)으로 카페인과 같은 자극제는 피하고 건강식이 및 균형된 식이를 계획 • 스트레스를 해결하기 위해 약물이나 알코올에 의존하는 환자에게 적응적 대처기전을 발견하도록 도와 약물이나 알코올 섭취를 줄이도록 함

B. 인격장애

❋ 원인
① 부모에게 행동에 대한 통제력을 배우지 못함. 관심과 애정에 굶주림
② 파괴적이고 충동적인 부모에게 노골적인 증오심과 거부에 시달림
③ 어머니와의 친밀감 형성의 실패로 주체성을 확립하지 못하거나 통제력 장애를 경험함

❋ 특징 기출 98, 99, 00, 01, 02, 03, 04, 05, 06, 10
① 대인관계, 행동, 기분, 자아상 등 여러 면에서 일관성 없음
② 다른 사람들을 이분화하여 지각하는 특성이 있으며 자아상, 성적관념, 사회적, 직업적 역할에 관한 주체성 장애로 고통을 받음
③ 불안을 적절히 극복하는 문제 해결 능력이 심각하게 손상되어 있음
④ 짧은 시간 내에 정상적인 기분에서 분노로, 우울에서 정상 기분으로 변화하는 불안정한 정서상태를 보임
⑤ 사회에 대한 반감, 비판적 견해를 가지며, 충동적 행동들을 함
⑥ 주로 쓰는 방어기제는 분리(splitting)와 부정(denial)임

❋ 일반적인 치료 기출 10, 13
① 의사의 중립적, 공감적 태도가 중요함. 역전이를 조심하여야 함
② 환자 행동의 원인에 대한 설명보다 행동 자체에 초점을 맞추어야 함
③ 치료자와 환자와의 관계는 협력자로서의 관계를 맺어야 함
④ 환자의 행동에 대해 화를 내지 말아야 함
⑤ 정신과 약물을 가급적 자주 쓰지 말아야 하나, 증상이 심할 때는 대증적 치료 시행
  - 일시적으로 정신 병적 증상 (관계 망상 등)이 나타날 때는 항정신병 약물 사용
  - 불안 증상이 심할 때는 항불안제를 사용
  - 우울 증상이 심할 때는 항우울제를 사용
⑥ 같은 불평을 반복해서 듣기 보다는 불공평하다고 느끼는 사건들에 대처하는 방안을 논의함

❋ 관련 질환 기출 14, 15

> 최다빈출내용

편집성 인격장애	• 다른 사람의 동기를 악의가 있는 것으로 해석하는 등 타인에 대해 불신하고 의심하는 인격장애 • 적대적이고 완고하며 방어적이고 친밀감을 느끼기를 회피함. 경직되고 비타협적 • 여성보다 남성에게 호발, 자신의 정보를 다른 사람과 공유하는 것을 꺼리므로 면담이 어려움 • 불안과 초조를 감소시키기 위해 항불안제 사용하며, 망상적 사고에는 소량의 항정신병 약물이 효과적임
분열성 인격장애	• 여러 가지 사회적 관계를 기피하고, 대인관계에서 감정표현이 제한적인 특징을 가진 인격장애 • 친밀감, 새로운 경험 등 자신에게 즐거움을 주는 행동을 별로 하려 하지 않음 • 무관심하고 반응이 없어 매사에 수동적, 비자발적, 단조롭고 활력없는 모습 • 분열성 인격장애는 정신분열증이나 망상장애의 전조 질환이 될 수 있음
분열형 인격장애	• 친밀한 관계를 매우 불편해하며, 관계 형성 능력이 부족한 특징을 가진 인격장애 • 기이한 행동을 생활 전반에서 보임. 자기 중심적 행동, 인지·지각의 왜곡이 나타남 • 평생 유병률은 3% 정도이며, 남자에게 더 호발 • 초기 성인기에 시작되며, 다양한 상황에서 드러남
반사회적 인격장애	• 타인의 권리를 경시하고 침해하는 양상을 특징으로 하는 인격장애 • 직업과 학업 수행 저하, 불법 행동, 무모하고 충동적인 행동을 보임 • 피해를 입힌 사람들에게 양심의 가책을 느끼지 않음. 유전적인 요소에 영향을 많이 받음 • 남성에게는 많고, 사회·경제적 지위가 낮을수록 유병률이 증가함
경계성 인격장애	• 대인관계, 자아상, 변덕스러움, 정서적인 면에서 불안정하고 매우 충동적인 양상을 보이는 인격장애 • 자신에 대한 평가 및 자아정체성, 정서, 타인에 대한 평가에서 일률적인 양상이 없이 극도의 불안정성을 보임 • 만성적인 우울과 자기파괴적인 행동, 자살에 대한 높은 위험성이 있음. 여성에게 호발 • 인지-지각 이상과 정신증과 유사한 증상(관계사고, 입면 시 환각, 일시적인 환각이나 신체 상의 왜곡 등)을 보임
히스테리 인격장애	• 지나친 정서 반응과 주의, 배려를 추구하는 양상이 특징인 인격장애 • 지나치게 연극적, 과시적, 반응적, 유혹적(신체적 외모 지속 사용) • 대인관계가 피상적이고, 작은 자극에도 쉽게 과장된 반응을 보임 • 전환장애, 신체화장애, 해리장애가 흔하게 발생함 • 여성에게 호발, 약물 중독이 매우 흔하고, 합병증으로 우울증, 자살기도도 흔함 • 내면적으로 자존감이 낮고 의존적인 성향이 있음
자기애성 인격장애	• 과장성, 인정 욕구, 공감의 결여를 특징으로 하는 인격장애 • 거만함, 자아도취적, 분노, 수치, 모욕 등의 느낌으로 반응
회피성 인격장애	• 사회적으로 억제, 위축되고, 부적절감을 느끼며, 부정적 평가에 과민한 양상을 특징으로 하는 인격장애 • 확고한 보장이 없는 한 대인관계 회피, 거절과 배척에 대한 극도의 예민성을 보임 • 친밀감을 강하게 원함(분열성과의 차이)
의존성 인격장애	• 보살핌을 받으려는 과도한 욕구로 인해 순종적이고 매달리는 행동 양상을 특징으로 하는 인격장애 • 스스로 노력하지 않고 타인에게만 의존함 • 자신의 욕구를 타인의 욕구에 종속시키고 책임도 타인에게 넘김. 여성에게 호발, 혼자 있는 것을 불안해 함
강박성 인격장애	• 질서, 완벽성, 통제에 집착하는 양상을 특징으로 하는 인격장애 • 고집이 세고 완고하며, 융통성 없이 세밀함에만 집착함 • 융통성이 요구되는 직업에는 적응에 실패하나, 반복 행위나 규칙을 요구하는 직업에는 성공할 수 있음 • 남성에게 호발, 항문기와 관련, 권위 인물과의 반복되는 권력 투쟁, 지배 → 복종 갈등, 정서적인 억제 • 유전적인 요소 : 일반 성격 특징 중에서 언제나 양심적임과 관련 • 자율성 대 수치심 / 자기애의 발달 단계에서의 어려움

❋ 간호 기출 98, 00, 09, 13, 14

① 친밀한 인간관계를 형성하여 안정감과 신뢰감을 얻을 수 있게 함
② 사회에서 용납될 수 없는 행동에 대해 일관성 있는 태도를 보임. 행동을 조절하고 그에 대처하는 행동을 취하도록 함
③ 공격적 행동이 나타날 때마다 그러한 행동에 뒤따르는 결과를 계속해서 주지시켜 주어야 함
④ 집단활동에 참여하도록 하며, 임무를 제시해 주는 것이 좋음
⑤ 환자의 공격적 에너지를 건설적이고 생산적인 방향으로 유도하기 위한 오락, 운동 등의 활동요법 실시
⑥ 신체적 운동을 통해 긴장감을 완화할 수 있도록 함

최다빈출문제

1. 이 인격장애는 자기과시적이고 흥분성이 과다하며 유혹적인 모습을 보인다. 그러나 내면적으로 자존감이 낮고 의존적인 성향이 있다. 이 인격장애는 무엇인가? ★★★★

   ① 편집성 인격장애
   ② 분열형 인격장애
   ③ 의존성 인격장애
   ④ 히스테리성 인격장애
   ⑤ 회피성 인격장애

   ▶ 히스테리성 인격장애
   - 주의를 끌기 위한 행동이 심하며, 흥분을 잘하고, 자기과시적이며, 허영심이 강하다.
   - 사고와 느낌을 과장하고, 감정 자체가 피상적이다.
   - 자신에게 관심을 집중시키기 위해 지속적으로 외모를 이용하고, 자기극화, 연극성, 과장된 감정의 표현을 보인다.
   - 변덕스럽고 지나치게 연극적, 반응적이다.

2. 남을 속이고 타인을 무시하는 태도를 보이는 환자에게 수행할 적절한 간호는 무엇인가? ★★★★

   ① 혼자 있도록 한다.
   ② 친절하고 부드럽게 설득한다.
   ③ 문제 행동에 명확하고 실제적인 제한을 둔다.
   ④ 논리적으로 잘못한 행동을 지적한다.
   ⑤ 엄격하게 환자의 행동을 비판한다.

   ▶ 남을 교묘하게 속이려는 행동을 보이는 대상자와는 바람직하고 수용 가능한 행동을 함께 확인하는 것이 중요하며, 실제적인 제한을 두어 단호하게 처리한다. 이를 위해 대상자와 함께 행동에 관한 중요성이나 관심사를 논의하고, 행동 결과에 대해 대상자와 타협하거나 논쟁하는 것을 피한다.

3. 병동을 계속 왔다갔다하면서 불안감을 나타내고 가족들이 자신을 감금했다고 적대적인 행동을 보이는 대상자에게 내릴 수 있는 가장 적절한 간호 진단은? ★★★

   ① 불균형한 영양섭취
   ② 사회적 고립 위험성
   ③ 잠재적 폭력위험성
   ④ 자아정체감 장애
   ⑤ 활동지속성 장애

   ▶ 폭력잠재성은 환자와 타인의 안전을 보장하기 위해 필요 시 중재가 즉각적으로 이루어질 수 있도록 세밀한 관찰이 요구됨

4. 성인 남성이 직장에서 동료들에게 무례하게 행동하고 폭언을 일삼다가 병원에 입원하였다. 이 환자는 병동에서 자신을 특별하게 대우해주기를 요구하며 병동 환자들에게 함부로 대한다. 가장 적절한 간호 중재는? ★★★

   ① 환자의 태도를 일관적으로 무시한다.
   ② 환자의 증상을 이해해준다.
   ③ 환자를 독방에 감금한다.
   ④ 침착한 태도로 일관성 있게 대한다.
   ⑤ 환자가 원하는 대로 해준다.

   ▶ 폭력적인 행동을 보이는 인격장애자에게 심한 체벌은 오히려 역효과를 낼 수 있으므로 폭력적인 행동을 하지 못하도록 환경을 제한하고 일관성 있는 태도를 보이는 것이 효과적이다.

5. 병동생활을 하면서 치료적 분위기를 어지럽히면서 같은 병동의 환자들을 조정하려고 하는 인격장애 환자에 대한 간호사의 가장 적절한 치료적 태도는? ★★★

   ① 일관되고 사무적인 태도를 취한다.
   ② 지지적인 태도로 대한다.
   ③ 무시한다.
   ④ 처벌적 중재로 격리한다.
   ⑤ 산책 등의 특권을 제한한다.

   ▶ 제 7 장 189p. 최다빈출내용 참조

6. 병동에 입원한 환자가 말이 없고 괴이한 행동 양상을 보인다. 관련된 인격장애로 가장 적절한 것은? ★★★

   ① 회피성 인격장애   ② 자기애성 인격장애
   ③ 반사회적 인격장애   ④ 분열형 인격장애
   ⑤ 경계성 인격장애

   ▶ 제 7 장 188p. 최다빈출내용 참조

7. 고부 간의 갈등을 심하게 겪고 있는 며느리가 다리(하지) 마비 전환장애를 호소하며 병동에 입원하였다. 가장 적절한 간호 중재는? ★★★

   ① 간호사는 신체 증상에 대해 무관심한 태도를 보이고 대상자가 자신의 두려움과 불안에 대해 표현하도록 격려한다.
   ② 환자의 신체적 증상에 대해 주의 깊게 이야기를 나눈다.
   ③ 환자의 증상과 호소에 수용적으로 대한다.
   ④ 질병에 대해 논리적으로 설명한다.
   ⑤ 환자가 요구하는 만큼 신체 검진을 충분히 실시한다.

   ▶ 신체 증상에 대해 무시하고, 사무적인 태도를 취하며, 환자의 두려움과 불안에 대해 표현하도록 도움

8. 사회복귀 시설에 다니는 대상자가 대인관계를 기피하고 다른 사람과의 대화를 어려워하고 있다. 대상자를 위한 적절한 중재는? ★★★

① 건강교육을 실시한다.
② 혼자만의 시간을 충분히 갖도록 배려한다.
③ 전화상담을 실시한다.
④ 일상생활 기술훈련을 실시한다.
⑤ 사회기술훈련을 실시한다.

▶ 사회기술훈련 (SST)
 - 개인적인 문제나 대인관계 상 발생하는 문제에 대해 이를 극복하고 보다 쾌적하고 의미있는 생활을 영위해 나가기 위한 방법과 기술을 익히는 것이 사회기술훈련법의 목적임

9. 다음 중 회피성 인격장애의 특성으로 옳은 것은? ★

가. 주로 성인기 초기에 출발한다.
나. 자존감이 매우 낮다.
다. 타인의 평가에 민감하게 반응한다.
라. 대인관계를 회피하거나 내심으로는 갈망한다.

① 가, 나, 다   ② 가, 다   ③ 나, 라
④ 라   ⑤ 가, 나, 다, 라

▶ 제 7 장 189p. 최다빈출내용 참조

10. 건강염려증에 대한 맞는 설명은? ★

① 불안을 피하고자 하는 반응이다.
② 불안이 무의식적으로 상징적인 사고와 상황으로 전이되어 나타나는 현상이다.
③ 자신의 신체적 증상이 심리적인 적임을 알면서도 끊임없이 괴로워하는 반응이다.
④ 무의식적 갈등으로 인한 불안이 신체적 증상으로 전환되는 것이다.
⑤ 자신의 신체에 대해 병적으로 심하게 집착하고 끊임없이 신체적 증상을 호소하면서 질병을 증명하려는 반응이다.

▶ 제 7 장 187p. 최다빈출내용 참조

11. 분열성 인격장애에 대한 설명으로 옳은 것은? ★★

① 법적 규범에 순응 능력이 부족하다.
② 사소한 말이나 사건 속에서 위협적인 숨은 의도를 해석한다.
③ 친구가 거의 없고 다른 사람과 말하는 것을 꺼린다.
④ 기이한 환상에 집착한다.
⑤ 자신에게 관심을 끌기 위해 항상 육체적 외모를 사용한다.

▶ 제 7 장 188p. 최다빈출내용 참조

12. 자신에 대해 과대평가하고 관심의 중심이 되고자하는 여성환자에게 행해야하는 간호 중재로 맞는 것은? ★★

① 대상자가 그렇게 할 수밖에 없을 것이라고 이해한다.
② 환자 내면의 욕구를 충족시켜준다.
③ 확고하고 일관성 있는 태도로 대한다.
④ 잘못된 행동을 할 때에는 격리시킨다.
⑤ 경험이 풍부한 직원이 주로 대화를 나눈다.

▶ 일관성 있는 간호가 도움이 됨

13. 성폭행을 당한 여성이 갑자기 한쪽 귀가 안 들리고 아프다고 할 때, 진단명으로 맞는 것은? ★★

① 전환장애   ② 범불안장애
③ 통증장애   ④ 신체변형장애
⑤ 해리장애

▶ 제 7 장 187p. 최다빈출내용 참조

14. 기질적 인지장애에 대한 설명으로 옳은 것은? ★

가. 뇌혈관 질환   나. 2차 외상
다. 경련성 질환   라. 전환장애

① 가, 나, 다   ② 가, 다   ③ 나, 라
④ 라   ⑤ 가, 나, 다, 라

▶ 라. 전환장애는 심리적인 원인에 의해 주로 운동이나 감각기능에 이상증세 및 결함이 나타나는 질환임

15. 반사회적 인격장애자에 관찰되는 행동 양상은? ★

① 비사교적이고 은둔적이고 자폐이다.
② 비도덕적이고 신뢰할 수 없고 예측할 수 없다.
③ 거절적이고 의심이 많고 괴짜스럽다.
④ 반복적이고 바보스럽고 기괴한 행동을 보인다.
⑤ 자아도취적이고 허식적이며 결단성이 없다.

▶ 제 7 장 188p. 최다빈출내용 참조

16. 한 여자환자는 무슨 일이든 부모가 해주기를 바라며 혼자서는 아무 것도 하려고 하지 않는다. 인격장애는? ★

① 편집형   ② 경계성
③ 분열형   ④ 의존성
⑤ 회피성

▶ 제 7 장 189p. 최다빈출내용 참조

정답 1.④ 2.③ 3.③ 4.④ 5.① 6.④ 7.① 8.⑤ 9.⑤ 10.⑤ 11.③ 12.③ 13.① 14.① 15.② 16.④

간호사국가시험 적중문제

국시적중문제 해설

01 간호사와 같이 오락게임 도중 환자가 때리려고 할 때, 간호사의 적절한 반응은?

① 최선을 다해 간호사 자신을 보호하며, 환자의 행동을 관찰한다.
② 소리를 질러 난폭한 행동을 저지하고, 안정하라고 주의를 준다.
③ 여러 사람이 함께 맞서서 신속하게 환자의 행동에 대항한다.
④ 환자의 행동이 어느 정도인지 보기위해 그대로 행동하게 한다.
⑤ 환자를 피해 그 자리를 신속히 떠나며, 함께 놀 수 없다고 한다.

▶ 환자의 공격적인 행위로부터 간호사 자신과 또한 환자를 보호하기 위해 주의를 기울여야 하며, 환자의 행동에 대한 감정을 조절할 수 있도록 항상 주시하고 있어야 함

02 다음 중 강박성 인격장애에 대한 설명으로 맞는 것은?

① 융통성이 없다.
② 구강기에 고착되어 있다.
③ 자아가 지나치게 강하다.
④ 대부분 강박장애로 발전한다.
⑤ 포용적인 대인관계를 보인다.

▶ OCPD는 융통성과 개방성이 없고, 통제 및 정리정돈이 심함

03 26세 여자가 화장과 복장이 화려하고 다른 사람들과 금방 친해지는 것으로 유명하다. 친구 관계가 피상적이고 오래가지 못하며, 언제나 다른 사람들의 관심을 끌기에 열중한다. 대화 주제에서 자신이 빠지면 금새 기분이 나빠지고, 조금만 안 좋은 일이 생겨도 자신이 비운의 주인공인 것처럼 표현한다. 인격장애의 유형은?

① 분열성　　② 편집성　　③ 자기애성
④ 의존성　　⑤ 연극성

▶ - 연극적, 과시적, 반응적 성격으로 표현할 수 있는 연극성 인격장애의 예임
- 작은 자극에도 쉽게 과장된 반응을 보이며, 자신을 멋있게 보이려 노력함
- 경계성 인격장애의 경우 자신에 대한 평가 및 자아정체성, 정서, 타인에 대한 평가에서 일률적 양상없이 극도의 불안정성을 보임
- 자기애성 인격장애는 특별 대우를 받으려 하고, 오만하고 착취적이며, 다른 사람이 잘 되는 것을 시기하는 모습을 보임

정답 : 01 ① 02 ① 03 ⑤

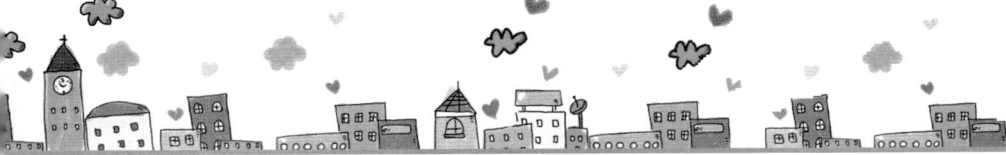
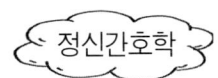

04 자살을 포함한 자해행동을 흔히 보이는 인격장애는?

① 분열성 ② 강박성 ③ 경계성
④ 의존성 ⑤ 자기애성

▶ - 경계성 장애에서 자살이 자주 나타나며, 정동장애나 물질관련장애가 함께 있을 때 확률이 높아짐
- 30세까지 3~10%의 자살률을 보이며, 그 이후는 연령이 증가하면서 정서적 반응이나 충동성이 대체로 감소하는 경향임

05 60세 된 시어머니와 며느리가 심하게 다투던 도중 아들이 며느리 편을 들자 말을 할 수 없게 되고, 손발에 마비 증세가 있었다. 신경학적 이상은 없었다. 내릴 수 있는 진단은?

① 전환장애 ② 이인성 장애 ③ 건강염려증
④ 신체화 장애 ⑤ 주요 우울증

▶ - 전환장애는 해부학적으로 설명되어지지 않는 국소신경 증상을 특징으로 함
- 흔한 증상은 마비, 감각이상, 운동장애, 시각상실, 실성증, 난청 등임

06 다음 중 허위성 장애의 개념에 대한 가장 적절한 설명은 무엇인가?

① 심리적인 갈등이 수의근계와 감각계 이외의 기관에 나타나는 것을 말한다.
② 아픈 사람의 역할을 하려고 신체적이거나 심리적인 징후나 증상을 의도적으로 만들어내는 것을 의미한다.
③ 정상적인 용모를 가진 사람이 자신의 용모에 대해 상상적으로 변형이나 결손 등 문제가 있다는 생각을 하는 것을 말한다.
④ 심리적인 원인으로, 통증을 설명할 만한 적절한 신체적 소견 없이 신체 중 한 곳 이상의 부위에 발생된 심한 통증을 말한다.
⑤ 심리적인 갈등이 수의근계와 감각계로 표현되는 것을 의미한다.

▶ ① 신체화장애 ③ 신체변형장애 ④ 통증장애 ⑤ 전환장애

정답 : 04 ③ 05 ① 06 ②

Psychiatric Nursing

07 이기적이고 자기중심적이며, 충동적인 행동으로 타인을 괴롭히는 것을 즐기는 환자는?

① 인격장애 ② 강박장애 ③ 불안장애
④ 조현병 ⑤ PTSD

08 군복무 중인 김씨는 훈련 도중 총을 든 팔이 갑자기 마비되어 쓸 수 없었다고 했다. 이러한 장애의 특징으로 옳은 것은?

① 발병 연령은 주로 10대 후반이며, 보통 일생에 걸쳐 만성적 경과를 가진다.
② 신체적 변화는 무의식적이고 심리적인 반응 양식이나 목적이 있어 나타난다.
③ 여러 의사를 찾아다니며 적절한 치료를 받길 원하며, 우울과 불안이 합병된다.
④ 대인관계에서 이득이나 우위를 원할 때 증상을 앞세워 상황을 조작하려 한다.
⑤ 억압된 정서적 갈등 문제들이 신체기관까지 조직학적 변화를 일으키는 것이다.

09 편집성 인격장애자에게 주로 나타나는 사고내용의 장애는 어느 것인가?

① 과대사고 ② 관계사고 ③ 자책사고
④ 건강염려성 사고 ⑤ 우울사고

국시적중문제 해설

▶ 인격장애 환자는 임상관찰을 통해 다음과 같은 결론을 내릴 수 있다.
  - 개인이 속한 사회의 문화적 기대에서 심하게 벗어난 지속적인 내적 경험과 행동양식을 보이며, 다음의 영역에서 2개 혹은 그 이상의 문제를 나타낸다.
  - 인지(자신과 타인, 사건에 대한 지각·해석 방법)
  - 정동(정서반응의 범위, 강도, 불안정성과 적절성)
  - 대인관계 기능
  - 충동 조절

▶ 문제의 설명은 전환장애이다.
  - 전환장애는 불안이 감각운동 신경계통의 지배를 받고 있는 장기나 신체 부분의 기능장애로 전환되어 병리적인 이유 없이 신체 기능이 상실되거나 변화를 가져오는 장애이다.
  - 증상은 보통 갑자기 나타나고 심리사회적 스트레스원이 심할 때 나타난다.
  - 발병 연령은 사춘기나 성인 초기이며, 사회·경제적 하류 계층, 농촌지역, 저학력자, 지능이 낮은 사람, 전쟁의 위협에 높은 군인들에서 많이 나타난다.
  - 전환 반응은 무의식적이고 심리적인 반응양식이나 목적이 있는 것이다.
  - 환자는 어떤 급한 문제를 해결하거나 욕구를 달성하기 위해 받아들여질 수 없는 것을 공공연하게 의식적인 만족을 얻는 신체적 증상으로 위장하여 이 증상을 활용한다.

▶ 편집성 인격장애자는 우연한 사건이나 자극을 쉽사리 자기와 관계가 있는 것으로 사적으로 개인화시키는 관계사고를 나타낸다.

정답 : 07 ① 08 ② 09 ②

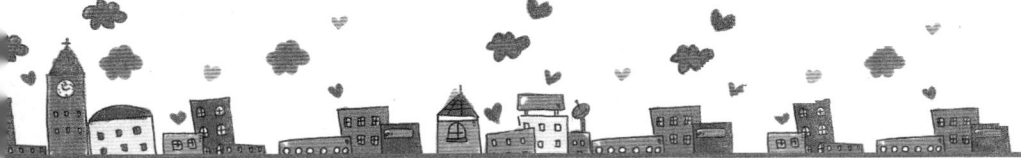
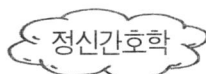

10 다음 중 신체형장애 환자를 위한 올바른 간호는 무엇인가?

① 정확한 검사를 실시하여 문제 없음을 확인시킨 후 재검사를 실시하지 않는다.
② 아픈 곳에 관심을 갖는다.
③ 환자의 증상에 초점을 맞추지 말고 사무적인 태도를 취한다.
④ 계속적으로 검사를 실시하여 아님을 확인시켜준다.
⑤ 대상자에게 신체 증상이 사실이 아님을 강조한다.

▶ 신체형장애 환자와의 대화 시 환자가 본인의 신체적 증상과 결함에 대해 이야기할 때마다 사무적인 태도를 취하여 신체 증상을 무시하고, 환자의 두려움과 불안에 대해 표현하도록 도우며, 스트레스를 감소하는 대처 방법을 터득하도록 도와야 함

11 대학입학시험에서 원하는 대학에 진학하지 못한 고3 학생이 갑자기 자신의 팔이 마비되어 불안을 호소할 때, 가장 적절한 간호는 무엇인가?

① 보호자와 함께 이 문제에 대해 진지하게 대화를 나눈다.
② 무관심한 태도를 취한다.
③ 정밀검사를 해보자고 권유한다.
④ 관심을 끌기 위한 행동이므로 환자에게 적극적인 반응을 보여준다.
⑤ 주위에 여러 사람들이 있으면 증상이 없어지므로 단체활동을 시킨다.

▶ 전환장애
- 심리적인 원인에 의하여 주로 운동이나 감각기능에 이상 증세 및 결함이 나타나는 질환임
- 이 질환은 치료를 하지 않더라도 자연적으로 없어지며 좋아질 수 있으므로, 문제의 학생처럼 신체적인 이상을 호소한다면 무관심한 태도를 취함

12 반사회적 인격장애 환자가 큰소리로 불평을 한 것을 보고 간호사가 대상자에게 "다른 사람들이 당신을 왜 쌀쌀하거나 불쾌하게 대하는 이유를 당신은 알고 있습니까?"라고 물었다. 환자가 간호사의 이러한 질문에 어떤 반응을 일으킬 가능성이 높은 것은?

① 자신을 방어하는 반응을 보일 것이다.
② 대상자는 후회를 할 것이다.
③ 부끄러워 할 것이다.
④ 당황해 할 것이다.
⑤ 미안하다고 사과할 것이다.

▶ - 반사회적 인격장애자에게 문제와 같은 질문을 할 때 환자는 자신을 깎아 내린다고 생각하여 자신을 방어하는 태도를 취할 것이다.
- 즉 반사회적 인격장애자들은 누군가가 자신을 위협한다고 여길 때는 즉시 자신을 방어하면서 반격하는 경향이 있다.

정답 : 10_③ 11_② 12_①

Psychiatric Nursing

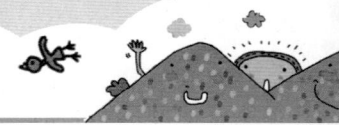

국시적중문제 해설

13 다음 중 히스테리성 인격장애의 특성으로 올바른 것은?

① 남을 믿지 못하며, 화를 잘 내고 이기적이다.
② 사회적 관계 형성 능력에 결함이 있고, 고독을 즐긴다.
③ 타인의 도움과 보살핌에 의지하려는 욕구가 강하다.
④ 연극적이고 과장된 표현을 사용한다.
⑤ 자기중심적이라 다른 사람이나 상황에 영향을 받지 않는다.

▶ 히스테리성 인격장애의 특성
  - 주의를 끌기 위한 행동이 심하며, 흥분을 잘하고, 자기과시적이며, 허영심이 강하다.
  - 사고와 느낌을 과장하고, 감정 자체가 피상적이다.
  - 자신에게 관심을 집중시키기 위해 지속적으로 외모를 이용하고, 자기극화, 연극성, 과장된 감정의 표현을 보인다.
  - 다른 사람이나 상황에 의해 쉽게 영향을 받는다.
  - 실제보다도 더 가까운 관계로 생각한다.
  - 변덕스럽고 지나치게 연극적, 반응적이다.
  - 자기중심적이며, 남에 대해서는 몰인정한 면이 있다.

14 중학생 이군은 거울을 보면서 자신의 코가 너무 커서 얼굴이 이상하다고 걱정이 많다. 주위 다른 사람들이 볼 때는 전혀 관심을 둘 필요가 없을 정도로 무난한 모습이다. 코에 대한 상상적인 결함과 불만 때문에 이군은 친구와 어울리지 않고 학교가기를 꺼려하게 되어 상담하려고 정신과 외래를 방문하게 되었다. 이군의 증상은 다음 중 어떤 특성의 장애인가?

① 건강염려증   ② 신체변형장애   ③ 동통장애
④ 전환장애   ⑤ 성격장애

▶ 신체변형장애의 임상적 주 특징은 정상 용모를 가진 사람이 용모에 대해 상상적으로 변형이나 결손 등 문제가 있다는 생각 또는 사소한 결손을 과장하게 변형된 것으로 보는 생각 등에 집착해 있는 상태이다.

15 인생을 부정적인 시각으로 보는 경향이 있으며, 우유부단하고 자아 확신이 부족하며, 권위 대상에게 양가감정을 느끼는 것은 어떤 인격장애의 특징인가?

① 의존성 인격장애
② 경계성 인격장애
③ 자기애적 인격장애
④ 반사회적 인격장애
⑤ 수동공격적 인격장애

▶ 수동공격적인 인격장애자는 일반적으로 세상이나 타인, 인생을 부정적인 시각을 통해 보는 경향이 있으며, 자신의 욕구가 충족되지 못할 때 적개심의 표현 방법으로 수동적인 형태를 취함

정답 : 13_④ 14_② 15_⑤

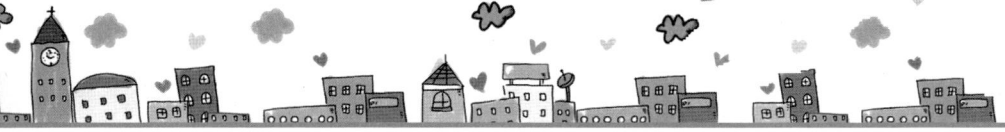

16 다른 환자에게 폭력적인 행동을 보이는 환자에게 간호사는 어떤 중재를 해야 하는가?

① 질병으로 인한 증상이므로 무시한다.
② 다른 환자들을 괴롭히고 있음을 알리고 환자를 방에 감금한다.
③ 환자의 행동을 제한하고 일관성 있는 태도로 접근한다.
④ 엄한 태도로 병실내 활동 계획을 알리고 함께 참여한다.
⑤ 사용하고 있는 약물을 중단한다.

▶ 폭력적인 행동을 보이는 인격장애자에게 심한 체벌은 오히려 역효과를 낼 수 있으므로 폭력적인 행동을 하지 못하도록 환경을 제한하고 일관성 있는 태도를 보이는 것이 효과적이다.

17 20대 여성 A양은 대인관계에 있어서 상대방과 가까워졌다가 갑자기 실망하기도 하는 양극단의 불안정한 모습을 보이며, 만성적인 우울증과 자기 파괴적인 행동을 보이기도 한다. A양에게 진단할 수 있는 인격장애는?

① 회피성 인격장애
② 분열형 인격장애
③ 반사회적 인격장애
④ 경계성 인격장애
⑤ 히스테리 인격장애

▶ 경계성 인격장애
- 대인관계, 자아상 등이 불안정하고, 충동적인 행태를 보임
- 만성적인 우울과 자기 파괴적인 행동을 나타냄
- 자살에 대한 높은 위험성이 있음

18 보살핌을 받으려는 과도한 욕구로 인해 순종적이고 매달리는 행동 양상을 보이는 환자에게 진단 가능한 인격장애는 무엇인가?

① 의존성 인격장애
② 강박성 인격장애
③ 회피성 인격장애
④ 자기애성 인격장애
⑤ 편집성 인격장애

▶ 의존성 인격장애
- 남에게 의존하려는 욕구가 매우 강하고 자신이 스스로 내려야 할 결정을 남에게 맡겨버리고 남이 시키는 대로 따라서 하는 역할에 만족함
- 의존성 인격장애자들은 매사에 자신감이 없으며, 의존할 상대가 없이 혼자 있을 때 가장 불안해함
- 의존적인 관계를 유지하기 위해서 매우 신경을 쓰며, 만약 이런 관계가 깨어지면 어찌할 바를 모르고 두려움에 사로잡힘

정답 : 16_③ 17_④ 18_①

Psychiatric Nursing

19 다음은 신체형장애 환자가 나타내는 주요 행동 특성을 설명한 것이다. 맞지 않는 것은?

① 복합적인 여러 기관의 신체증상을 나타낸다.
② 자신의 신체 기능에 지나친 몰두를 한다.
③ 신체적 증상이 심인성이라는 것을 쉽게 납득한다.
④ 증상에 대한 기질적인 증거를 발견할 수 없다.
⑤ 약국, 병원 등을 장기간 돌아다닌다.

[해설 연결]
- 남자보다 여자에게 월등히 많고, 어린이부터 노년층에 이르기까지 광범위한 분포를 보이는데, 특히 사회활동이 가장 왕성한 20~40대 사이에서 매우 높은 빈도를 보임

20 다음 중 전환장애 대상자의 증상과 관련있는 방어기제는 무엇인가?

가. 투사	나. 전환
다. 동일시	라. 억제

① 가, 나, 다   ② 가, 다   ③ 나, 라
④ 라   ⑤ 가, 나, 다, 라

21 26세 여자 이양은 복장이 화려하고 다른 사람들과 금방 친해지는 것으로 유명하다. 그녀는 항상 자신의 감정에 대해 과장되고 드라마틱하게 설명하고 마치 비운의 주인공인 것처럼 표현한다. 그녀는 친구관계도 피상적이며, 오래가지 못하고 언제나 다른 사람들의 관심을 끌기에 열중한다. 환자의 인격장애는?

① 자기애성 인격장애   ② 편집성 인격장애
③ 분열성 인격장애   ④ 강박성 인격장애
⑤ 히스테리성 인격장애

▶ 신체형장애
- 대부분 한 가지 특정한 증상만을 호소하는 것이 아니라 여러 가지 다양한 신체 증상을 호소함
- 심박동, 연동운동 등 신체기능에 지나치게 몰두함
- 증상이 명확하지 않고 애매모호하며, 의학적 치료에도 잘 호전되지 않음
- 증상에 대한 기질적인 원인을 발견할 수 없음
- 대부분 우울, 불안 혹은 불면 등의 여러 가지 신경증적 증상을 수반
- 정신사회적인 스트레스와 관련이 있는 경우가 많음
- 자신의 신체증상이 심인성이라는 것을 쉽사리 납득하지 못하여, 증상을 치료하기 위하여 약국, 병원 혹은 종교적 집회 등에 참석함

▶ 전환장애는 불안이 신체적 증상으로 전환된 것이며, 전환장애 대상자는 주위 사람들이 자신을 잘 돌봐주지 않았다고 투사하며, 가까운 사람의 증상과 유사하다고 동일시하고, 무의식적으로 정신내적 갈등을 억압함

▶ 히스테리성 인격장애
1) 역학
 - 유혹, 과장
 - 주로 여성에서 발생
 - 알코올리즘과 신체화장애와 관련이 큼
2) 임상 양상
 - 관심과 주의를 끌기 위해 표현을 과장 → 피상적, 이기적인 사람
 - 회피적이거나 불감증인 경우가 실제로 많음
3) 치료
 - 정신역동적 정신치료

정답 : 19 ③ 20 ① 21 ⑤

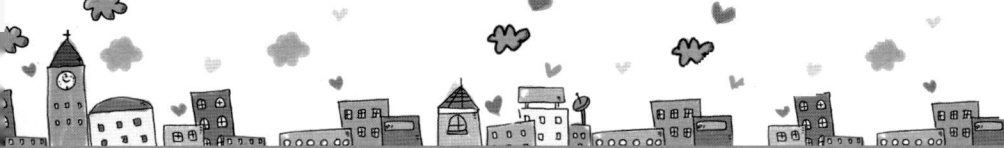
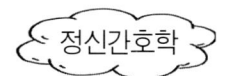

22 신체형장애(somatoform disorder)는 정신생리장애(psychophysiological reaction)와 근본적으로 다른 점을 감안하여서 접근하여야 한다. 이 중 고려되어야 할 것은?

① 신체 증상의 호소
② 활동들의 억제
③ 질병의 자각
④ 실제적인 조직 변화
⑤ 신체기능 상의 장애

▶ 신체형장애(somatoform disorder)는 신체 증상을 호소함에도 불구하고 기질적인 병변을 구별할 수 없는 기능적인 심인성 질환이나, 정신생리장애(psychophysiological reaction)는 위궤양, 고혈압, 신경성 피부염 등 실제적인 조직의 변화가 존재하는 경우를 말한다.

23 자해하고 성적으로 문란하며, 감정기복이 심해 불안정한 대인관계를 보이는 여성의 인격장애는?

① 편집성 인격장애
② 신체상장애
③ 경계성 인격장애
④ 망상장애
⑤ 자기애성 인격장애

▶ 경계성 인격장애의 주된 특징은 정서, 정체성, 대인관계에서 불안정성을 보이는 것이다. 경계성 인격장애 대상자는 버림받는 느낌을 피하기 위해 필사적으로 대인관계를 맺고자 한다. 그들은 강한 욕구와 충동적인 행동에 자주 타인과 멀어진다. 분열의 방어기전을 자주 사용하여 원만한 대인관계를 형성하지 못한다. 경계성 인격장애 대상자는 여러 차례 연극적인 자살을 시도한 과거력이 있으며, 자살위험성도 높다.

24 32세 된 김씨는 남편의 외도로 불화가 잦았고, 남편의 구타가 가끔 있기도 하였다. 때로는 여기저기 몸이 아프다고 한다. 어디가 어떻게 아픈지 물으면 애매하고 모호한 답변을 하면서 불면증을 호소하고, 우울, 불안증상도 수반하고 있다. 병원에서 검사를 하였으나, 뚜렷한 병변을 찾아내지 못하고 있다. 김씨의 장애는 어디에 속하는가?

① 스트레스성 장애
② 전환장애
③ 신체형장애
④ 외상 후 스트레스 장애
⑤ 정신신체장애

▶ 김씨의 증상은 신체형장애이다.

정답 : 22 ④ 23 ③ 24 ③

25 반사회적 인격장애 환자의 성격 구조에 있어 가장 근본적인 결함은 무엇인가?

① 원초적, 본능적 충동을 적절히 표현하지 못한다.
② 사회화에 대한 초자아나 자아 이상의 성숙과 발달에 장애가 있다.
③ 어머니와 공생적 관계를 유지하고 있다.
④ 자아의 기능이 부적절하다.
⑤ 자아의 발달이 지연되어 있다.

▶ 반사회적 인격장애
 - 사회 적응의 여러 면에 걸쳐서 지속적이고 만성적으로, 비이성적, 비도덕적, 충동적, 반사회적 또는 범죄적 행동, 죄의식 없는 행동 또는 남을 해치는 행동을 나타내는 이상 성격을 말한다. 즉 사회의 정상적 규범에 맞추지 못하는 성격이다.

26 31세의 여자가 갑자기 말을 못하게 되어 입원하였다. 이 환자는 결혼한 지 4년이 되었으나 자녀가 아직 없었다. 시집살이 하던 며느리였는데, 갑자기 이런 증상이 나타났다. 기침소리는 낼 수 있었으며, 음식을 삼키는데도 지장이 없었다. 환자는 이러한 증상이 있음에도 불구하고 걱정하는 태도가 보이지 않았는데, 이 환자에 해당하는 장애는?

① 건강염려증   ② 불안장애   ③ 강박장애
④ 전환장애   ⑤ 해리성장애

▶ - 전환장애의 행동 특성은 수의적 근육 운동 및 감각기관의 갑작스러운 기능 변화로 인한 장애가 나타나며, 발병의 직접 계기는 불안을 일으키는 외적 상황이다.
 - 환자는 실제 고통스러운 증상이 있는데도 자신의 증상에 대해서 걱정을 나타내지 않고 무관심 태도를 보이는 만족스러운 무관심이 특징이다.

27 분열성 인격장애의 행동 특성을 옳게 설명한 것은?

① 부당한 의심과 특히 배우자에 대한 지나친 질투심을 나타낸다.
② 내성적이고 온순하며, 순종적이고 고독하다.
③ 지나치게 불안을 과도하게 느끼며 괴상한 언어 사용을 한다.
④ 극적이고 자기과시적인 행동을 나타낸다.
⑤ 책임감이 없고 충동적인 행동을 나타낸다.

▶ 분열성 인격장애의 행동 특성은 내성적이고 온순하며, 순종적이며 고독하다.

정답 : 25_② 26_④ 27_②

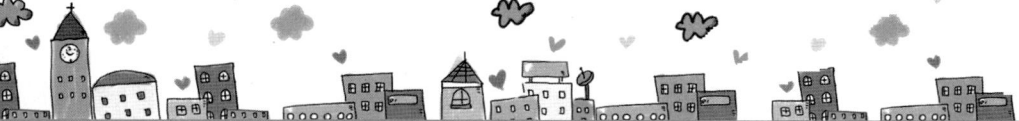
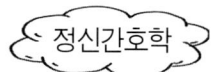

28 신체형 장애의 관련 요인에 대한 설명 중 옳은 것은?

① 환각과 망상이 동반된다.
② 신체 증상의 원인을 정신적인 고통의 탓으로 돌린다.
③ 정신사회적 스트레스 (결혼, 이혼, 가까운 사람의 죽음 등)와 관련 있다.
④ Acetycholine의 감소와 관련있다.
⑤ 대부분 신체형 장애 환자들은 자신의 문제와 맞닥뜨리는 성향이 있다.

▶ ① 정신분열병에 대한 설명이다.
② 정상적인 고통을 부정하고 신체 증상의 탓으로 돌린다.
④ 알츠하이머에 대한 설명이다.
⑤ 신체형 장애 환자는 내면의 고통이 신체적 증상으로 대리 표현됨으로써 심적 갈등을 부정하고 신체적 증상 때문에 괴로운 것이라고 자위하면서 자신의 문제로부터 도피하려는 성향을 띤다.

29 전환장애 환자의 약물치료는 증상 자체를 급히 감소시켜주는 반면, 어떤 2차적인 문제가 있는가?

① 1차적 이득 강화
② 2차적 이득 강화
③ 만족스런 무관심 강화
④ 경련발작 강화
⑤ 신체 통증 강화

▶ 전환장애의 약물치료는 증상 자체를 감소시켜주는 이점이 있는 반면, 2차적 이득을 조장한다는 단점이 있다.

30 6개월째 정신병동에서 항정신병 약물을 복용하고 있는 30세의 정씨한테서 지난 주부터 혀운동과 눈깜빡거림이 증가하고, 오늘부터는 혀를 날름거리고, 입맛을 다시고 씹는 듯한 턱운동이 나타나고 있다. 이는 항정신병 약물의 추체외로계 부작용 중 무엇에 대한 설명인가?

① 급성 긴장성 자의운동장애
② 가성 파킨슨증후군
③ 정위불능
④ 지연성 운동장애
⑤ 헌팅톤 무도병

▶ 이 글은 지연성 운동장애에 대한 설명이다.

정답 : 28_③ 29_② 30_④

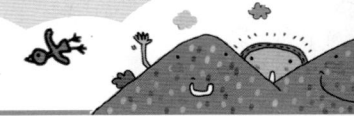

31 48세 가정주부가 앞이 보이지 않는다며 응급실에 왔다. 3시간 전 남편의 외도 문제로 집에서 다투다가 남편이 집을 나갔고, 그 때부터 갑자기 아무것도 보이지 않는다고 하였다. 병원에서 시행한 신체학적 검사는 모두 정상이었고, 응급실에서 찍은 뇌영상검사 또한 정상이었다. 가장 적합한 진단은?

① 건강염려증   ② 신체이형장애   ③ 통증장애
④ 주요 우울장애   ⑤ 전환장애

▶ 전환장애
- 심리적 갈등이 원인이 되어 무의식적으로 일어남
- 감각기관이나 수의운동의 극적인 기능 상실을 뜻함
- 환자 스스로 증상을 조절할 수 없으며, 의도적으로 만들어내는 것은 아님
- 가장성 장애 및 꾀병과의 감별이 필요함

32 47세 남자가 부하직원들이 자신의 눈을 피해 시간만 축낸다고 자주 불평했다. 또한 그는 아내가 일 때문에 만나는 사람도 의심하고 자주 아내의 일정을 확인했다. 사람들은 그가 농담을 받아들이지 못하는 성격이라고 평가했다. 이 환자의 인격장애는?

① 편집성 인격장애   ② 분열성 인격장애
③ 분열형 인격장애   ④ 경계성 인격장애
⑤ 회피성 인격장애

▶ 편집성 인격장애
1) 임상 양상
  - 타인에 대해 불신하고 의심(의처증, 의부증)
  - 적대적이고 완고하며, 방어적이고 친밀감을 느끼기를 회피, 경직적, 비타협적
  - 독재자, 광신적 종교의 교주
2) 감별 진단
  - 망상장애, 정신분열병(조현병) 등의 정신증과 달리 망상이나 환각 같은 정신병적 증상이 없고, 기괴하지 않고, 초기 성인기 이후 지속적으로 나타남
  - 회피성, 자기애성, 경계성, 히스테리, 분열형 인격장애, 등에서도 편집성 인격이 보일 수 있으나 편집증적 사고가 지배적이지 않음
  - 대인관계 밀접과 소원을 반복

33 편집성 인격장애의 행동 특성을 설명한 것이다. 가장 맞는 것은?

① 사회적으로 분리되고 수줍어하며 멍한 표정을 잘 짓는다.
② 변덕스럽고 격분한 행동을 보인다.
③ 부당한 의심과 지나친 질투심과 타인에 대한 적개심으로 타인과 자주 다투고 쉽게 흥분하며 항상 긴장하고 있다.
④ 자기 과시적이며 허영심이 많다.
⑤ 주위 사람들로부터 존경과 관심을 얻기 위해 애를 많이 쓴다.

▶ 편집성 인격장애의 행동 특성은 부당한 의심과 지나친 질투심과 타인에 대한 적개심으로 타인과 자주 다투고 쉽게 흥분하며 항상 긴장하고 있는 것이다.

정답 : 31 ⑤ 32 ① 33 ③

34 직장에서 모두가 자신을 이상한 눈으로 쳐다보며 의심한다고 생각하여 직장을 그만둔 24세의 박양은 집에만 있으면서 누군가가 계속 자신을 감시하고 있다고 하였다. 이처럼 사고, 지각, 언어, 행동 상의 다양한 이상 증상을 보이는 인격장애의 유형은?

① 편집형　　　　② 반사회적　　　　③ 경계성
④ 분열형　　　　⑤ 강박성

35 신체적 원인과는 별개로 복통, 속쓰림, 호흡곤란 등을 호소하는 것은?

① 신체화장애　　② 투사　　　　③ 전이
④ 반동형성　　　⑤ PTSD

36 한 달 전 남자친구와 헤어 진 후로 가족과 함께 살고 있는 김양은 외로움과 공허감, 불면증, 지난 일주일 동안 전혀 먹지 못하는 것 등을 주소로 입원하게 되었다. 그녀 팔에는 빈번한 자해로 인한 상처 등이 보였다. 이 대상자의 행동 특성 등으로 보아 해당되는 유형은?

① 반사회적 인격장애　　② 회피성 인격장애
③ 경계성 인격장애　　　④ 강박성 인격장애
⑤ 연극성 인격장애

국시적중문제 해설

▶ - 분열형 인격장애는 분열성 인격장애와 정신분열병 사이의 경계 영역에 해당된다.
　- 이는 언어, 행동, 사고지각 등 모든 면이 기이하고 별난 양상을 나타내며, 텔레파시 같은 마술적인 사고, 관계망상, 편집적 사고, 착각, 이인증, 사회적 고립 등을 보이지만 정신분열병에서 볼 수 있을 정도로 부적절하거나 지리멸렬하지는 않다.

▶ 신체화장애 환자는 모든 장기에서 다양한 신체 증상을 보이는데, 특히 신경계 증상, 위장과 심폐 및 여성 생식기계의 기능장애 그리고 전신 증상 등을 호소한다. 특징적 증상으로 통증, 피로, 심박동 항진, 각종 알레르기, 어지럼증, 쓰러질 것 같은 느낌, 구역질, 구토, 복통, 소화장애, 설사, 변비, 호흡곤란, 빈맥, 성기능장애, 월경불순, 근골격게 통증 등 여러 가지 만성적이고 복합적인 신체 증상으로 나타나는 장애이다.

▶ 경계성 인격장애의 특징적인 행동 특성은 충동적이며, 자해행동이 나타나며, 감정의 불안정성과 자아정체감의 혼돈, 만성적 공허감, 쉽게 분노를 나타낸다.

정답 : 34_④　35_①　36_③

Psychiatric Nursing

37 전환장애에 대한 정의를 내린 것에 대해 옳은 것은?

① 두려움이나 걱정의 정도가 지나쳐서 일상생활에 지장을 초래할 정도로 오래 지속되는 상태
② 무의식적 갈등으로 일어난 불안이 신체적 증상으로 나타나는 상태
③ 불안이 지속적인 고통스런 생각이나 반복적이고 의식적인 신체적 행동으로 표현되는 상태
④ 자신의 신체에 대한 심한 병적인 집착을 하며, 끊임없이 신체적 호소를 하는 상태
⑤ 불안이 무의식적으로 그 원인으로부터 위험한 근원이 아닌 대상이나 상황에 대해 계속적으로 지나친 두려움을 갖는 상태

▶ ① 범불안장애
② 전환장애
③ 강박장애
④ 건강염려증
⑤ 공포장애

38 최씨는 다른 사람에 대해서 지나치게 의심하고 불신하며, 매사에 다른 사람에게 책임을 전가하며, 자주 다투는 양상을 나타내는데, 이는 어떤 인격장애로 사정할 수 있는가?

① 편집성 인격장애
② 분열성 인격장애
③ 분열형 인격장애
④ 연극성 인격장애
⑤ 자기애적 인격장애

▶ 편집성 인격장애의 행동 특성은 다른 사람에 대해서 지나치게 의심하고 불신하며, 매사에 다른 사람에게 책임을 전가하며, 자주 다투는 양상을 나타내는 것이 특징이다.

39 36세 남자가 건강검진을 자주 받음에도 불안하다며 병원에 왔다. 아버지가 위암으로 사망한 후부터 복통, 소화불량을 호소하였다. 여러 병원을 전파하며 검사를 받았고, 특별한 이상이 없다는 얘기를 들었지만, 그럼에도 자신이 위암이 아닌가하는 불안감이 지속되었다. 진단은?

① 범불안장애
② 신체화장애
③ 전환장애
④ 특정공포증
⑤ 건강염려증

▶ 자신이 중병을 가지고 있다는 비현실적인 공포나 믿음에 사로잡혀 있는 건강염려증 환자의 증례임
- 건강염려증 환자의 경우 약물치료나 지지적 정신치료를 시도할 수 있으나 별로 효과가 없음
- 스트레스를 줄이도록 하고 정기적인 의사와의 접촉 진찰이 환자를 안정시키는 데 도움을 줄 수 있음
- 건강염려증에 동반된 우울, 불안 등은 약물의 도움을 받을 수 있음

정답 : 37_② 38_① 39_⑤

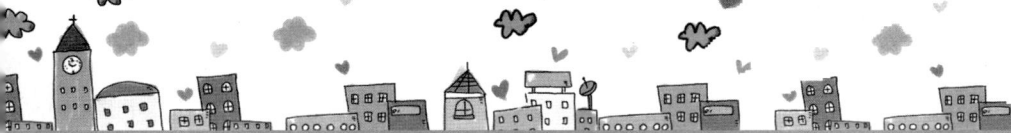
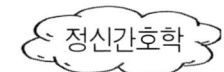

40 다음 중 경계형 인격장애 중 거리가 먼 것은?

① 남자보다 여자가 흔하다.
② 기분장애와 공존한다.
③ 일시적 정신병적 증상이 있다.
④ 충동적 자해나 자살이 있다.
⑤ 정신분열로 가는 경우가 많다.

▶ ① 남자에는 반사회적, 분열성, 강박성 인격장애가 더 많고, 여자에는 회피성, 경계성, 의존성 인격장애가 더 많음
② 기분 변동이 심함
③ 대인관계가 불안, 강렬하며, 일시적인 정신병적 증상이 있을 수 있음
④ 돌발적이고 통제력이 상실된 행동
⑤ 변화 없음

41 전환장애 환자의 간호 중재에서 가장 우선적으로 바람직한 목표는?

① 자신의 감정을 표현하게 한다.
② 개인 및 집단언어로 정신요법에 참여하게 한다.
③ 전환 증상을 빨리 감소시킨다.
④ 활동요법에 참여하게 한다.
⑤ 스트레스에 대처하는 방법을 교육한다.

▶ - 전환장애 환자의 간호 중재에서 우선적으로 기대되는 결과는 환자가 신체 증상을 진전시키기 보다는 자신의 감정을 언어로 표현하도록 한다.
- 환자의 전환 증상이 빨리 감소하면 불안과 우울이 나타나는 수가 있다.

42 다음 중 반복적으로 손을 씻는 행동을 보이는 환자를 위한 올바른 간호중재는?

① 손을 씻지 못하도록 제한한다.
② 환자가 억압하고 있는 감정을 표현할 수 있도록 돕는다.
③ 손을 씻고 피부 보호를 위해 화장품을 바르도록 한다.
④ 손을 씻을 때마다 주의를 준다.
⑤ 죄악감을 없애기 위해 화장실 청소를 시킨다.

▶ 강박성 인격장애 환자는 감정의 표현을 억압하고 있으므로 강박장애 환자의 행동에 대해 토론하려 들지 말고, 가급적 환자가 억압하고 있는 감정을 표현할 수 있도록 도와야 함

정답 : 40_⑤ 41_① 42_②

Psychiatric Nursing

43 다음 중 난폭한 행동을 보이는 환자를 위한 적절한 간호중재는?

① 환자 주변에 위험한 물건들을 치운다.
② 1:1로 다가가서 필요 시 투약을 한다.
③ 격리실에 격리시킨 후 화가 난 이유에 대해 알아본다.
④ 난폭한 행동을 하면 안 되는 이유를 논리적으로 설명해 준다.
⑤ 억제대를 제공하여 병실 밖으로 나오지 못하게 한다.

▶ - 난폭한 행동 중에 있는 환자는 논리적 중재에 귀를 기울이지 않는 경향이 있으며, 성급하게 약물을 사용하거나 1:1로 다가가는 것은 위험할 수 있음
- 또한 무엇보다 환자 주변에서 위험한 물건을 치워 물건으로 자해하거나 남에게 해를 입히지 못하도록 하는 것이 중요함

44 다음은 반사회적 인격장애자에게서 관찰되는 행동 양상은 무엇인가?

① 대인관계에서 비교적 일관성을 보인다.
② 불안을 극복하는 해결 능력에는 손상이 없다.
③ 비교적 안정적인 정서 상태를 보인다.
④ 사회에 대한 반감을 가지고 있다.
⑤ 충동적인 행동을 자제한다.

▶ 반사회적 인격장애
- 대인관계, 행동, 기분, 자아상 등 여러 면에서 일관성 없음
- 다른 사람들을 이분화하여 지각하는 특성이 있으며, 자아상, 성적관념, 사회적, 직업적 역할에 관한 주체성 장애로 고통을 받음
- 불안을 적절히 극복하는 문제해결 능력이 심각하게 손상되어 있음
- 짧은 시간 내에 정상적인 기분에서 분노로, 우울에서 정상기분으로 변화하는 불안정한 정서상태를 보임
- 사회에 대한 반감, 비판적 견해를 가지며, 충동적 행동들을 함
- 주로 쓰는 방어기제는 양극단 양상(splitting)과 부정(denial)임

45 인격장애자들이 양심에 대한 가책을 느끼지 않고 후회하지 않는 것은 어느 성격 구조와 관련이 있는가?

① 무의식　　② 의식　　③ 이드
④ 자아　　⑤ 초자아

▶ 초자아
- 양심, 도덕적 표준, 옳고 그름을 판단하는 데 관여

정답 : 43 ①　44 ④　45 ⑤

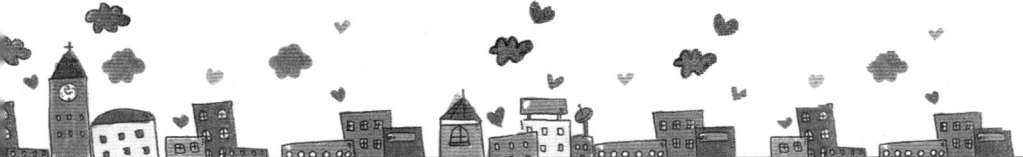
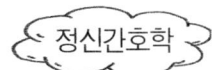

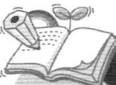

46 다음 중 분열성 인격장애의 특징으로 볼 수 없는 것은?

① 사회적 관계를 기피한다.
② 사고 패턴이 복잡하다.
③ 무관심하고 반응이 없다.
④ 수동적이며 비자발적이다.
⑤ 단조롭고 활력이 없다.

▶ 사고 패턴이 단조로우며, 복잡하거나 다면적인 상황을 이해하지 못함

47 평소 대인관계가 원만하지 못한 27세 남자가 사이비 종교에 빠져 돌아가신 어머니와 함께 계신다고 착각하고 있었다. 주위의 비난에 지나친 과민 반응을 보이고 불안해 하고 있었다. 이 사람이 보이는 인격장애는?

① 분열성 인격장애
② 편집성 인격장애
③ 분열형 인격장애
④ 경계성 인격장애
⑤ 회피성 인격장애

▶ 분열성 인격장애는 분열형 인격장애에서 보이는 언어 행동 또는 사고의 괴이한 면은 없음
1) 역학
 - 사이비 종교
 - 평생 유병률 3%, M〉F
 - 정신분열병(조현병) 환자의 친척 가운데 14.6%에서 분열형 인격장애가 발견됨
2) 원인
 - 가족 연구, 쌍생아, 입양자 대상 연구에서 정신분열병 환자와 유전적 관련성 (+)
3) 임상 양상
 - 친밀한 관계를 매우 불편해하며, 관계 형성 능력이 부족함
 - 인지, 지각의 왜곡이 나타나며, 기이한 행동이 생활 전반에서 보임
 - 사회적 고립, 마술적 사고, 관계사고

48 내적 갈등을 신체화 장애로 호소하는 환자에 대한 간호는?

① 신체화 증상에 감정적으로 동조한다.
② 증상에 관련된 감정에 초점을 맞추고 표현하게 한다.
③ 환자가 요구하는 검사를 모두 할 수 있게 해준다.
④ 환자의 신체 증상을 부정한다.
⑤ 집단 모임에 참여하도록 한다.

▶ - 신체화 증상을 호소하는 환자의 증상을 무시해도 안 되며, 동조해서도 안 됨
 - 환자가 말하고자 하는 감정에 초점을 맞추도록 함

정답 : 46_② 47_③ 48_②

Psychiatric Nursing

49 21세 남자는 강도행위로 교도소에 복역한 과거력이 있었고, 고교시절 무단결석, 싸움, 부진한 학업수행 등을 보였다. 14살 때 차를 훔친 후 소년원에 가기도 하였다. 환자는 부모를 위협하고 흉기로 협박하는 등의 소견을 보여 정신병원에 입원하였다. 환자는 부모나 형제 등의 가족과 결코 밀접한 관계를 형성한 바 없으며, 한 직업을 2개월 이상 가지지 못하고 싸우거나 무단결근 등으로 해고되곤 하였다. 상기 환자의 진단에 관한 설명으로 옳지 않은 것은?

① 혼란된 가정환경 안에서 빈번히 발생한다.
② 아동기에 과잉행동이 나타난다.
③ EEG에 비정상 소견이 나타날 수 있다.
④ 장기간 입원치료는 효과가 없다.
⑤ 40세가 넘으면서 자연 호전될 가능성이 있다.

50 다음 중 분열성 인격장애의 특징으로 맞는 것은?

① 행동이 느리고 자발성이나 표현력이 부족하다.
② 충동적이며 쉽게 흥분하고 싫증을 내는 경향이 있다.
③ 다른 사람들과의 대인관계가 결여되어 있다.
④ 인생이 공허하고 무의미하다고 판단한다.
⑤ 일대일 관계 형성과 감정표현에 현저한 결함을 나타낸다.

51 침울해하며 앉아 있는 환자에게 간호사가 이야기하기를 청했더니 환자가 반응이 없자 간호사가 그럼 이야기 하지 않아도 된다고 하면서 옆에 앉아 있었다. 하지만 간호사는 시계를 보며 불안감을 표시했다. 이 간호사의 태도는?

① 환자를 그냥 내버려둔 것이므로 비치료적이다.
② 환자의 기분에 동화된 것이므로 비치료적이다.
③ 전반적으로 비치료적이다.
④ 이중적인 태도이므로 비치료적이다.
⑤ 치료적이다.

국시적중문제 해설

▶ - 환경적 요인 : 혼란스런 가정환경, 유아기에 심한 박탈, 부모의 상실보다 변덕스럽고 충동, 사회 병질이나 알코올 중독인 아버지
- 아동기 과잉행동, 가벼운 신경학적 이상과 통계적 연관
- 환자를 특수한 치료 시설에 장기간 입원시킨 상태에서 치료 시작
- 사춘기와 초기 성인기에 증상이 절정, 21세 이후 증상 호전 개선 또는 반사회적 행동이 멈추어지는 반면에 우울증이나 건강염려증에 시달리게 될 수 있음
- 40세 이후 자연 호전되는 경우가 많음

▶ ②는 히스테리성 인격장애의 특성
③, ④, ⑤는 분열형 인격장애의 특성

▶ 환자의 행동에 대해 공감하고 상호 간의 신뢰적 관계가 유지되어야 하나, 대화를 하자면서 시계를 보고 불안감을 표시하는 것은 이중적 태도

정답 : 49 ④ 50 ① 51 ④

52 28세 남자가 열이 많이 나고, 배가 많이 아프다고 하여 입원하였다. 환자는 비슷한 증상으로 10여 차례 입원을 했으나 검사 결과 아무런 이상이 없었다. 입원실에서 억지로 손가락을 넣어 구토를 하는 모습이 목격되었고, 체온을 올리기 위해 체온을 재기 전 갑자기 격렬한 운동을 했다. 진단 및 치료를 받음으로서 얻게 되는 이득은 전혀 없었다면, 진단은?

① 전환장애　　② 가장성 장애　　③ 꾀병
④ 건강염려증　　⑤ 신체 이형장애

▶ 가장성 장애
- 환자가 나타내는 증상은 의도적인 것이지만 현실적인 이득 추구는 없음
- 이들 환자의 특징은 입원을 자주한다는 것임
- 심한 형태로는 신체 증상을 만들어 내어 많은 병원에 입·퇴원을 반복하여 치료자를 혼란시키는 munchausen syndrome이 있음
- 환자는 질병을 의심할 만한 증상을 호소하거나 보고하고, 병에 대한 가짜 증거를 만들고, 의도적으로 병의 증상을 만듦

53 의심이 많고 남을 비웃고 무시하는 사람이 그러한 행동을 보이는 이유는?

① 열등감 보상　　② 자신의 불안 표현
③ 관계사고　　④ 망상적인 사고
⑤ 스트레스를 감소하거나 피하기 위해

▶ 편집성 인격장애
- 타인에 대하여 지속적인 불신과 의심을 갖고 있는 인격장애로서, 편집성 인격장애 환자들은 내면 깊숙이 열등감, 무력감을 느끼고 있다.
- 환자들이 겉으로 보이는 우월감은 내면의 열등감을 보상하기 위한 것이다.
- 환자들은 자존심이 낮기 때문에 권력이나 권위에 대해 매우 민감하게 된다.

54 명절 이후 손목을 사용하는 데에 어려움을 겪으며, 수의근의 기능상실을 나타내는 40대 여성의 장애는?

① 전환장애　　② 성장애　　③ 신체화장애
④ 건강염려증　　⑤ 망상장애

▶ 전환장애는 실제 신체적 질병 없이 무의식적인 정신내적 갈등이 신경계 증상, 즉 감각기관이나 수의적 운동의 극적인 기능상실이 주요 증상인 장애다.

정답 : 52 ②　53 ①　54 ①

Psychiatric Nursing

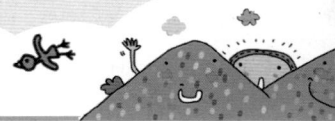

55 히스테리성 인격장애를 가진 여성환자가 오락 시간에 남자간호사에게 다가와 신체 접촉을 하며 춤을 추는 행동을 보일 때, 남자간호사가 할 말 중 가장 적합한 것은?

① "저한테 어떤 느낌을 가지고 있는지 말씀해주실 수 있으세요?"
② "다른 환자들도 있는데 이런 행동을 하시면 안 됩니다."
③ "둘만 있을 때만 춤을 추셨음 합니다."
④ "환자 분이 이러시면 불쾌합니다. 이런 행동을 하지 말아주셨음 합니다."
⑤ "재밌는데 다른 춤도 추실 수 있나요?"

▶ 히스테리성 인격장애 환자는 자기중심적이며, 남의 기분에 대해서는 무시하는 특성이 있으므로, 신체적 접촉을 하며, 춤을 추는 행위가 간호사 자신에게 나쁜 영향을 미친다는 것을 표현하고, 행동을 조심스럽게 저지하도록 함

56 다른 환자를 비난하고 폭력적인 언행을 나타내는 인격장애 환자에게 적합한 치료는?

① 심한 꾸지람을 하고 반성하도록 한다.
② 심한 벌을 준다.
③ 다른 사람에게 폭력적인 행동을 하지 못하도록 환경을 제한한다.
④ 자신의 문제에 대해 직면하도록 한다.
⑤ 휴식기를 갖도록 한다.

▶ 반사회적 인격장애자에게는 심한 벌이나 꾸중은 오히려 역효과만을 나타내게 되고, 차라리 환경을 제한하는 것이 더 효과적임

57 병동에서 정해놓은 규칙을 지키기 싫어서 집단요법에 항상 늦게 나오는 강씨는 어느 인격장애에 해당하는가?

① 내성적, 염세적, 자기 비판적인 특성을 보이는 우울성 인격장애
② 불명확한 공격적 양상을 보이는 피동공격성 인격장애
③ 감정적 억제, 규칙성, 고집, 완고함을 보이는 강박성 인격장애
④ 자기과대적 자부심으로 자신만 중요하게 생각하는 자기애적 인격장애
⑤ 주의를 끌기 위한 행동이 심하고, 사고와 느낌을 과장해서 표현하는 히스테리성 인격장애

▶ 피동공격적 인격장애에 대한 설명으로 이들은 이러한 불명확한 공격적 행동 양상으로 불만을 해소하는 것처럼 보이나 이에 실패하면 분노, 정서적 폭발을 나타내기도 함

정답 : 55_④ 56_③ 57_②

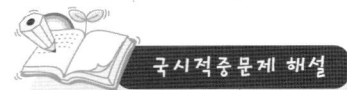

58 정신장애의 진단 및 편람도구의 인력장애 중 B집단에 속하지 않는 인격장애는?

① 경계성 ② 반사회성 ③ 의존성
④ 자기애성 ⑤ 히스테리성

▶ 의존성은 cluster C에 속함

59 사회에 관심이 없고, 다른 사람과의 관계 형성에 장애가 있는 사람이 있다. 정서적으로 냉랭하고 무관심하며, 감정 표현이 거의 없었다. 이 사람의 정신과적 장애는?

① 경계성 ② 분열성 ③ 분열형
④ 편집형 ⑤ 비사회성

▶ 분열성
 - 역학 : 무관심
 - 일반 인구에서 7.5% 정도
 - 남자가 여자보다 더 많음
 - 도시의 하층지역
 - 혼자 일하는 사람
 - 중심 병리 : 긍정적인 정서를 경험하는 능력이 부족한 것

60 어렸을 때부터 일벌레, 공부벌레였으며, 경직되고 완강하며, 도덕, 윤리적으로 융통성이 없는 환자에서 진단할 수 있는 인격장애는?

① 편집성 인격장애 ② 분열성 인격장애
③ 분열형 인격장애 ④ 강박성 인격장애
⑤ 반사회성 인격장애

▶ 강박성 인격장애
 - 질서, 완벽성, 통제에 집착하는 양상
 - 고집이 세고 완고하며, 융통성이 없이 세밀함에만 집착
 - 강박장애와 비슷하지만 어느 하나에서 다른 하나로 발달하지 않음
 - 강박장애는 강박사고, 의식 행동과 관련된 장애이나 강박성 인격장애는 경직된 행동 양식과 연관되고 더 자아동질적임

61 다음 중 건강염려 사고와 관련된 설명으로 틀린 것은?

① 강박사고와 관련이 있다.
② 기본방어기제는 퇴행이다.
③ 대부분 신체망상으로 발전한다.
④ 심리적 갈등이 신체 증상으로 나타난 것이다.
⑤ 노인 우울증에서 성인 우울증보다 많이 나타난다.

▶ - 건강염려증은 불안, 우울 또는 강박적인 생각과 관련이 많음
 - 심한 경우 신체 망상의 수준으로 고착되는 경우도 있으나 대부분은 아님
 - 정신역동적으로 공격성이나 적대감이 신체로 변환된 것으로 설명함
 - 청·장년에 비해 노인 우울증에서 신체적인 호소가 더 많음

정답 : 58_③ 59_② 60_④ 61_③

Psychiatric Nursing

  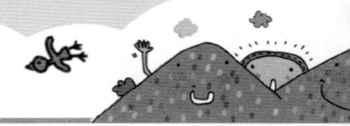

국시적중문제 해설

62 타인의 동기를 악의에 찬 것으로 해석하고, 이유없이 배우자의 정절을 의심하고, 매우 냉담한 인격장애에서 맞지 않는 것은?

① 망상장애와 달리 고착된 망상이 없다.
② 망상형 정신분열과는 달리 환각, 괴이한 망상이 없다.
③ 경계성 인격장애와는 달리 자기 파괴는 드물다.
④ 반사회적 인격장애와는 달리 복수의 의미로 반사회적 행동을 한다.
⑤ 히스테리적 인격장애와는 달리 사소한 자극에 분노로 반응하는 일은 드물다.

▶ DSM-IV 6번의 내용을 보면 다른 사람에겐 분명하지 않은 자신의 성격이나 평판에 대해 공격적으로 지각하고 곧 화를 내고 반격함

63 40세 남자가 배가 더부룩하고, 밥맛도 없고, 메스꺼움에 병원에 왔다. 여동생이 위암으로 사망한 후에 증상이 나타났다. 이곳저곳 병원을 다니면서 검사를 받았지만 모두 이상이 없다고 하였다. 이 환자에게 보이는 특징으로 맞는 것은?

① 보상을 주면 증상이 사라진다.
② 환자가 원하는 대로 검사를 해 준다.
③ 우울과 불안이 동반되는 경우가 많다.
④ 스트레스와는 관련이 없다.
⑤ 사회생활이나 직업적 기능장애는 없다.

▶ - 신체화 장애의 특징은 여러 장기에 관련된 다양한 신체증상을 호소하며, 의사에게 반복하여 재검사와 반복을 요구하고, 호전과 악화를 반복하는 것임
- 스트레스가 증가하게 되면 증상이 악화되며, 대인 관계의 장애나 불안이나 우울증이 흔히 동반됨
- 만성적으로 불필요한 검사나 다양한 치료를 받아왔으므로 먼저 이를 차단시켜야 함
- 이러한 증상은 망상이라기 보다는 환자의 갈등으로 인한 대화나 감정표현의 한 표현으로 이해해야 함

64 반사회적 인격장애의 특징과 관련이 적은 항목은 어느 것인가?

① 잘못된 행동에 대해 죄책감이나 뉘우침이 전혀 없다.
② 지능은 정상이나 사고흐름의 장애를 나타낸다.
③ 극도로 자기중심적이고 자기애적이다.
④ 처벌로서 잘못된 행동이 교정이 되지 않는다.
⑤ 책망받게 되면 그럴 듯한 핑계와 거짓말로 그 상황을 모면한다.

▶ 반사회적 인격장애는 지능이 정상이고 사고흐름의 장애도 없음

정답 : 62 ⑤ 63 ③ 64 ②

65 35세의 직장인 강씨는 자신의 입이 비정상적으로 찢어져 있고, 커서 이상하다며 바깥 외출은 물론, 출근도 거부한다. 어떤 특성의 장애로 볼 수 있는가?

① 성격장애　　② 신체화 장애　　③ 공황장애
④ 건강염려증　⑤ 해리성 장애

66 30세가 넘은 황씨는 자신의 직업을 찾지 못하고 부모님에게 의존해서 살아가고 있다. 혼자서는 아무 것도 결정하지 못하고 무엇이든 부모님에게 물어보고, 무엇이든 해결해주길 바라는 것은 인격장애 중 어느 것에 해당하는가?

① 편집형　　② 의존성　　③ 분열성
④ 분열형　　⑤ 경계성

67 병동에 입원한 환자들에게 욕설을 하거나 공격적인 행동을 보이는 인격장애 환자가 있다. 이 인격장애에 대한 올바른 간호 중재는 무엇인가?

① 공격적인 행동을 보일 경우 처벌하겠다고 말한다.
② 억제대를 적용한다.
③ 격리시킨다.
④ 그대로 둔다.
⑤ 적극적인 중재를 하고 감정을 표현하도록 한다.

▶ 신체화 장애
- 신체 변형장애의 임상적 주 특징은 정상 용모를 가진 사람이 용모에 대해 상상적으로 변형이나 결손 등 문제가 있다는 생각을 하거나 사소한 결손을 과장되게 변형된 것으로 보는 생각 등에 집착해 있는 상태이다.

▶ 의존성 인격장애
- 모든 것을 타인의 도움과 보살핌에 의지하려는 욕구가 강하고 자기 확신이 결여된 인격장애이다.

▶ 반사회적 인격장애
- 환자에 대해 신뢰감 증진을 위해 가능한 자연스럽게 행동하며 감정을 표현하도록 한다.

정답 : 65_② 66_② 67_⑤

Psychiatric Nursing

68 인격장애의 특성으로 가장 적절한 것은?

① 대인관계가 원만하다.
② 지능이 낮다.
③ 사회화에 대한 초자아 성숙과 발달이 정상적이다.
④ 지속적인 행동 양상 때문에 현실 적응과 대인관계에 중요한 기능 장애가 초래되는 것이다.
⑤ 행동과 정서 및 사고가 비정상이다.

▶ 인격장애
- 인격장애자들은 초자아 성숙과 발달이 미숙하고 지속적인 행동 양상 때문에 현실 적응과 대인관계에 중요한 기능장애를 가지고 있고, 행동과 정서 및 사고, 지능은 정상이다.

69 다음과 같은 행동 양상을 보이는 인격장애 유형은?

> 30세의 회사원 김씨는 감정이 메마른 사람처럼 딱딱한 행동을 보이며 주변 사람들을 잘 믿지 못하고 의심한다. 또한 화를 잘 내고 이기적이며, 유머 감각은 찾아 볼 수 없다. 주변에 언쟁이 생기면 항상 일관된 태도로 중립적인 태도를 취하는 행동을 보인다.

① 분열형   ② 분열성   ③ 편집성
④ 경계성   ⑤ 히스테리성

▶ 편집성 인격장애의 행동 양상에 대한 설명이다.

70 전환장애 환자의 간호 중재로 가장 적절한 것은?

① 장애에 대해 환자에게 계속 물어본다.
② 증상의 발병과 관련된 불안과 스트레스 요인을 파악하도록 돕는다.
③ 환자의 모든 증상에 대해 무관심한다.
④ 환자의 단점을 인식시키고 개선시킨다.
⑤ 환자를 혼자만의 공간에 내버려둔다.

▶ - 전환장애 환자는 신체적 증상이나 기능 장애에 초점을 맞추지 말고 관련된 스트레스, 불안 요인을 파악하여 중재한다.
- 환자를 인격적으로 대하는 간호가 필요하다.

정답 : 68 ④ 69 ③ 70 ②

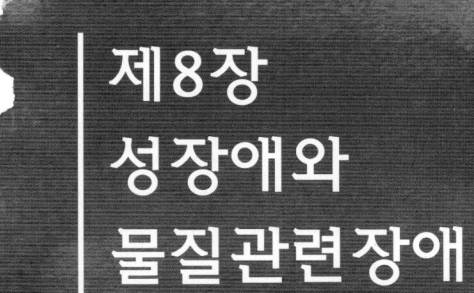

제8장
성장애와
물질관련장애

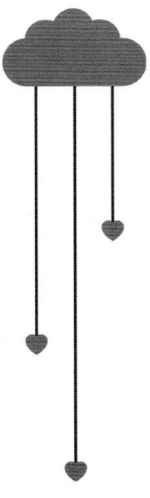

단원별 출제 분석표

대단원	중단원	출제 년도	출제 빈도
성장애	원인	04, 06	★
	특징	02, 03	★
	상담	11	☆
	관련 질환	02, 03, 13, 14	★★
	간호계획	15	☆
물질관련장애	용어 정의	03, 06, 14	★☆
	원인	05	☆
	증상	11	☆
	특징	10	☆
	알코올 관련장애	01, 02, 03, 05, 06, 08, 09, 13, 14, 15	★★★★★
	간호	01, 02, 04, 05, 10, 13	★★★
	물질관련장애	15	☆

최다빈출내용

A. 성장애

※ 원인 기출 04, 06
① 직접적인 원인
  - 성과 성생리에 무지, 혐오 및 기피, 성파트너와의 성에 대한 의사소통 실패, 성행위 시 성공적 수행에 대한 불안
② 정신적 요인
  - 무의식적인 소아기의 경험과 성적 갈등
③ 신체적 요인
  - 당뇨, 고혈압 등 신체적 질병으로 인해 발생하기도 함

※ 특징 기출 02, 03
① 성에 대한 부정적 태도　　　② 성역할 갈등과 불만족
③ 성행위의 혐오와 회피　　　 ④ 성교 시 불쾌감이 심함
⑤ 성적 욕구 표현을 어려워함　⑥ 성욕 감퇴, 성적흥분장애

※ 관련 질환 기출 02, 03, 13, 14

절편음란증 또는 물품음란증 (fetishism)	• 성적흥분을 위하여 여성의 옷 및 머리카락 등을 수집하고, 이를 성적 공상이나 혼자서의 성행위에 사용하는 행위, 남성에서만 볼 수 있음
이성복장착용증 또는 복장도착적물품음란증 (transvestic fetishism)	• 남성에서만 볼 수 있는 증상으로, 성적흥분을 목적으로 여성의 복장을 사용하는 행위, 어머니와의 동일시의 문제로 인해 발생 → 성주체, 성장애와는 다름
기아증 또는 소아기호증	• 중년 이후의 성인에게 많으며, 소아(대개 13세 이하)와 성행위를 하거나 그 환상을 성적흥분에 이용하는 행위 cf. 환자가 16세 이상일 때와 상대방보다 최소 5살 이상일 때 진단, 법적으로 문제가 되는 도착증 중 가장 흔하다.
노출증	• 성적흥분에 도달하기 위해 낯선 사람에게 성기를 노출하고 싶어하며, 실제로 노출하는 행위 → 극치감은 자위를 통함
관음증 또는 도시증	• 타인의 나체, 옷을 벗는 행동, 성행위를 반복해서 훔쳐보는 행위 → 극치감은 자위를 통함
성적피학증	• 여성에 많음. 30%에 가학성애 동반
성적가학증	• 성적흥분을 얻기 위해 심리적 또는 신체적 고통을 주거나 치명적인 상해를 주는 행위 → 강간, 살인, 폭력 위험
접촉도착증	• 동의하지 않는 사람에게 성기를 접촉하거나 문지르는 행동을 통해 성적흥분을 일으키는 행위 → 유일한 성적 만족의 방법일 때만 진단 가능
수간	• 동물과의 반복되는 성관계에서 성적 흥분을 느끼는 행위
동성애	• 성지향성이 자신과 같은 성향의 사람에게 향하는 것으로 동성을 향한 지속적인 감정적, 정서적, 신체적, 성적 끌림이 수반됨
성욕감퇴장애	• 과도한 스트레스 등에 의해 성적 느낌이나 성욕에 대한 감정이 제대로 느껴지지 않는 장애

※ 성문제 상담 기출 15
① 면담하는 동안 따뜻하고 개방적이며, 정직하고 객관적이어야 한다. 또한 개인의 편견을 극복하여 대상자에게 수용적인 태도로 공감할 수 있어야 한다.
② 간호사는 환자를 편안하게 대하며, 공손하고 평범한 태도를 유지하고, 비지시적이고 비판단적이어야 하며, 사무적인 태도를 유지해야 한다.
③ 간호사는 대상자의 교육수준과 문화적 영향을 고려해서 대상자가 이해하기 쉬운 용어와 친근하고 편안한 단어를 사용하여 면담한다.

> 최다빈출내용

B. 물질관련장애

❀ 알코올 관련장애 기출 01, 02, 03, 05, 06, 08, 09, 10, 13, 14, 15

알코올 금단 증상	• 지속적으로 해오던 과음 중단하거나 갑자기 감량한 후 발생 • 떨림(손, 혀, 눈꺼풀), 오심, 구토, 자율신경계 과다, 불면, 악몽, 중추신경계 기능 억제	
관련 질환	알코올성 건망장애	• 영양 부족 관련 • 티아민 결핍 (비타민 B.) : Wernicke's syndrome • 티아민(비타민 B.)과 니아신 결핍 : Korsakoff's syndrome - 코르사코프 증후군은 만성적인 알코올 중독으로 인해 티아민(thiamine), 즉 비타민 B.이 결핍되면서 발병한다. 티아민은 과거의 기억을 떠올리거나 새로운 정보를 저장하는 뇌기능을 유지하는 데 도움을 주는 것으로 알려져 있다. 이런 이유 때문에 코르사코프 증후군을 치료하는 방법으로는 티아민을 포함한 비타민 B 계통의 영양분을 보충시키는 것이다.
	알코올성 치매	• 지속적이고 만성적 알코올 의존과 관련 • 영구적인 뇌손상 초래

분류	중독	부작용	금단	치료
암페타민	능률 증가, 성욕 증가, 불안, 착란, 식욕 감소	심계항진, 허혈성 대장염, 암페타민, 정신병	우울증 (m/i), 불쾌, 불안, 과수면, 악몽, 피로감 등	자연 회복, 정신병 : haloperidol, diazepam 금단 : 항우울제
아편	다행감, 주의력, 기억 장애, 정신운동 지연	동공 수축, 진통 효과, 오심, 구토, 변비, 저혈압, 서맥, 저온, 호흡 억제	통증, 오심, 구토, 동공산대, 발열, 땀, 눈물, 콧물, 설사	중독 시 : 길항제 금단 시 : 유지요법
대마	이완, 지각 예민	결막 충혈, 식욕 증가, 구갈	금단 드묾 → 신체적 의존 없음	Benzodiazepine Haloperidol 항정신병 약물로 치료
환각제	지각 풍부, 현실감 상실	장기간 사용 시 무욕증후군		

❀ 간호 기출 01, 02, 04, 05, 10, 13

① 물질관련장애 대상자에 대한 자신의 선입관과 편견을 평가하여 대상자를 객관적이고 비판단적으로 대해야 함
② 물질남용과 의존으로 인한 장애에 대한 적절한 지식을 가져야 하며, 대상자를 도와주고자 하는 동기를 가지고 친절하면서도 확고한 태도로 접근해야 함
③ 대상자가 약물을 구입하지 못하도록 약물 구입의 경로를 차단시키도록 가족에게 교육시킴
④ 약물의 중독증상과 금단증상을 알려줌으로써 응급상황을 인식하고 적절히 대처할 수 있도록 함
⑤ 집단정신요법에 참여하도록 격려하고 대상자가 알코올 남용 문제를 극복할 수 있을 것이라는 확신과 희망을 갖도록 자신감을 심어줌
⑥ 환자와 가족이 치료에 함께 참여하도록 하여 가족의 상호작용을 이해하고, 환자가 변화할 수 있도록 지지할 수 있게 함
⑦ 환자가 단기 목표를 세우도록 도와 비현실적인 기대를 갖지 않도록 하고, 성공적으로 목표를 달성할 수 있도록 지지
⑧ 집단 구성원 중 회복기에 있는 사람과의 만남을 촉진하여 계속 금주를 지지할 수 있도록 하는 한편, 이전에 함께 술을 마셨던 사람들과의 접촉은 피하도록 함
⑨ 알코올로 인해 심한 불안, 공포, 떨림(진전) 섬망이 있을 때는 처방된 benzodiazepine계 항불안제를 투여
⑩ 비타민 결핍을 보충하기 위해 고단위의 비타민 B 복합체 투여

최다빈출문제

1. 과도한 스트레스 등에 의해 성적 느낌이나 성욕에 대한 감정이 제대로 느껴지지 않는 장애는 무엇인가? ★★★★

   ① 물품음란증
   ② 성절정감장애
   ③ 성욕감퇴장애
   ④ 가학증
   ⑤ 노출증

   ▶ 성욕감퇴장애는 성행위에 대한 성적 환상이나 욕구가 지속적으로 반복하여 방해를 받거나 결여되는 것이다.

2. 5년간 지속적인 음주를 하던 60세 남성이 만취 상태에서 가족에 의해 입원하였다. 입원 3일째 나타날 수 있는 증상이 아닌 것은? ★★★★

   ① 오심 및 구토
   ② 뇌전증(간질) 발작
   ③ 불안 및 공포
   ④ 심한 손 떨림
   ⑤ 체온과 혈압 저하

   ▶ 알코올 금단 증상
   - 지속적으로 해오던 과음 중단하거나 갑자기 감량한 후 발생
   - 진전(손, 혀, 눈꺼풀)
   - 오심, 구토
   - 자율신경계 항진
   - 불면, 악몽

3. 팔에 주사 자국이 여러 개 있는 환자가 수술을 받은 후 마약성 진통제를 투약하였으나 환자는 계속적으로 통증을 호소하며 진통제를 요구하고 있다. 옳은 것은? ★★★★

   ① 약물의 내성
   ② 약물의 부작용
   ③ 약물의 금단 증상
   ④ 부적절한 약물 투여 방법
   ⑤ 약물에 대한 이해 부족

   ▶ 내성은 약 얼마 동안 계속 투여하면 이전과 같은 용량의 약을 투여해도 동일한 효과가 나타나지 않고, 그 효과가 감소하기 때문에 약의 용량을 증가해 가는 것을 말한다.

4. 성적흥분을 위해 여자화장실에서 음모를 모으는 대상자가 상담을 위해 방문하였다. 간호사의 상담 방법으로 맞는 것은? ★★

   ① 성적인 행동은 배제하고 상담한다.
   ② 대상자가 자주 사용하는 표현 및 은어를 사용한다.
   ③ 노골적이고 직접적인 질문을 한다.
   ④ 생활습관과 사회생활에 관하여 유도질문을 한다.
   ⑤ 관심있게 경청하고 사무적인 태도를 취한다.

   ▶ 제 8 장 국시적중문제 241p. 65번 해설 참조

5. 정신 성장애에 대한 설명으로 바르게 짝지어진 것은? ★★★

   ① 노출증 - 자위하면서 쾌감을 느낀다.
   ② 수간증 - 아동과 성행위를 하면서 쾌감을 느낀다.
   ③ 피학증 - 타인을 상처 입히면서 쾌감을 느낀다.
   ④ 의상도착증 - 이성의 의상을 착용하는 것에서 쾌감을 느낀다.
   ⑤ 관음증 - 동의하지 않은 상대와 성접촉을 하면서 쾌감을 느낀다.

   ▶ 제 8 장 217p. 최다빈출내용 참조

6. 알코올 중독 환자가 난동을 부리며 병동의 치료적 환경을 해치고 있다. 이때 간호사가 취해야 할 태도는? ★★★

   ① 일관적이고 공평한 태도를 취한다.
   ② 격리시킨다.
   ③ 억제대를 적용한다.
   ④ 무시한다.
   ⑤ 수용적 태도를 보인다.

   ▶ 제 8 장 218p. 최다빈출내용 참조

7. 만성 알코올 중독 환자에게 가장 먼저 나타나는 금단 증상은? ★★

   ① 떨림(진전) 섬망   ② 저혈압
   ③ 서맥   ④ 중증근무력증
   ⑤ 플래시백

   ▶ 제 8 장 218p. 최다빈출내용 참조

제 8 장 · 성장애와 물질관련장애 | 219

8. 병동에 입원한 마약 중독 환자가 간호사에게 마약을 요구한다. 가장 적절한 간호 중재는? ★★★

① 폐쇄병동에 격리시킨다.
② 정서적 안정을 유지시킨다.
③ 잘못에 대해 일관되고 공평한 태도를 취한다.
④ 비효율적 행동을 중재한다.
⑤ 일상적인 기능을 수행할 수 있도록 돕는다.

▶ 제 8 장 218p. 최다빈출내용 참조

9. 다음 중 중추신경계 기능을 억제하는 물질로 옳은 것은? ★★★

① 알코올　② 암페타민
③ 니코틴　④ 코카인
⑤ 필로폰

▶ 제 8 장 218p. 최다빈출내용 참조

10. 알코올 남용으로 인한 비타민 B_1의 심한 결핍으로 오는 정신질환은? ★

① 신경성 식욕부진증　② 점액수종
③ 코사코프 증후군　④ 진행마비
⑤ 간질

▶ 제 8 장 218p. 최다빈출내용 참조

11. 알코올 중독자에게서 발생할 수 있는 베르니케 - 코르사코프증후군은 무엇의 결핍으로 인한 것인가? ★★★

① 티아민　② 리보플라빈
③ 나이아신　④ 아데닌
⑤ 피리독신

▶ 제 8 장 218p. 최다빈출내용 참조

12. 청소년이 많이 사용하고 입 주위에 가피가 생기고 콧물이 흐르는 증상을 나타내는 흡입제는?

① LSD　② PCP　③ 코카인
④ 가솔린　⑤ 마리화나

▶ 흡입제는 일반적으로 약물로 취급되지 않는 휘발성 물질을 말한다. 본드, 가솔린, 라이터 연료, 시너, 페인트, 니스, 모발 스프레이, 아세톤, 에테르, 톨루엔, 사염화탄소, 아산화질소 등의 물질을 흡입제로 사용한다.

13. 성문제로 고민하는 환자를 상담할 때, 간호사의 태도로 알맞은 것은?

① 간호사는 자신의 생각을 환자에게 강요한다.
② 관심을 보이나 사무적인 태도를 유지한다.
③ 성문제와 관련된 정보만 사정한다.
④ 적절한 태도를 지시할 수 있도록 한다.
⑤ 전문적인 용어를 사용한다.

▶ 간호사는 면담하는 동안 따뜻하고 개방적이며, 정직하고 객관적이어야 한다. 또한 개인의 편견을 극복하여 대상자에게 수용적인 태도로 공감할 수 있어야 한다. 간호사는 환자를 편안하게 대하며, 공손하고 평범한 태도를 유지하고 비지시적이고 비판단적이어야 하며, 사무적인 태도를 유지해야 한다. 간호사는 대상자의 교육수준과 문화적 영향을 고려해서 대상자가 이해하기 쉬운 용어와 친근하고 편안한 단어를 사용하여 면담한다.

14. 다음 중 알코올에 대한 설명으로 옳은 것은?

① 알코올은 중추신경을 억제한다.
② 사회문화적 요인과의 관련성이 낮다.
③ 알코올 섭취로 인한 내성은 없다.
④ 급격한 쾌감과 다행감이 특징적이다.
⑤ 식욕을 감퇴시키며, 통증을 덜 느끼게 한다.

▶ 알코올은 진정 수면제, 항불안제, 일반 마취제처럼 중추신경억제제이다. ④, ⑤는 암페타민류에 대한 설명이다.

15. 알코올 의존환자의 간호에 대해 알맞은 것은?

① 알코올을 대체할 수 있는 물질을 찾는다.
② 치료에서 가족을 제외한다.
③ 알코올 중독이라는 것을 비난하지 않는다.
④ 신뢰감을 얻기 위해 질문을 많이 하지 않는다.
⑤ 알코올 의존은 병이 아니라는 것을 인식시킨다.

▶ - 간호사의 비판적 태도는 명백한 문제 행동이다.
- 간호사는 물질남용 대상자들에게 부정적인 감정과 반응을 보일 수 있으나 주의해야 한다.

정답							
1. ③	2. ⑤	3. ①	4. ⑤	5. ④	6. ①	7. ①	8. ③
9. ①	10. ③	11. ①	12. ④	13. ②	14. ①	15. ③	

간호사국가시험 적중문제

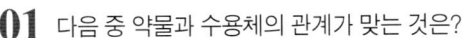
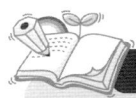

국시적중문제 해설

01 다음 중 약물과 수용체의 관계가 맞는 것은?

① 니코틴 – 아세틸콜린 수용체
② 카페인 – GABA
③ Diazepam – Serotonin
④ 코카인 – GABA
⑤ 펜시클리딘 – 아편양 수용체

▶ ① 니코틴 : nitocinic (아세틸콜린 수용체의 한 종류)
② 카페인 : adenosine 수용체에 대한 길항작용
③ Diazepam : 진정수면제 및 항불안제 → GABA 수용체
④ 코카인 : 아편양 수용체
⑤ 펜시클리딘 : glutamate 수용체 중 하나인 MMDA 수용체 길항작용

02 노숙자 생활하던 김씨가 알코올 중독이 되어 3일간 계속 술만 먹다가 반혼수 상태로 응급실에 실려왔다. 우선 투여할 약물은?

① 날록손 (naloxone)
② 50% 포도당
③ 티아민 (thiamine)
④ 디설피람 (disulfiram)
⑤ 삼환계 항우울제 (tricyclic antidepressant)

▶ 알코올 중독의 치료
- 생체징후를 비교적 안정적으로 유지
- 적절한 영양과 휴식
 : 모든 환자는 일주일 이상 thiamine 50~100mg 주고, 복합 비타민 B 투여
- 체액량은 정상이거나 약간 과도하므로 저혈압 증거가 없는 한 주입액은 피한다.
- 짧은 반감기의 oxazepam, lorazepam 4시간마다 투여하거나 긴 반감기의 diazepam 10mg이나 chlordiazepoxide 25-50mg을 첫날 4-6시간마다 구강 투여, 그 후 2-5일에 걸쳐 20%씩 용량 감소

▶ 양가감정
- 동일한 대상 혹은 상황에 대해서 동시에 상반된 두 가지의 감정, 태도, 생각 등을 나타내는 것

03 입원 7일 된 알코올 환자가 "우리 마누라는 너무 거세서 싫어요. 하지만 내가 병원에 있기 때문에 고생을 많이 시켜서 불쌍해요. 그래도 착한 여자죠"라고 말한다. 이 환자의 증상은?

① 착각
② 양가감정
③ 망상
④ 백일몽
⑤ 환각

정답 : 01_① 02_③ 03_②

제 8 장 · 성장애와 물질관련장애 | 221

Psychiatric Nursing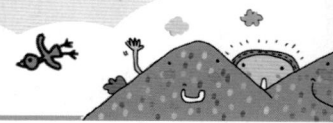

국시적중문제 해설

04 성주체성 장애에 대한 설명으로 맞는 것은?

① 여자가 많다.
② 성학대가 원인이다.
③ 양육 방법의 영향이 크다.
④ 의상도착증이 이에 속한다.
⑤ 생물학적인 원인이 가장 중요하다.

▶ ① 남자에서 빈도가 훨씬 높다.
② 이런 견해도 있으나, 확실한 원인은 아니다.
③ 정신사회적 원인으로 우선 양육 시 어떤 성으로 자라나는 지가 중요하다.
④ 성도착증에 속한다.
⑤ 생물학적인 원인에 대해서는 아직 논란이 많다.

05 정신과 질환 중 전기경련치료가 가장 효과적인 것은?

① 강박장애　　② 급성 조증
③ 공황장애　　④ 만성 정신분열증
⑤ 전환장애

▶ - ECT (전기경련요법)의 가장 흔한 적응증은 주요 우울장애임
- 그 외에 빠른 호전이 요구되는 상황, 다른 치료에 저항성을 보이는 환자, 과거 ECT에 양호한 호전 반응을 보였던 환자, 약물보다 환자가 ECT를 선호하는 경우 등에 ECT를 우선적으로 고려할 수 있음
- 단극성, 양극성 우울 모두에 효과적임
④ 급성 정신분열병에는 효과적이지만 만성 정신분열증에는 치료 효과가 크지 않음

06 다음 중 알코올 관련장애의 치료에서 혐오요법으로 사용하는 약물은?

① 날토렉손 (naltrexone)
② 페노티아진 (phenothiazine)
③ 아캄프로세이트 (acamprosate)
④ 디설피람 (disulfiram)
⑤ 클로로디아제폭사이드 (chlorodiazepoxide)

▶ 혐오치료
- disulfiram, calcium carbamide 등이 대표적임
▶ 항 갈망제
- naltrexon, acamprosate 등이 있음

정답 : 04_③ 05_② 06_④

07 유방암으로 인한 유방절제술 이후 남편과의 성행위에서 더 이상 절정감에 도달할 수 없음을 호소하며, 자신이 더 이상 여자가 아니라는 생각으로 깊은 상실감에 빠져있는 환자에게 내릴 수 있는 가장 적절한 간호 진단은 무엇인가?

① 자아정체성 장애
② 성적양상의 변화
③ 비효율적인 자기대처
④ 사회적 상호작용 장애
⑤ 성욕의 감소

▶ 성적양상의 변화는 성적행동이나 활동에 어려움이나 제한, 변화 등이 있는 것으로 대상자는 유방절제술과 관련된 성적양상의 변화를 보이고 있음

08 다음 중 청소년들이 쉽게 남용하고 있는 물질인 본드에 대한 설명으로 잘못된 것은?

① 장기간 남용하면 감정적으로 불안정하며 기억력장애가 동반된다.
② 대부분의 청소년은 본드 흡입을 호기심으로 시작한다.
③ 다른 약물에 비해 즉각적이고 빠른 효과가 나타나고 지속시간이 길다.
④ 흡입제로 인한 사망 원인은 연수중추마비, 질식, 기도, 부종 등이다.
⑤ 육안으로 대상자의 코, 입주위의 발진을 확인할 수 있으며, 호흡 시 휘발성 냄새가 난다.

▶ ③ 다른 약물에 비해 즉각적이고 빠른 효과가 나타나고 5~45분 정도 짧게 지속됨

09 마약중독의 금단 증상이 가장 심하게 나타나는 기간은?

① 금단 당일
② 금단 후 1일째
③ 금단 후 2일째
④ 금단 후 5일째
⑤ 금단 10일 이후

▶ ③ 금단 후 2일째가 가장 금단 증상이 심하게 나타나는 시기이다.

정답 : 07_② 08_③ 09_③

Psychiatric Nursing

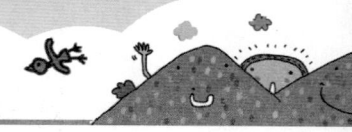

10 다음 중 알코올 금단증후군 가운데 시간 경과 상으로 가장 먼저 출현하는 것은?

① 섬망　　　　　② 진전　　　　　③ 정신 증상
④ 감각 증상　　　⑤ 경련발작

▶ 알코올 금단 섬망에는 불안, 초조, 식욕부진, 진전, 공포에 의한 수면장애가 가장 먼저 선행하게 됨

11 물질관련장애 환자에 대해 정신치료를 실시할 때에 알아야 할 사항으로 잘못 설명된 것은?

① 부정은 물질남용 환자의 주요 문제이며, 환자는 먼저 약물문제를 인정하고 직면해야 한다.
② 간호사는 성숙한 비판단적 역할 모델이 되어야 한다.
③ 집단치료보다 개인치료가 물질남용자에게 더 효과적이다.
④ 확고하면서도 관대하게 한계를 설정하는 것이 필요하다.
⑤ 집단치료에서 환자에게 지원, 교육, 문제직면, 대처 능력을 제공해 준다.

▶ 개인치료보다 집단치료가 물질남용 치료에 더 효과적임

12 전기경련요법을 받는 환자가 "나에게 전기고문을 하지 말아요. 차라리 저를 죽이세요"라고 하며 두려워하고 있다. 알맞은 간호 중재는?

① 전기경련요법을 시행하는 이유를 설명해준다.
② 괜찮을 거라고 안심시킨다.
③ 꼭 필요한 것이니 받아야 한다고 설득한다.
④ 전기경련요법을 미루고 불안을 먼저 없앤다.
⑤ 전기경련요법의 원리를 설명해준다.

▶ 환자가 불안해 할 때에는 먼저 마음을 안정시키고 불안을 없앤 후에 실시함

정답 : 10 ② 11 ③ 12 ④

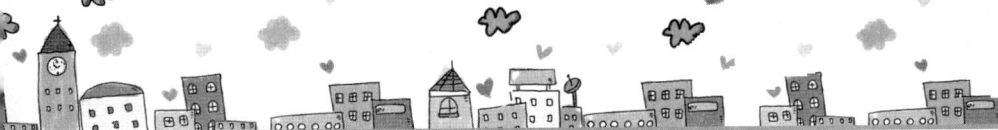
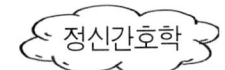

13 알코올 중독자가 발한, 말초신경염, 작화증의 증상을 나타낼 경우, 이 증상은?

① 배르니케증후군 ② 진전 ③ 코르사코프
④ 섬망 ⑤ 펠라그라

14 다음 중 동성애자의 원인에 관한 설명으로 가장 적절한 것은?

① 정상적인 성적발달을 방해하는 환경적 영향
② 생식기의 기능장애
③ 뇌하수체 호르몬 부족
④ 뚜렷한 유전적 소인
⑤ 성기의 발육부진

15 만성적인 알코올 의존자의 기전에 대한 설명으로 옳은 것은?

가. 의존적인 구강기적 성격
나. 수동공격적 성향
다. 자기감정의 표현 저하
라. 자기파괴적 성향으로 만성적 자살

① 가, 나, 다 ② 가, 다 ③ 나, 라
④ 라 ⑤ 가, 나, 다, 라

국시적중문제 해설

▶ 코르사코프 증후군 (Korsakov's syndrome)
- 기억력의 장애, 시간적·공간적인 짐작이 곤란한 짐작의식의 장애, 건망·작어증(作語症) 등의 여러 증세를 나타내는 증후군으로, 건망증후군이라고도 함

▶ 동성애 (homosexuality)
- 동성의 상대에게 감정적·사회적·성적인 이끌림을 느끼는 것을 말한다.
- 원인으로는 유전설, 선천적 결합설, 양성애자, 유혹설, 성적격리설 등이 있음
- 동성애자의 성적기능과 생식기의 기능은 대부분 정상이며, 성호르몬의 불균형과 환경적 영향으로 설명되기도 함

▶ 심리적 요인
- 초자아가 강해 자기 징벌의 욕구가 있을 때
- 성격적으로 부끄럼이 많고, 외톨이, 불안정하고, 인내심이 적고, 예민하고, 성적으로 억제되어 있음
- 우울, 망상적사고, 공격적 감정과 행위, 자존심, 책임감 및 자기통제력의 저하를 볼 수 있음
- 모친의 과잉보호에 의한 구순적 욕구의 무의식적 고무와 부친과 동기와의 갈등도 원인으로 작용함
- 자기 파괴적 성향으로 만성적 자살

정답 : 13 ③ 14 ① 15 ⑤

Psychiatric Nursing

16 말기 폐암으로 만성적 통증에 시달리는 환자가 몰핀을 과량 사용하였다. 이 환자에 대한 간호계획 시 간호사가 가장 우선적으로 관심을 기울여야 하는 사항은 무엇인가?

① 개인위생에 대한 관리
② 자극이 최소화되는 환경 유지
③ 피부소양감을 감소시키기 위한 간호
④ 호흡 양상에 대한 지속적 측정과 관찰
⑤ 피로, 우울, 불안 등을 사정

▶ 몰핀과 같은 아편제는 중추신경억제제로 다량 복용 시 떨림, 경련, 섬망, 혼수, 호흡억제, 폐부종 등이 나타나 생명을 위급하게 할 수 있음. 그러므로 여러 내용 중 호흡부전에 대한 간호가 가장 우선적으로 이루어져야 함

17 알코올 의존환자에 대한 올바른 간호 중재로 볼 수 없는 것은?

① 알코올 의존에 관련된 간호사 자신의 인식, 편견, 태도를 조사한다.
② 환자가 자존감을 증가시키도록 돕는다.
③ 환자와 가족이 금주를 시작하고 노력할 때 칭찬한다.
④ 환자의 알코올 의존에 대해 비판적 태도를 취하지 않는다.
⑤ 알코올 의존은 병이 아니라는 인식을 갖게 한다.

▶ 알코올 의존은 하나의 질환이며, 도덕적 문제가 아니라고 이해시켜 부정을 제거하고 죄책감을 감소시킨다.

18 다음 중 환각 증상이 강하고, 다행감을 느끼게 하나, 감각 예민, 안구충혈, 이인증 등의 부작용을 일으키는 약물은 무엇인가?

① LSD (lysergic acid diethylamide)
② 암페타민
③ 마리화나
④ 코카인
⑤ 헤로인

해설 연결
④ 환각이나 기분이 고조되는 등의 현상을 일으키며, 중독성이 아주 강함
⑤ 진정제의 일종으로 중독증에 빠질 위험성이 크고, 모르핀보다 진통, 진해, 도취감, 진정 및 호흡억제작용이 더 강함

▶ ① 색·맛·냄새가 없고, 극히 적은 양으로도 정신분열증과 비슷한 증상을 일으키며, 시간과 공간에 대한 감각이 없어지고, 금단 증상이 없음
② 필로폰이라고 부르며, 중추신경계의 자극으로 인해 피로감을 덜 느끼게 되고, 잠이 오지 않게 되며, 중독성이 강하여 심한 금단 증상을 겪게 됨
③ 대마초라고 부르며, 환각 증상이 강하고, 인식의 변화, 이완, 가벼운 다행감 등을 느끼게 하나, 충혈된 눈, 구강건조, 식욕부진, 맥박 증가, 반사작용 감소, 공황 반응 등의 부작용을 나타냄

정답 : 16 ④ 17 ⑤ 18 ③

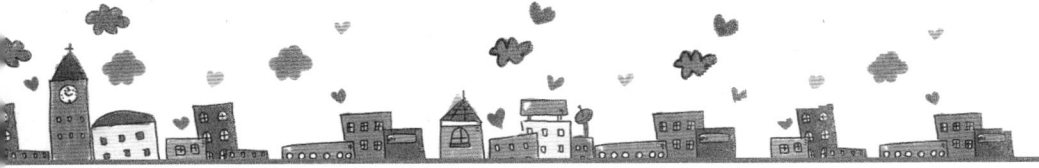

정신간호학

국시적중문제 해설

19 마리화나나 본드를 흡입하는 문제로 입원한 20세의 A씨를 위해 간호사가 간호계획을 세웠다. 다음 중 A씨에게 제공할 치료적 환경으로 적절치 않은 것은?

① A씨를 간호사실 가까이에 두고 관찰한다.
② A씨의 소지품을 검사하고 약물에 접근하지 않도록 감독한다.
③ A씨에게 자극을 주는 것을 피하고 차분한 환경을 마련해 준다.
④ 전신운동 (배구, 탁구)에의 참여를 제한한다.
⑤ 자해행위를 하는지 잘 감시한다.

▶ 공격적인 환자는 운동을 통해 공격성을 밖으로 배출시킨다.

20 만성적 장애로 티아민과 나이아신의 부족으로 인한 대뇌와 말초신경의 퇴행성 변화로 발생되는 질환은?

① 작화증   ② 알코올 환각   ③ 진전섬망
④ 코르사코프증후군   ⑤ 베르니케증후군

▶ - 코르사코프증후군은 진전섬망 및 베르니케증후의 잔재로 오는 만성적인 장애이다.
 - 증상으로는 심한 단기기억장애가 있고 이를 숨기기 위해 작화증이 나타난다.
 - 또한 병식의 결여, 판단장애로 인한 고통, 전반적인 지적 황폐, 말초신경장애로 인한 다양한 감각, 운동결여 등을 나타낸다.
 - 증상은 보통 6~8주 정도 지속되며, 기억의 완전 회복은 어려우며, 때에 따라 영구적인 지적, 정서적 심미감의 결여 등을 나타낼 수 있다.
 - 또한 팔다리(사지)의 말초신경염 특히 다리(하지)에 다발성 신경염이 현저하고, 발과 다리에 동통이 심해 저리고 만지면 아프다.

21 김씨는 알코올 중독 전문병원에서 퇴원하게 되었다. 퇴원계획에서 다음 중 어느 것이 가장 우선적으로 포함되어야 하는가?

① 술을 마시는 친구와의 대인관계 유지
② 인생의 장·단기목표 세우기
③ 가족들과 함께 시간을 보낼 수 있는 여행계획
④ 퇴원 후 김씨의 단주를 지속적으로 도와줄 수 있는 재활 프로그램 참여
⑤ 직업을 연결해 줄 수 있는 센터 참여

▶ - 추후 관리간호는 재발예방을 위해 필수적이다.
 - 퇴원 후 초기 몇 달 간은 물질남용자들에게 재발의 위험성이 매우 높은 시기이다.

정답 : 19_④ 20_④ 21_④

제 8 장 · 성장애와 물질관련장애 | 227

Psychiatric Nursing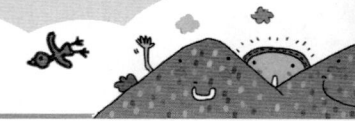

22 다음 중 물질관련장애 대상자에 대한 올바른 간호로 볼 수 없는 것은?

① 물질관련장애 대상자에 대한 간호사의 선입관을 평가한다.
② 물질관련장애 대상자를 비판 단적으로 대해야 한다.
③ 가족에게 약물의 중독증상과 금단증상을 교육시킨다.
④ 환자가 불편해할 수 있으므로 치료에 가족을 참여시키지 않는다.
⑤ 집단정신요법에 참여하도록 격려한다.

▶ ④ 환자와 가족이 치료에 함께 참여하도록 하여 가족의 상호작용을 이해하고, 환자가 변화할 수 있도록 지지할 수 있게 함

23 다음 중 약물 중독 환자의 간호내용으로 틀린 것은?

① 자가간호를 할 수 있도록 돕는다.
② 환자가 자신이 약물 중독이 아니라고 하면 수용한다.
③ 중독 증상에 대해 알도록 교육한다.
④ 중독 증상이 신체에 미치는 영향을 알도록 교육한다.
⑤ 대상자의 삶에서 약물의 역할을 대상자와 논의한다.

▶ ② 약물 중독 환자는 자신의 약물 중독 상태를 인정하지 않고 치료를 회피하는 경우가 많으므로 약물 중독이 아니라는 환자의 말을 수용하지 않도록 해야 함

24 19세 남자가 성전환 수술을 하고 싶다며 찾아 왔다. 어려서부터 남자아이들과 운동을 하기보다는 여자아이들과 소꿉장난을 하고, 인형을 갖고 놀았으며, 치마를 입고 다녔다고 했다. 환자에 의하면 자신은 잘못 태어난 여성이기 때문에 성전환 수술을 받아야 한다고 했다. 진단은?

① 동성애자 ② Fetishism ③ 성주체성 장애
④ 성적혐오장애 ⑤ 성적욕구 감퇴장애

▶ - 성주체성 장애의 DSM-IV-TR 진단 기준에서 핵심적 증상은 강력하고 지속적인 이성 동일시, 자신의 해부학적 성에 대한 지속적인 불편함 또는 성역할에서의 부적합임
- 주로 남성에 많고, 양육된 성, 어린이의 기질, 부모의 태도, 기타 대인관계 등이 원인이 될 수 있음
- 치료는 성전환 수술을 시행하거나 호르몬 치료를 할 수 있음

정답 : 22 ④ 23 ② 24 ③

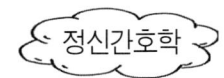

25 투약을 중지하자마자 반동불안과 기타 금단 증상이 즉시 나타날 가능성이 높은 약물은?

① Lorazepam　　② Diazepam　　③ Amphetamine
④ Opioids　　　　⑤ Alprazolam

▶ - 벤조디아제핀의 금단 증상들은 투약을 중지하자마자 곧 나타나서 수 주에서 수개월 동안 지속될 수 있으며, 반감기가 짧은 제제를 복용하던 환자에서 더 신속하고 강렬하게 나타남
- 반감기가 짧은 제제의 대표적인 약물은 alprazolam이나 triazolam임

26 다음 중 알코올 금단 증상은 무엇인가?

가. 자율신경계 항진	나. 불면, 악몽
다. 우울, 초조	라. 식욕부진

① 가, 나, 다　　② 가, 다　　③ 나, 라
④ 라　　　　　⑤ 가, 나, 다, 라

▶ 알코올 금단 증상
- 손떨림, 구토, 구역질, 빠른 심장박동, 땀이 나거나 혈압 상승, 불안, 우울, 초조, 불면, 전신의 경련, 식욕부진

27 각성 상태를 보여 수험생이나 연예인, 운동선수들의 남용이 빈번하며, 도파민의 유리를 증가시키고 재흡수를 차단하는 약물은 무엇인가?

① 코카인　　② 암페타민　　③ 마리화나
④ LSD　　　⑤ 헤로인

▶ - 암페타민은 교감신경흥분제로 약물에 대한 갈망이 강박적이라 할 정도로 고도의 심리적 의존을 야기시키며, 기분 항진 효과에 대한 내성이 심하고 신체적인 의존을 일으킨다.
- 암페타민은 중추신경에 영향을 미치는 뇌피질자극제이므로 오용은 영구적인 뇌손상 및 중독성 정신증을 초래한다.

28 알코올 의존 환자 간호 시 질적 삶을 위한 궁극적으로 중요한 목표는?

① 알코올과 관련된 질환의 발생을 예방하는 것이다.
② 가정적, 직업적, 사회적 적응 능력을 개선시키는 것이다.
③ 알코올을 완전히 끊게 하는 것이다.
④ 알코올 금단 증상은 완전히 없애는 것이다.
⑤ 알코올이 신체에 미치는 영향을 파악하는 것이다.

▶ 알코올 환자를 간호할 때 궁극적인 목표는 환자가 지역사회에서 적응하고 살 수 있도록 적응 능력을 개선하는 것이다.

정답 : 25.⑤　26.⑤　27.②　28.②

Psychiatric Nursing

29 복부에 치료를 하고 통증을 호소하는 환자에게 처방된 데메롤을 주사하였으나 환자는 계속 통증을 호소한다. 간호사가 환자의 팔을 보니 여러 군데 바늘자국이 있고 해서 간호사는 환자를 아편 사용자로 추정하였다. 이 환자에게 데메롤을 주사해도 통증이 사라지지 않는 이유는?

① 약물의 내성
② 약물의 금단 증상
③ 약물에 대한 의존
④ 약물의 부적당한 투여 경로
⑤ 약물이 환자와 맞지 않음

▶ 약물의 내성은 약물을 오래 복용할 때, 점점 더 많은 양을 요구하게 되는 현상을 말한다. 다시 말해, 같은 효과를 보기위해 이전보다 많은 양의 약물을 복용해야 하는 현상을 의미한다.

30 바비 튜레이트(babi turate)를 복용 중이던 환자가 갑자기 약물을 중단하였을 때, 오는 증상은?

① 혈압 상승
② 빈맥
③ 저칼륨 혈증
④ 운동실조
⑤ 대발작 경련

▶ 바비 튜레이트(barbi turate)
- 중추신경계를 억제함으로써 진정과 수면을 유발하는 향정신성의약품의 일종으로, 중독이 되면 불안감과 심한 쇠약감, 불면증 등은 물론 간질, 발작, 섬망, 쇼크와 같은 심한 증상에까지 이를 수 있음
- 금단현상으로는 불안, 허약, 심한 발한, 불면증 등의 증상에서부터 발작, 환각, 죽음을 포함하는 심한 경우까지 발생하게 됨

31 다음은 의존성 물질이다. 아닌 것은?

① 루미날
② 코데인
③ 히스타민
④ 바리움
⑤ 암페타민

▶ 히스타민은 물질의존이 나타나지 않는 물질이다.

정답 : 29 ① 30 ⑤ 31 ③

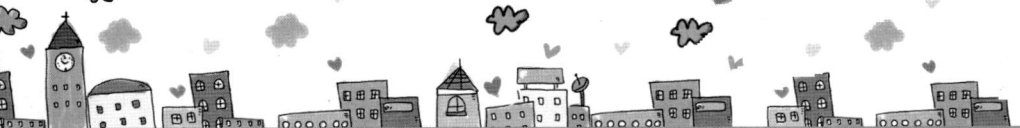
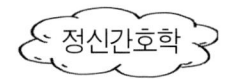

32 50세인 강씨는 반복되는 물질 사용 때문에 실직하고 나서 다른 사람들을 만나는 것을 기피한다. 강씨의 대인관계를 회복하기 위해 가장 먼저 간호사가 확인해야 할 간호 문제는?

① 영양 부족
② 폭력위험성
③ 사회적응장애
④ 성기능장애
⑤ 영양과잉

▶ 물질 사용으로 변화된 인간관계가 회복되면 사회적응이 쉬워진다.

33 성관련 상담 시 간호사의 태도로 가장 적절한 것은?

① 지시적이고 판단적인 태도
② 따뜻하고 권위적인 태도
③ 대상자의 생각을 지적하는 태도
④ 직접적인 질문
⑤ 대상자를 있는 그대로 수용하는 태도

▶ 성장애 환자의 간호 중재
 - 따뜻하고 개방적, 정직하고 객관적인 태도
 - 비지시적이고 비판단적
 - 대상자를 있는 그대로 수용하는 태도
 - 편안하고 공손하며 평범한 태도
 - 대상자에게 과소, 과잉 반응을 보이지 않고 관심은 보이되 사무적인 태도

34 다음 중 도파민에 대한 설명으로 틀린 것은?

① 신경전달물질들 중 하나이다.
② 퇴행성 뇌질환인 파킨슨병과 관련이 있다.
③ 카테콜아민으로부터 합성된다.
④ 프로락틴 분비와 관련이 있다.
⑤ 주의력, 공격성 등과 관계된다.

▶ ③ 카테콜아민계 신경전달물질인 도파민은 타이로신으로부터 합성됨

정답 : 32_③ 33_⑤ 34_③

Psychiatric Nursing

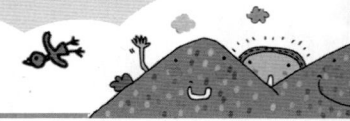
국시적중문제 해설

35 정신 성장애의 DSM-IV의 진단 분류에 속하는 것들을 모두 고르시오.

가. 성기능장애	나. 성도착증
다. 성정체감장애	라. 동성애

① 가, 나, 다 ② 가, 다 ③ 나, 라
④ 라 ⑤ 가, 나, 다, 라

▶ 정신 성장애를 DSM-IV 진단 분류에 따라 분류하면 크게 성기능장애, 성도착증, 성정체감장애로 분류할 수 있다.

36 19세의 남자가 앞집 여성의 팬티, 브래지어 등을 훔치다가 적발되어 부모에게 심하게 혼이 났다. 후에 어머니가 아들의 방을 정리하다가 아들 침대 쪽 구석편에서 다양한 여성의 팬티와 브래지어 등을 발견하였다. 이 남자는 여성의 속옷을 통해 자신은 성적만족을 느낀다고 하였다. 이 대상자와 연관하여 내릴 수 있는 가능한 진단은?

① 복장도착적 물품음란증 ② 마찰도착증
③ 노출증 ④ 물품음란증
⑤ 관음증

▶ 물품음란증은 성적흥분을 위하여 여성의 옷가지 및 머리카락 등을 수집하고 이를 성적공상이나 혼자서의 성행위에 사용된다.

37 성적이상의 예방은 자녀에 대한 부모교육에 달려 있다. 다음 중 잘못된 내용은 어느 것인가?

① 적절한 성지식을 준다.
② 자위행위를 하고 있는 것을 발견했을 때는 바로 잘못을 지적하여 바꾸어 나가도록 한다.
③ 부모는 자녀의 성문제에 솔직히 답변할 수 있어야 한다.
④ 자녀가 동성의 부모에게 강한 애착을 갖거나 이성의 부모에게 반감을 갖지 않도록 한다.
⑤ 자녀를 부모가 원하는 성에 맞추어 양육하지 않도록 한다.

▶ ② 자위를 정상적 행위로 인정하고 꾸짖거나 벌을 주지 말아야 한다.

정답 : 35_① 36_④ 37_②

38 자신을 남자로서 또는 여자로서 느끼는 것으로 남성 또는 여성으로 간직해야 하는 내적 확신을 갖는 것은 무엇인가?

① 생물학적 성
② 성정체성 (sexual identity)
③ 성역할 (gender role)
④ 자기정체성 (self identity)
⑤ 정신 성정체성 (gender identity)

▶ 남성다움이나 여성다움과 관계된 행동의 사회적이고도 심리적인 측면을 말하는 것으로 2~3세쯤 되어야 '나는 남자다', '나는 여자다' 라는 확신을 가지게 된다. 즉 자기개념 및 성격 측면으로 두 성 중 어느 한 성에 속해 있음을 인식하는 것과 관계되며, 자신들의 해부학적 성인 남성 또는 여성이라는 정신 성적자각을 뜻한다.

39 61세 남자가 걸음걸이가 이상해졌다고 하여 가족들에 의해 내원하였다. 걸음걸이 이상과 함께 안구운동장애가 동반되어 있었고, 오늘 아침 가족들에 의해 처음 발견되어 병원으로 왔다고 한다. 진찰 상 심한 지남력장애도 동반되어 있었다. 환자는 20년 전부터 매일 소주를 2~3병씩 마시던 만성 알코올 중독자로, 어제도 음주를 했다고 한다. 진단은?

① 베르니케 뇌증
② 코르사코프증후군
③ 알코올 진전섬망
④ 알코올 치매
⑤ 마르키아파바 비냐미 (marchiafaba-binami)

▶ - 환자는 만성 알코올 중독자로 걸음걸이가 이상하고, 안구운동장애를 보이고 있음
- 알코올 중독으로 안구운동장애, 조화운동 불능
- 뇌병증이 오는 경우를 베르니케증후군이라고 함
- 치료는 내원 직후 다량의 티아민으로 함
- 참고로 코르사코프증후군은 알코올로 유발된 지속적 기억상실장애를 말함, 또한 마르키아파바 비냐미병은 만성 알코올 중독에서 일어나는 드문 합병증으로 뇌량의 병변을 가지고 있는 것이 특징임

40 다음 중 알코올 중독자가 흔히 사용하는 방어기제가 아닌 것은?

| 가. 합리화 | 나. 투사 |
| 다. 부정 | 라. 승화 |

① 가, 나, 다
② 가, 다
③ 나, 라
④ 라
⑤ 가, 나, 다, 라

해설 연결

▶ 부정 (denial)
- 의식적으로 용납할 수 없는 생각, 감정, 소망, 욕구 또는 외부 현실에 대한 인식을 회피하도록 하는 무의식적 방어기제

▶ 합리화 (rationalization)
- 개인이 사회적으로 용납되는 그럴싸하고 수용할 수 있는 이유나 설명으로 행동이나 감정을 정당화시킴
- 자아존중을 지속하고 죄책감을 감소시키거나 사회적인 승인이나 수용을 얻기 위하여 사용

▶ 투사 (projection)
- 개인이 원하지 않거나 불쾌한 감정, 사고 및 자신과 관련된 태도를 다른 사람의 탓으로 돌리는 방어기제. 물질관련장애자에게 흔히 나타남

정답 : 38_⑤ 39_① 40_④

Psychiatric Nursing

41 다음 중 '플래시백 효과'를 일으키는 물질은?

① 아편제제   ② 알코올   ③ 흡입제
④ 환각제   ⑤ 니코틴

42 물질남용자의 신체적 반응과 관련된 간호 진단으로 부적절한 것은?

① 체액 부족   ② 영양결핍   ③ 피부 손상
④ 사고과정 변화   ⑤ 수면장애

43 약물중독으로 입원한 한 40대 남성이 간호사에게 마약성 약물을 막무가내로 요구하고 있다. 이 남성을 대하는 간호사의 태도로 가장 적절한 것은?

① 도덕적인 훈계를 한다.
② 폐쇄병동에 격리시킨다.
③ 자조모임에 참여할 수 있도록 격려한다.
④ 허용적이고 관대한 태도를 취한다.
⑤ 무시한다.

44 카페인이 함유된 커피를 지나치게 많이 섭취하는 K씨에게 나타날 수 있는 증상으로 옳지 않은 것은?

① 두통   ② 호흡중추억제   ③ 변비
④ 불안   ⑤ 소화불량

국시적중문제 해설

▶ 플래시백(flashback)은 환자가 최근 환각제를 복용하지 않았는데도 불구하고, 환각제를 복용했을 때와 같은 지각장애나 환각을 경험하는 것으로 시각왜곡, 기하학적 환시, 환청, 주변의 움직임을 잘못 지각되는 것, 색깔의 섬광, 강렬한 색깔감, 전체 대상의 지각, 대상 주변의 후광, 움직이는 물체의 영상이 꼬리를 끄는 것 같은 현상, 물체가 없어진 후의 잔영, 거시증(macropsia), 미시증(micropsia), 시간이 연장된 것 같은 느낌들을 경험하게 됨

▶ 사고과정 변화는 인지적 반응과 관련된 간호 진단이다.

▶ 약물의존 환자의 간호 중재
  - 정서적 안정 유지, 비효율적 대응을 중재, 자조모임 참여 격려, 일상적인 기능 지지 등의 중재가 적용 가능하다.
  - 폐쇄 병동 격리는 환자를 절망감에 빠뜨리는 행위다.

▶ 카페인은 다량 사용 시 호흡중추를 흥분시킴

정답 : 41_④ 42_④ 43_③ 44_②

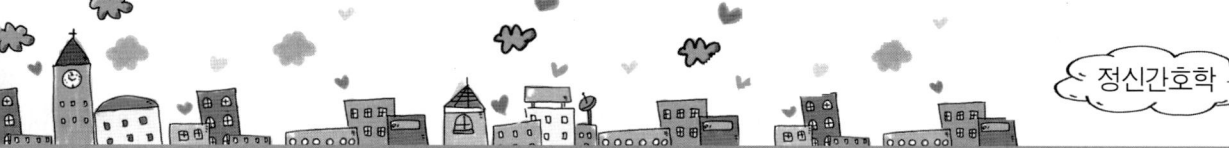
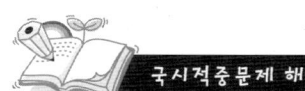

45 매일 카페인을 습관적으로 복용하던 대학생이 커피를 마시지 않으면 기분이 우울해지고 두통과 함께 졸음이 밀려와 생활하는데 지장을 겪고 있다. 어떤 증상으로 볼 수 있는가?

① 금단 증상　　② 내성　　③ 진전섬망
④ 신체적 의존　　⑤ 심리적 의존

▶ 금단 증상
 - 심리적 의존이 있는 정신 활성 약물의 사용을 중지하거나 용량을 감소하였을 때 나타나는 물질 특이적 증상이다.

46 다음 물질 중 중추신경억제인 것은 무엇인가?

① 코카인　　② 니코틴　　③ 카페인
④ 본드　　⑤ 암페타민

▶ 본드, 아편, 진정수면제, 알코올 등은 중추신경억제제이며, 암페타민, 코카인, 니코틴, 카페인 등은 중추신경흥분제임

47 다음 중 물질남용의 가능성이 가장 적은 대상자는?

① 약물남용자인 친구들과 헤어지는 것을 두려워하는 대상자
② 어릴 때부터 아버지가 알코올 중독으로 여러 번 입원한 대상자
③ 부모님이 생계유지에 바빠 구강기 동안 거의 혼자 방 안에 있었던 대상자
④ 내성적이고 우울증으로 입원한 적이 있는 대상자
⑤ 스트레스를 많이 받을 때 가족들과 함께 문제를 해결하려고 노력하는 대상자

▶ 물질남용은 알코올 중독자의 자녀군이 비중독자 자녀군에 비해 많고, 또래의 압력이 있는 경우, 우울한 성격, 구강의존적 성격에서 많이 나타남

정답 : 45_①　46_④　47_⑤

Psychiatric Nursing

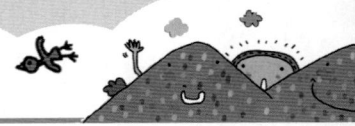

국시적중문제 해설

48 정신약물에 대한 오해로 사실이 아닌 것은?

① 항정신병 약물의 부작용은 일시적으로 나타났다가 저절로 없어지며, 치료 용량의 폭이 넓다.
② 보통은 약을 끊은 지 1~3개월 정도 경과한 이후에 재발을 잘한다.
③ 신체적 문제가 발생한 경우를 제외하고 특별히 조심해야 할 음식은 없다.
④ 입으로 먹는 알약보다는 주사제가 더 좋다.
⑤ 마음대로 약을 끊어서는 안 되며 반드시 치료자의 지시를 따르도록 한다.

▶ 주사제보다는 알약이 모든 면에서 더 좋은데, 이는 같은 용량에서 주사제는 알약의 3배 정도의 효과를 내지만 그 작용시간이 불규칙하기 때문에 응급 시나 알약 복용이 의심스러울 때만 사용한다.

49 헤로인 중독으로 입원한 최씨는 세수도 하지 않고, 식사도 하지 않고 있다. 이 환자를 위한 간호 중재로 적절한 것은?

① 식사를 할 수 있도록 도와준다.
② 세수와 양치 등 위생관리를 해준다.
③ 혼자 있지 않도록 집단요법에 참여시킨다.
④ 숙면과 휴식을 취하도록 한다.
⑤ 최씨의 자가간호 수행 능력을 사정한다.

▶ ① 식사에 대한 간호 중재가 필요하지만 우선 대상자가 혼자 식사를 할 수 있는지 사정한 후, 식사에 보조가 필요한 경우에 도와주는 것이 보다 바람직함
② 우선 대상자의 자가간호 수행 능력을 사정한 후, 대상자가 스스로 전혀 수행할 수 없을 경우에 해주어야 함
③ 섬망 상태에 있으므로 안정이 필요하며, 집단요법에 참여하는 것은 오히려 부적합함
④ 떨림과 섬망 상태에 있으므로 목욕은 위험할 수 있고, 우선적인 간호는 아님
⑤ 간호사는 우선 대상자의 자가간호 수행 능력을 사정한 후, 대상자의 능력 수준에 따라 적절한 정도로 지지하여야 함

50 다음 중 장기간 남용으로 무동기증후군을 초래할 수 있는 약물은?

① 코카인 ② 마리화나 ③ 아편제제
④ 암페타민 ⑤ 벤조디아제핀

▶ 장기 사용 시 무욕증훈군 유발하는 약물
- 대마 (마리화나), 환각제 (LDS)
- 주의력 감퇴, 무잠동, 무기력, 체중 증가를 가져올 수 있음

정답 : 48 ④ 49 ⑤ 50 ②

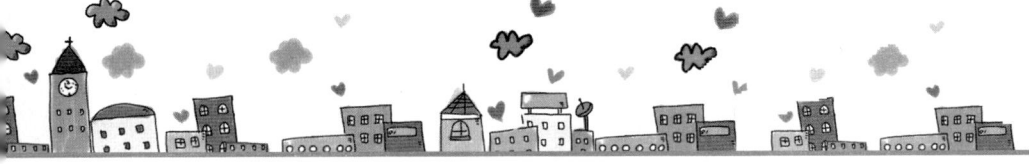
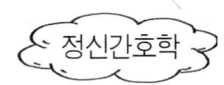

51 다음 중 물질남용의 정의로 바른 것은?

① 특징적인 금단 증상이 나타난다.
② 원하는 효과를 얻기 위해서는 물질의 사용량이 증가한다.
③ 물질의 지속적 투여로 발생한 신경 적응의 생리적 상태이다.
④ 물질의 영향으로 인해 부적응적 행동이나 심리적 변화가 발생한다.
⑤ 의학적인 사용과는 상관없이 약물을 지속적으로 또는 빈번히 사용한다.

▶ ① 물질의존의 특징이지 정의가 아님
  ② 내성
  ③ 신체적 의존
  ④ 정신적 의존
  ⑤ WHO의 정의

52 다음 중 암페타민 중독에 대한 것으로 설명이 틀린 것은?

① 충동적 행동
② 망상과 환각이 동반
③ 도파민 항진과 관련
④ 우울증이 흔하다.
⑤ 식욕이 감퇴한다.

▶ ④ 암페타민 금단 증상 중 가장 뚜렷한 증상

53 다음 중 알코올 기억장애증후군의 증상이 아닌 것은?

① 후향기억장애   ② 지남력장애
③ 다발성 신경염   ④ 의식혼돈
⑤ 작화증

▶ 알코올 기억장애증후군의 특징적 증상
  - 전향성 기억장애, 시간, 장소, 사람에 대한 지남력장애, 혼동, 다발성 신경염, 그 외 말초신경병증, 소뇌운동, 실조증, 알코올성 근증 등 신경계장애를 보임

정답 : 51_⑤ 52_④ 53_①

Psychiatric Nursing

54 다음 내용에서 물질관련장애 환자의 동반이환 (comorbidity)에 관한 설명이다. 옳지 않은 것은?

① 남자에게 동반이환의 빈도가 높다.
② 가장 흔한 동반이환은 우울증이다.
③ 물질관련장애 환자의 자살률은 일반인에 비해 높다.
④ 중독성이 강한 물질을 사용하는 환자일수록 동반이환을 가질 가능성이 높다.
⑤ 반사회성 인격장애 환자들 중 물질관련장애가 동반된 경우 정신병리가 더 심하다.

55 다음 중 대마계 제제(cannabinoids)의 중독 증상이다. 틀린 것은?

① 입마름   ② 식욕 감소   ③ 이인증
④ 혈압 강하   ⑤ 결막충혈

56 다음 중 니코틴 의존에 대한 설명으로 맞는 것을 고르시오.

① 금연은 식욕을 줄여준다.
② 니코틴 패치는 금연에 효과가 없다.
③ 니코틴은 중추신경계에 진정효과가 있다.
④ 금단 증상은 수 주 또는 수 개월간 지속된다.
⑤ 흡연은 사회적 요인에 의하여 증가하지 않는다.

국시적중문제 해설

▶ ② 우울증이 아니라 두 가지 이상의 물질 남용임

▶ - 정신적으로 이완, 다행감, 예민화, 시간개념의 확대, 이인증, 운동기능장애
- 신체적으로 결막충혈, 식욕 증가, 빈맥, 혈압 강하, 고열, 구갈, 성욕 증가 등이 몇 시간 이상 나타남

▶ ① 금단 증상으로 입맛이 좋아지고 체중이 늚
② 니코틴 패치와 행동상담이 금연성공률을 60% 정도 올림
③ 니코틴은 중추신경계에 자극제임
④ 금단 증상은 90~120분부터 나타나기 시작하여 24~48시간에 최고조에 달하고, 수 주, 수 개월간 지속됨
⑤ 니코틴 의존은 흡연을 격려하는 강한 사회적 요소와 담배회사의 광고에 의해 증감됨

정답 : 54 ② 55 ② 56 ④

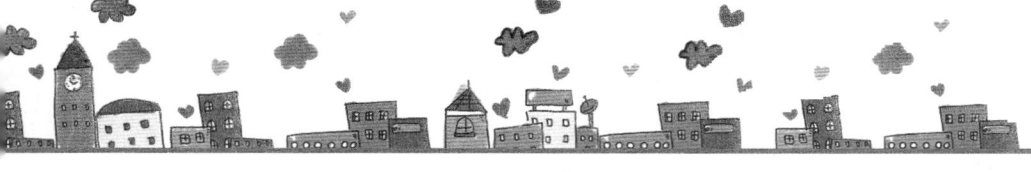

57 항정신병 약물을 복용하고 있던 환자에게서 혈액검사를 한 결과 WBC가 450으로 나타났다. 이때 간호사가 가장 먼저 해야 할 일은?

① 약물복용을 중단하고 의사에게 알린다.
② 고열이 있나 확인한다.
③ 항생제부터 복용시킨다.
④ 궤양성 인후염의 유무를 관찰한다.
⑤ 적혈구수를 검사한다.

▶ 이 환자에게 나타난 부작용은 무과립구증으로 해석해야 하며, 이것은 드물지만 급성으로 나타나 매우 위험한 부작용임을 알고 있어야 하고, 그러므로 문제해결의 가장 우선 순위는 약물복용의 중단과 의사에게 알리는 일이다.

58 만성 알코올 중독자로 신경학적 진찰 상 심한 지남력장애와 혼돈, 작화증, 기억상실, 말초신경장애 등을 보였으며, 알코올 남용으로 인한 비타민 B$_1$의 결핍으로 오는 정신질환은?

① 신경성 식욕부진증   ② 진전섬망   ③ 알코올 금단
④ 뇌경색   ⑤ 베르니케 뇌증

▶ 알코올 중독으로 안면마비, 조화운동불능, 뇌병증이 오는 경우를 베르니케증후군이라고 함

59 중추신경을 억제하는 물질에 해당하는 것은?

① 코카인   ② LSD   ③ 대마
④ 암페타민   ⑤ 알코올

▶ 알코올은 중추신경계 억제제에 해당한다. 코카인, LSD, 대마, 암페타민 등은 중추신경흥분제에 해당한다.

정답 : 57_① 58_⑤ 59_⑤

Psychiatric Nursing

60 청소년기에 성폭행을 당한 한 여성이 결혼을 했으나 자신의 몸이 불결해졌다는 죄책감 때문에 남편과 2년 넘게 성관계를 하지 않았다. 이 대상자에게 내릴 수 있는 간호 진단으로 옳은 것은?

① 성관계와 관련된 두려움
② 부적절한 개인위생과 관련된 불안
③ 부적절한 결혼생활과 관련된 불만족
④ 죄책감과 관련된 비효율적인 개인대처
⑤ 비위생적인 환경과 관련된 부작용

▶ 강박적 성격의 소유자로 청소년기에 당한 성폭행으로 인해 죄책감을 갖고 자신의 신체가 불결하다는 신념으로 바뀌었다.
- 이는 성혐오장애에 해당되며, 친밀감에 대한 심리적 갈등, 관계문제, 성적 죄의식, 성에 대한 부모의 과도한 부정적 태도 등이 원인이 된다.

61 Phenothiazine 계통의 약물을 복용하는 환자에게 나타날 수 있는 부작용은?

| 가. 입의 불수의적 운동 | 나. 소변량의 급격한 감소 |
| 다. 근육의 굳음 | 라. 발기부전 |

① 가, 나, 다   ② 가, 다   ③ 나, 라
④ 라   ⑤ 가, 나, 다, 라

▶ 항정신성 약물의 부작용
1) 흔한 부작용
 - 졸림, 어지러움, 입이 마름, 시야가 흐림, 안절부절하지 못함. 수면곤란, 가만히 앉아있지 못함. 어지러움, 근육이 굳음. 코막힘, 식욕 증가, 햇볕에 감수성이 증가함. 변비
2) 드물게 나타나는 부작용
 - 근육에 쥐가 남. 사정이나 발기부전 등의 성적인 문제, 혈구의 감소, 눈망막의 변화, 입의 불수의적 운동, 소변이 나오지 않음

62 50세 남자가 3일 전부터 두서없이 말을 하고 자꾸 넘어져서 병원에 왔다. 지난 15년 간 매일 소주 4~5병을 마셔 왔다고 한다. 눈떨림이 관찰되었을 때, 가장 먼저 주어야 할 약물은?

① 다이아제팜   ② 티아민
③ 할로페리돌   ④ 프로프라놀롤
⑤ 아캄프로세이트

▶ Wernicke 증후군
 - 얼굴마비, 조화운동 불능, 뇌병증으로 특정지어지는 증후군으로 치료는 thiamine임
▶ Korsakoff 증후군
 - 알코올에 의해 유발된 매우 심한 기억장애 (특히 전향성)로 작화증이 나타날 수 있음
 - 유전적으로 transketorase와 연관됨
 - 치료는 thiamine

정답 : 60_④ 61_⑤ 62_②

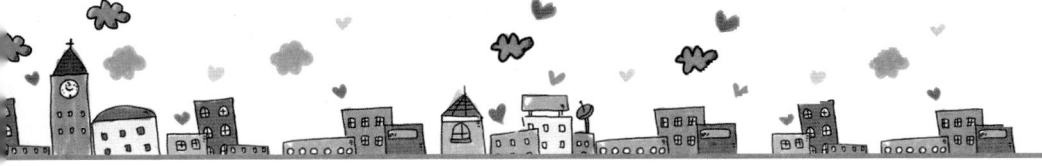

63 알코올 중독으로 입원한 환자가 금주를 한 후 48시간 후 안절부절 못하고 손, 안면근육 등이 떨리며 환시를 겪고 있다. 이 환자에 대한 간호 중재로 적절한 것은?

① 정상적인 증상이므로 그대로 둔다.
② 소량의 알코올을 제공한다.
③ 환경의 자극을 줄여 휴식을 할 수 있도록 한다.
④ 집으로 보내어 안정감을 증진시킨다.
⑤ 활동요법을 격려한다.

64 42세 알코올 중독자가 급성 이자염으로 입원하였다. 3일째 잠을 자지 못하고, 방 안에 작은 벌레들이 기어다닌다면서 손으로 잡으려고 하였다. 처치로 맞는 것은?

① 가족과 친지의 면회를 금지한다.
② 밤에는 병실의 불을 끄고 주위의 물건들을 모두 치운다.
③ 페니토인(phenytoin)을 주사한다.
④ 클로르디아제폭사이드(chlordiazepoxide)를 경구 투여한다.
⑤ 신체강박을 실시한다.

65 다음 중 성관련 상담 시 간호사의 올바른 태도는?

① 관심은 보이되 사무적인 태도로 듣는다.
② 간호사 자신의 성개념을 주입시킨다.
③ 직접적인 질문을 한다.
④ 부끄러워서 대화를 회피한다.
⑤ 종교적으로 해결하도록 유도한다.

국시적중문제 해설

▶ 진전 섬망 간호 중재
 - 금단 후 48~72시간에 나타나는 금단 증상 중 가장 심각한 상태인 진전 섬망이 나타난다.
 - 환경 자극 감소로 휴식 및 수면의 증가
 - 경련 예방
 - 적절한 수액 및 전해질 균형 유지
 - 억제는 환각과 불안을 더욱 증진시킨다.

▶ ①과 ②는 환자가 늘 사용하던 물건을 주고 일정한 사람이 간병하며, 정해진 치료자가 따뜻하고 지지적인 정신치료를 해 줌
③ 경련을 조절하기 위해서는 phenytoin 보다 diazepam이나 chlordiazepoxide가 효과적임
⑤ 신체강박은 탈진이나 골절을 야기할 수 있어 가능하면 피하고, 필요하면 격리실로 이송함

▶ 성관련 상담 시 간호사는 편안하고 공손한 태도를 유지하며, 비지시적, 비판단적이어야 하며 대상자가 나타내는 정보에는 관심을 보이되 사무적인 태도로 들어 줌

정답 : 63_③ 64_④ 65_①

Psychiatric Nursing

66 다음 성장애에 대한 설명 중 가장 알맞은 것은?

① 성교통증 : 내의 등을 만지면서 성적 만족을 얻음
② 의상도착증 : 동물과의 성교로 성적 만족을 얻음
③ 노출증 : 성기의 노출로써 성적 만족을 얻음
④ 피학증 : 상대방에게 고통을 주어 성적 만족을 얻음
⑤ 수관 : 이성의 옷을 입음으로써 성적 만족을 얻음

67 베르니케-코르사코프 증후군의 원인으로 가장 적절한 것은?

① Acetycholine 감소
② 비타민 B_1의 결핍
③ 단백질 부족
④ 지방 부족
⑤ Dopamine 감소

68 값이 싸고 쉽게 구할 수 있어서 청소년들이나 하류층이 많이 사용하는 물질에 해당하는 남용 약물은?

① 마리화나
② 히로뽕
③ 본드
④ 헤로인
⑤ 모르핀

국시적중문제 해설

▶ ① 물품음란증의 설명에 해당한다. 성교통증은 성교가 일어나기 이전이나 성교 중, 혹은 성교 후에 지속되거나 반복적으로 성기관의 통증을 경험한다.
② 수관의 설명에 해당한다.
④ 성적 가학증 설명에 해당한다. 성적 피학증은 상대방에게 고통을 당함으로 성적 흥분과 만족을 느끼는 것이다.
⑤ 의상도착증 설명에 해당한다.

▶ 베르니케-코르사코프 증후군
- 알코올성 기억상실 장애로 지속적인 과음에서 유발되며 이는 영양 부족과 관련된 것으로 여겨진다.
- 베르니케 증후군 : Thiamine(비타민 B_1) 및 영양 결핍이 원인
- 코르사코프 증후군 : Thiamine과 Niacin 결핍으로 인한 대뇌 및 말초신경의 퇴행성 변화

▶ 본드, 부탄가스 등의 중추신경 억제성 흡입 물질은 값이 싸고 쉽게 구할 수 있어 청소년이나 하류층에서 많이 남용되어진다.

정답 : 66_③ 67_② 68_③

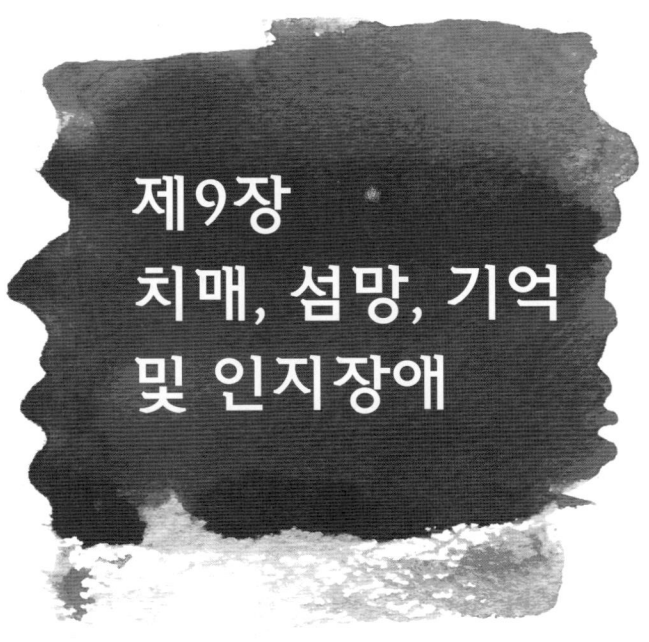

제9장
치매, 섬망, 기억 및 인지장애

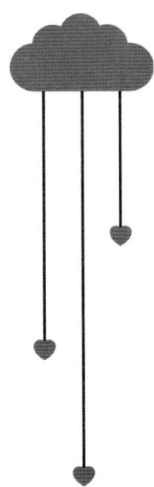

단원별 출제 분석표

대단원	중단원	출제 년도	출제 빈도
치매, 섬망, 기억 및 인지장애	치매	99, 08, 09, 10, 14, 15	★★★
	섬망	00, 01, 02, 03, 04, 05, 06, 14, 15	★★★★☆
	기억 및 인지장애	98, 99, 02, 03, 04, 06, 15	★★★☆

최다빈출내용

❋ 치매 `기출 99, 08, 09, 10, 14, 15`

정의	• 대뇌겉질의 이상으로 발생하는 비가역적인 질환으로 만성적이고 대부분 진행성인 지적 기능의 저하	
요인	• 뇌조직의 퇴행, 변성 또는 노화, 중추신경계 감염, 뇌손상, 독성대사장애, 혈관성 장애, 신경계 질환, 산소 결핍 후 또는 저혈당 등	
사고과정의 이상	기억장애	• 선행성 건망증 : 새로운 정보에 대한 학습 능력을 상실하는 장애 • 역행성 건망증 : 이전에 기억했던 지식을 재생해 내지 못하는 장애
	인지장애	• 실행증 (apraxia) : 운동기능은 정상이지만 운동 활동 수행에 장애가 생기는 것 • 실어증 (aphasia) : 정확한 단어를 찾지 못해서(명칭 실어증) 단어의 의미나 물체 용도를 말하거나 다른 단어나 발음이 비슷한 단어를 얘기하는 것(착어증) • 실인증 (agnosia) : 물건의 사용 용도나 사람을 인지하지 못하는 것 • 실서증 : 추상적 사고가 어려워 언어를 제대로 배열하지 못하고 생각을 글로 표현하는 것
	실행기능장애	• 일의 계획, 조정, 유지, 실행이 어려운 장애
행동의 이상	배회행위	• 아무 계획도 목적지도 없이 돌아다닌 행위, 기억력 상실이나 시간 및 방향 감각의 저하로 인한 혼돈이 원인임
	수면장애	• 잠들기 힘들고 깊이 잠을 잘 수 없어 불면이 되기 쉬움. 시간에 대한 감각이 없어 낮과 밤이 바뀔 수 있고, 환경이 불편하거나 안정감이 없으면 잠을 이루지 못함
	공격적 행동	• 상대방에게 화를 내기도 하며, 자신의 요구를 들어주지 않거나 위기 상황에 닥치면 타인에게 위해를 가하는 행동을 하기도 하고, 자해 행동을 보이기도 함
	반복 질문, 반복 행동	• 자신의 주변에 대해 잘 인식할 수 없어 확인하고 싶은 의도와 자신의 질문에 대한 답을 구하지 못했다는 생각 때문에 나타나는 행동
	부적절한 성적 행동	• 아무 곳에서나 옷을 벗는 행동 특히 하의를 벗는 행동을 하거나 성기를 만지고 노출시키기도 함
	과식, 이식, 거식	• 음식을 많이 먹거나 배고픔을 계속 호소하기도 하며, 음식 아닌 다른 것을 먹는 이식 증상 또는 음식을 거부하는 거식 증상을 보일 때도 있음
	부적절 행위	• 쓸모없는 물건을 모아서 장롱이나 서랍장 속에 넣는 수집행위를 보이기도 하고, 대변을 장롱 밑에 놓아두거나 만지작거리고 벽에 바르는 등 부적절한 행동을 하기도 함

- 간호
  ① 환경의 자극을 감소하기 위하여 외부자극을 제한하고, 방문객 등 낯선 사람의 제한이 필요함
  ② 환자 방의 조명은 완전 소등하지 말며, 심한 공포나 착각을 유발할 수 있는 그림자나 스며들어 오는 빛 등을 없앰
  ③ 외로움과 무력감을 느끼는 치매환자가 고립에서 벗어나 소속감을 느낄 수 있는 활동요법을 시행해야 함
  ④ 입원하기 전의 환자의 관심, 취미 등과 환자의 지적 영역을 파악하여 음악요법, 간단한 음식만들기 등의 작업요법, 무용을 통한 신체적 접촉을 통해 재사회화를 돕도록 해야 함

- 치매와 우울증의 감별

임상 양상의 특징	치매	우울증
발병 양상	서서히 진행하고 불명확함	급작스럽고 명확함
선행되는 문제점	기억장애	기분장애
지속기간	장시간 지속	단기간 지속
기분	변화무쌍한 기분과 행동	비교적 일관된 우울
인지기능장애	비교적 일관됨 (최근 사실에 대한 기억능력 등)	시시각각 변화를 보임 (어려운 과제 수행이 힘듦)
인지기능장애의 호소	장애를 감추려고 함	장애를 부풀려 호소함
정신상태검사 상의 특징	근접한 오답, 작화증, 보속증	모른다 하면서 검사를 포기함
주의력과 집중능력	불완전함	비교적 잘 보존됨
정신질환의 병력	흔하지 않음	흔함

최다빈출내용

❋ 섬망 기출 00, 01, 02, 03, 04, 05, 06, 14, 15

정의	• 주변 상황을 잘못 이해하며, 생각의 혼돈이나 방향 상실 등이 일어나는 정신의 혼란 상태
요인	• 중독, 발열, 심부전, 대뇌 부상, 진정제 (특히 브로마이드) 과다복용, 바르비투르산 (barbiturate → 진통제나 최면제로 쓰임) 중독자가 갑자기 사용을 중단했을 경우
특징	• 의식의 혼탁, 지각장애, 지남력장애, 사고장애 등을 보이며, 밤에 증상이 심해짐

- 간호
  ① 영양 공급과 체액의 균형을 위해 정맥주사를 놓음
  ② 수면 결핍을 해결하기 위해 환자를 이완시키고 가족이 함께 있도록 도와줌
  ③ 지남력이 없는 환자를 위해 방 안에 불을 켜두어 환하게 함
  ④ 환자에게 익숙한 환경을 제공하고, 물건의 용도, 장소, 사람에 대해 자주 알려주는 것은 지남력장애를 감소시킬 수 있음
  ⑤ 환각 증상이 나타난 경우 환자의 방에는 다칠 수 있는 대상물이나 가구류를 최소화해야 함
  ⑥ 의사소통을 할 때 명확한 메시지 전달을 위하여 반복적으로 천천히 말을 해야 함
  ⑦ 갈증을 잘 느끼지 못하기 때문에 수분전해질 간호를 함

❋ 기억 및 인지장애 기출 98, 99, 02, 03, 04, 06, 15

정의	• 뇌조직의 기질성 또는 기능적 이상으로 초래된 정신기능의 장애 • 뇌조직의 영구적인 손상이나 일시적 뇌기능장애에 의해 야기되는 정신 기능장애나 행동장애를 나타내는 임상적 증후군 • 섬망, 치매, 기억 및 인지장애가 있는 사람에게서 가장 분명하게 나타남
원인	• 중독 : 진정제, 최면제, 정온제, 일산화탄소, 중금속 • 혈관성 질환 : 뇌색전증, 고혈압, 심인성 심장 질환, 뇌동맥경화증 • 감염 : 머리뼈 내의 감염, 계통적 감염(전신 감염) • 뇌외상 : 사고, 뇌부종, 뇌진탕 • 대사장애, 내분비장애 및 영양장애 : 뇨독증, 산독증, 비타민 결핍증 • 머리안(두개강) 내 종양 • 뇌변성 : 알츠하이머, 피크병, 다발성 경화증, 헌팅턴 무도병 • 간질, 알코올 및 약물 중독
증상	• 의식장애 • 각성 및 집중장애 : 자신과 주변을 지각할 수 있는 능력이 감소되며, 집중을 유지하고 옮기는 것이 어려움 • 지각장애 : 자극을 지각하는 능력이 감소되거나 지나치게 민감하여 착각이나 환각을 경험하고 상황 판단력이 떨어져 행동과 사고가 부적절 • 기억 및 지남력장애 • 정서의 불안정 : 불안과 우울이 흔하며, 정서가 불안정하고 심한 변동을 나타내거나 혹은 무감각 • 사고장애 • 수면장애 : 수면시간이 바뀌어 낮에 자고 밤에 자지 못하는 경우가 흔함

❋ 섬망과 치매의 감별

구분	섬망	치매
시작	급성	주로 잠행성 : 혼수나 섬망이 선행하면 급성
기간	주로 1개월 미만	최소한 1개월
지남력장애	시간, 장소에 대해	경증에서는 없을 수도 있음
사고장애	혼란	빈곤
기억장애	주로 최근 기억	최근 및 원격 기억
주의집중장애	틀림없이 장애	없는 것이 보통
인지 awareness	항상 저하되어 있고 낮에 변동, 밤에 더 심함	장애가 없는 것이 보통
기민성	증가 혹은 감소	정상 혹은 감소
지각장애	자주 있음	보통은 없음
수면-각성주기	항상 장애	보통은 정상적

최다빈출문제

1. 치매에 걸린 환자가 아침에 용돈을 베개 밑에 넣어놨던 것은 기억나지 않지만 어렸을 때 났던 교통사고는 기억한다. 이 할머니와 면담하는 방법으로 맞는 것은? ★★★★

   ① 한 번에 한 가지 주제만 이야기한다.
   ② 최근에 있었던 사건에 대해 이야기한다.
   ③ 주제는 간호사가 정한다.
   ④ 기억나지 않는 사건에 대해 계속 질문한다.
   ⑤ 간단명료하게 대명사를 사용한다.

   ▶ 치매 환자는 기억장애를 가지고 있으므로 자주 잊어버린다. 자세히 차근차근 되풀이해서 알려주어야 하며, 일관성 있는 태도로 환자를 대해야 한다.

2. 섬망 환자의 간호 중재로 옳은 것은? ★★★★

   ① 잘 알아듣도록 큰 목소리로 이야기한다.
   ② 야간에 숙면을 위해 조명을 어둡게 한다.
   ③ 원인을 규명하기 위하여 진정제를 투여한다.
   ④ 침대시트 밑에 벌레가 있다고 호소하면 벌레를 치우는 척 한다.
   ⑤ 갈증을 잘 느끼지 못하기 때문에 수분 전해질 간호를 한다.

   ▶ - 영양 공급과 체액의 균형을 위해 정맥주사를 놓는다.
   - 수면 결핍을 해결하기 위해 환자를 이완시킨다.
   - 지남력이 없는 환자를 위해 방안에 불을 켠다.
   - 환자에게 익숙한 환경을 제공한다.
   - 의사소통을 할 때 명확한 메시지 전달을 위해 반복적으로 천천히 말을 해야 한다.

3. 치매 환자가 지시사항을 자주 까먹을 때, 알맞은 중재는? ★★

   ① 천천히 분명하게 지시사항을 다시 알려준다.
   ② 지시사항을 암기하도록 시킨다.
   ③ 손짓으로 의사소통한다.
   ④ 잊어버린 부분을 하나하나 지적해 준다.
   ⑤ 큰 소리로 외치듯이 다시 말해준다.

   ▶ 제 9 장 246p. 최다빈출내용 참조

4. 기억상실과 정서적 불안정을 보이는 치매 환자와 상호작용 시 가장 중요한 초점은? ★

   ① 흥분하기 쉬우므로 낮은 목소리로 말을 한다.
   ② 손짓으로 의사소통하는 것이 좋다.
   ③ 간단하고 명료하게 말하고 되풀이 한다.
   ④ 기억상실을 하나하나 지적해준다.
   ⑤ 큰 소리로 외치듯이 말을 해준다.

   ▶ 제 9 장 246p. 최다빈출내용 참조

5. 60세 된 할머니가 자신의 생일 일주일 전에 50회 생일이라며 주변 사람들을 초대했다. 이 할머니의 장애는? ★

   ① 판단력장애   ② 지남력장애
   ③ 지각장애   ④ 사고장애
   ⑤ 정동장애

   ▶ 제 9 장 246p. 최다빈출내용 참조

6. 기질적 뇌장애를 가진 노인을 병원생활에 적응시키는 간호 중재는? ★

   ① 여러 사람을 소개시켜주어 활발한 대인관계를 갖게 한다.
   ② 새로운 경험을 하도록 자주 자극을 준다.
   ③ 개인위생을 스스로 책임질 수 있도록 한다.
   ④ 잠재적 지적능력을 개발하도록 학습기회를 제공한다.
   ⑤ 새로운 취미나 흥밋거리를 갖도록 도와준다.

   ▶ 제 9 장 245p. 최다빈출내용 참조
   - 개인위생 및 일상생활 능력을 유지하도록 돕는다.

7. 치매노인에게서 나타나는 장애는? ★

   가. 지남력상실이 있다.
   나. 기억력장애가 나타난다.
   다. 지능장애가 있다.
   라. 최근의 기억은 명료하다.

   ① 가, 나, 다   ② 가, 다   ③ 나, 라
   ④ 라   ⑤ 가, 나, 다, 라

   ▶ 제 9 장 245p. 최다빈출내용 참조

8. 기억 및 인지장애를 가진 대상자의 특성이 아닌 것은? ★

   ① 각성 및 집중장애를 보인다.
   ② 지각장애를 보인다.
   ③ 정서는 비교적 안정적이다.
   ④ 사고장애를 보인다.
   ⑤ 수면장애를 보이기도 한다.

   ▶ 제 9 장 246p. 최다빈출내용 참조

9. 다음 중 노인성 정신병에 관한 설명으로 맞는 것은? ★

   가. 발병 시기가 확실하지 않다.
   나. 증상 발병 전의 성격과 관계있다.
   다. 인지능력, 사회적응력이 떨어진다.
   라. 정서적으로 불안해 보인다.

   ① 가, 나, 다   ② 가, 다   ③ 나, 라
   ④ 라   ⑤ 가, 나, 다, 라

   ▶ 제 9 장 245~246pp. 최다빈출내용 참조

10. 치매 환자와 노인 환자에게 볼 수 있는 기억결함 부분에 대해 질문하였을 때, 나타날 수 있는 현상은? ★

    ① 신어조작증   ② 전진성 기억상실
    ③ 작화증   ④ 후진성 기억상실
    ⑤ 말비빔 현상

    ▶ 작화증은 치매 환자 등에게 많이 나타나며, 의도적이지 않은 기억장애를 덮기 위해 자신의 의도하지 않은 상태에서 나타나는 증세임

11. 한 남성이 최근 들어 금방 물건을 어디 두었는지 잊어버리고, 하려고 했던 일도 잘 잊어버린다. 이 남성은 자신이 나중에 집에 가는 길도 잊어버릴까봐 걱정을 한다. 이런 경우 어떤 간호를 제공해야 하는가?

    ① 환자에게 최대한 많은 정보를 제공한다.
    ② 다양한 자극을 제공하고 바쁜 스케줄을 수행하도록 한다.
    ③ 기억력에 대한 정기적인 평가를 시행한다.
    ④ 진정제를 투여하여 불안감을 해소할 수 있도록 한다.
    ⑤ 실생활에서 단기기억을 강화할 수 있는 훈련을 한다.

    ▶ 인지장애 대상자에게는 기억에 도움이 되는 다양한 단서와 단순하고 직접적인 지시를 통해 안도감을 주고 바람직한 반응을 이끌어 낼 수 있다.

12. 치매환자를 교육할 때의 방법으로 알맞은 것은?

    ① 간단한 용어를 사용하여 반복하여 교육한다.
    ② 자극을 줄이기 위해 신체적 접촉은 하지 않는다.
    ③ 대화 주제는 주로 교육자가 선택하도록 한다.
    ④ 대상자의 이해 여부와는 상관 없이 계획대로 교육을 진행한다.
    ⑤ 대상자의 인지 수준에 따라 어린아이로 대해야 할 때도 있다.

    ▶ 치매환자를 교육할 때에는 한번에 5~6단어를 넘지 않도록 짧게 말하고 필요한 경우 대상자에게 다시 한 번 말하고 어려운 활동을 피하거나 단순화 시키는 것이 바람직하다.

13. 금일 전신마취로 개복수술 받은 56세 여환이 혼자 중얼거리고, 잠도 못 자고, 라인 빼려고 하고, 문제행동을 일으킬 때, 일차적으로 해줘야 되는 간호는?

    ① 신체 손상을 예방한다.
    ② 치료에 관한 지식에 대해 교육한다.
    ③ 독립적인 의사결정을 격려한다.
    ④ 진정제를 투여한다.
    ⑤ 억제대를 적용한다.

    ▶ 섬망환자를 간호할 때 간호중재의 1차적 목표는 대상자의 생명유지이다. 대상자의 지남력 상실 또는 흥분 상태가 심각해 기본적인 신체적 요구를 충족시킬 수 없는 경우, 간호중재는 먼저 이를 충족시키는데 중점을 두어야 한다.

정답: 1.① 2.⑤ 3.① 4.③ 5.② 6.③ 7.① 8.③ 9.⑤ 10.③ 11.⑤ 12.① 13.①

간호사국가시험 적중문제

국시적중문제 해설

01 다음 중 가성 치매와 비교하여 알츠하이머 치매의 가장 큰 특징은?

① 급작한 발병
② 우울증의 과거력
③ 주의집중력 저하
④ 증상을 숨기려고 노력한다.
⑤ MMSE 점수 변동이 크다.

▶ 주의력 집중 저하가 치매의 특징으로 ③도 답이 될 수 있으나, 정신과 텍스트를 보자면 치매 환자가 인지기능 저하를 감추려고 노력한다는 것이 언급되어 있어 ④번이 가장 적합한 답이라고 할 수 있음

02 다음 중 치매 환자의 간호계획에 포함되어야 할 내용으로 옳은 것은?

① 집단치료에 참여시켜서 사회화를 돕는다.
② 젊은시절과 어린시절의 경험을 일관되게 이야기하도록 한다.
③ 환자에게 익숙한 규칙적인 일상생활을 유지시킨다.
④ 현실과 접촉하도록 현재의 사건에 대해 논의한다.
⑤ 사회활동에 참여하도록 새로운 사회적 기술을 훈련시킨다.

▶ 치매 환자는 익숙하고 반복되는 일상활동에 가장 편안해 함

03 기질성 인지장애 환자의 증상으로 보기 어려운 것은?

① 새로운 일을 수행하는 능력에 손상이 있다.
② 주로 과거의 일에 대한 기억장애가 있다.
③ 정서가 불안정하고 감정을 통제하지 못한다.
④ 의식의 장애로 의식의 혼탁이 올 수 있다.
⑤ 무감동이나 공격적인 행동을 보인다.

▶ ② 주로 최근의 일에 대한 기억장애가 있다.

정답 : 01_④ 02_③ 03_②

Psychiatric Nursing

04 다음 중 알츠하이머 환자가 상스럽고 저속한 말과 행동을 보일 때의 간호 중재로 가장 효과적인 것은?

① 의사가 처방해 놓은 risperidone (risperdal)이 있으면 투여한다.
② 분노를 잘 관리할 수 있는 방법을 가르쳐주고 시행하게 한다.
③ 그 행동 자체에 관심을 주는 것보다는 그 행동의 원인과 목적이 무엇인지를 파악하는 것이 중요하다.
④ 그런 행동을 보이지 않을 때까지 격려한다.
⑤ 그 행동이 부적절함을 지적하고 고치게 한다.

▶ 상스러운 말과 행동은 분노나 다른 욕구를 표현하고자 하는 경우가 많으므로 욕구를 파악하여 해결해주는 것이 가장 효과적임

05 치매 환자의 기억력장애에 대한 설명으로 옳은 것은?

① 과거에 집착하며, 현재는 더 비효율적으로 기능하고 과거의 것이 더 오래 기억된다.
② 기억력장애는 두드러진 양상의 하나이며, 전형적으로 말기쯤에 나타난다.
③ 초기에는 시간에 대한 지남력장애가 우선적으로 나타난다.
④ 기억력장애로 인해 의료진을 속이기 위한 거짓말을 습관적으로 한다.
⑤ 말기에는 결국 실어증, 실행증, 실인증 등이 나타나는데, 이들은 전두엽의 질병이 원인이다.

▶ - 치매 환자에게 있어 기억력장애는 가장 두드러진 양상의 하나로 전형적으로 초기에 나타나고, 전반적인 건망증이나 전진성 건망증이 나타난다.
 - 새로운 일은 보유할 수 없고, 과거 기억을 더 잘 기억해서 현재의 일은 과거에 두고 과거의 일은 현재에 둔다.
 - 초기에는 시간에 대한 지남력장애가 심한 경우에 친숙한 환경 속에 있으면서도 어디인지 모르는 공간에 대한 지남력장애가 생긴다.
 - 기억력 상실과 관련된 또 다른 행동은 작화증인데, 이는 거짓말을 하거나 속이려는 의도에서 한 것이라기보다 환자가 당황스러운 상황에서 헤어나려고 노력하는 한 방법이다.
 - 질환이 진행되면서 종종 실어증, 실행증, 실인증이 나타나는데, 이런 행동은 측두엽과 두정엽에 질병이 있는 것이 원인이다.

06 다음 중 섬망의 원인으로 맞는 것은?

| 가. 알코올 중독 | 나. 심혈관 질병 |
| 다. 감염 | 라. 대사성 질병 |

① 가, 나, 다 ② 가, 다 ③ 나, 라
④ 라 ⑤ 가, 나, 다, 라

▶ - 뇌기능을 저하시키는 중추신경계 질병뿐 아니라 여러 가지 신체 질병과 약물이 섬망을 유발할 수 있음
 - 연령군에 따라 섬망을 잘 일으키는 질병군은 차이가 있어 소아에서는 감염, 발열, 약물중독, 외상, 청소년에서는 정신 활성물질의 중독 및 금단, 대사성 질병, 심혈관 질병, 노인에서는 뇌혈관 질병, 심혈관 질병 등이 중요한 원인이 됨

정답 : 04 ③ 05 ① 06 ⑤

07 다음 중 불특정한 무언가에 대해 무서움을 느끼며, 공격적인 행동을 보이는 혼돈스러운 노인 환자에게 도움이 되는 치료적 환경은?

① 어떠한 경우라도 보호자를 상주시키지 않는다.
② 대상자가 자유롭게 활동할 수 있는 환경을 조성하여 공격성을 감소시킨다.
③ 집단활동에 참여하게 함으로써 공격성을 발산하도록 한다.
④ 외부와의 접촉을 많이 하여 편안한 마음을 갖도록 한다.
⑤ 비교적 제한된 환경에서 담당간호사가 일관성 있게 대한다.

▶ 혼돈된 상태에 있는 환자에게는 다른 사람들과의 접촉이나 환경의 변화보다는 제한된 환경에서 일관성 있는 간호를 제공하는 것과 필요한 경우 보호자를 상주시키는 것이 도움이 됨

08 뇌진탕후증후군의 설명으로 옳은 것은?

① 뇌신경 인지기능검사 상 이상 소견이 없다.
② 두통, 현기증, 피로 증상을 가장 많이 호소한다.
③ 증상의 심각도는 신체 손상 정도에 비례한다.
④ 뇌전산화 단층촬영 상 특이소견이 발견된다.
⑤ 보상심리가 발병의 가장 큰 원인이다.

[해설 연결]
⑤ 증상의 호소는 꼭 보상 동기와 관련될 필요는 없음. 보상과 관련되는 실제의 또는 주관적인 손상을 당한 후 불안, 건강염려증, 전환장애의 형태로 증세가 나타나는 보상신경증과 구분이 어려움

▶ ① 뇌파검사, 뇌간 유발전위, 뇌영상 등의 검사를 통해 증상의 성립에 대한 객관적 증거를 얻을 수 있으나, 음성인 경우가 많음
② 두통, 현기증, 피로, 자극과민성, 집중곤란, 정신적 업무 수행의 곤란, 기억장애, 불면증, 스트레스, 감정적 흥분, 알코올을 견디는 능력 감소 등의 증상이 나타나며, 자존심의 저하와 영구적인 뇌손상이 오지 않을까 하는 공포감에서 오는 우울이나 불안을 동반함
③ 증상의 심각도가 신체 손상 정도에 비례하지는 않음
④ 뇌전산화 단층촬영 상 특이 소견 없음

09 섬망 환자의 간호로 적절하지 않은 것은?

① 영양 공급과 체액의 균형을 위해 정맥주사를 놓는다.
② 수면결핍을 해결하기 위해 환자를 이완시킨다.
③ 지남력이 없는 환자를 위해 방 안에 불을 켜둔다.
④ 환자에게 익숙한 환경을 제공한다.
⑤ 의사소통을 할 때 큰 목소리로 하며, 반복해서 말하지 않도록 한다.

▶ ⑤ 의사소통을 할 때 명확한 메시지 전달을 위하여 반복적으로 천천히 말을 해야 함

정답 : 07_⑤ 08_② 09_⑤

10 다음 중 치매 환자를 위한 치료적 환경 조성의 목표로 거리가 먼 것은 무엇인가?

① 환자가 다른 사람들과 인간관계를 가질 수 있도록 돕는 것
② 긍정적인 태도로 할 수 있다는 믿음을 전하는 것
③ 환자와 많은 시간을 보내면서 사회적 문제에 관해 이야기를 나누는 것
④ 외로움, 무력감에서 벗어나 소속감과 자기가치감을 느끼게 해 주는 것
⑤ 성취에 대해 칭찬을 해 주는 것

▶ 사회적 문제에 관해 논의하는 것은 적절하지도 않고 환자의 능력에 맞지도 않음

11 혈관성 치매보다 알츠하이머 치매에 더 가까운 것은?

① 정서 불안정성
② 단계적 악화
③ 국소신경 증상
④ 일관성 의식혼탁
⑤ 서서히 발병

▶ 혈관성 치매를 의심할 수 있는 소견
- 갑작스러운 인지기능장애 : 주의력, 자기조절능력, 계획 등 전두엽 기능과 관련
- 계단식 악화
- 행동 증상 : 감정변화 (우울증, 무감동, 신체 증상에 대한 걱정, 감정조절의 어려움, 불안), 정신증상(망상)
- 국소 신경학적 증후 : 근력 감소, 근긴장도 증가, 보행장애, DTR 항진, pyramidal tract sign
- 증상 진행의 fluctuation

12 노인대상자의 약물치료에 대한 기술로 옳은 것은?

① 항정신병 약물 투여 시 항콜린성 제제를 예방적으로 투여하는 것이 좋다.
② 1일 3~4회 반복 투여보다는 취침 전 1회 투여가 더 좋다.
③ 가능한 반감기가 긴 약물의 투여가 권장된다.
④ 용량은 보통 성인 용량의 1/3로 시작한다.
⑤ 급성 흥분에는 진정작용이 강한 cholropromazine 주사가 권장된다.

▶ 정답을 제외한 항목은 노인대상자 약물치료와 관련이 없다.

정답 : 10_③ 11_⑤ 12_④

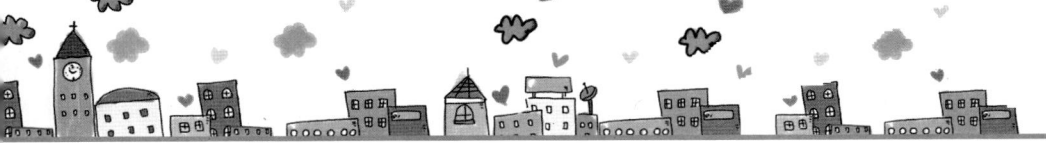
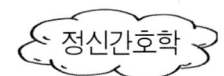

13 기억상실과 정서적 불안정을 보이는 치매 환자와 상호작용 시 옳은 태도는 무엇인가?

① 기억상실을 하나하나 지적해준다.
② 간단하고 명료하게 말하되 되풀이한다.
③ 잘 알아듣도록 큰 소리로 외치듯이 말을 해 준다.
④ 흥분하기 쉬우므로 낮은 목소리로 말한다.
⑤ 손짓으로 의사소통하는 것이 더 좋다.

▶ - 기억력장애로 인해 자주 잊어버리는 일에 대해서는 자세히 차근차근 되풀이해서 일러 주어야 하며, 일관성 있는 태도로 환자를 대하는데, 너무 많이 지적하면 기억을 상실한 것에 대해 자존감이 저하되거나 불안정한 감정을 가질 수 있음
- 또 환자가 잘 알아듣지 못한다고 해서 소리를 지르면 이를 분노의 표현으로 받아들일 수 있기 때문에 주의함

14 18세인 오양은 경찰에 의해 발견되었는데, 부분적으로 옷을 입은 상태였고, 영양 상태도 불량하였다. 오양은 자신이 누구인지 알지 못했고, 병원에서 검사 결과 최근 강간의 가능성을 나타내었다. 오양은 친구집의 모임에 간 것을 기억하였으나, 그 후의 사건은 회상하지 못했다. 오양이 보이는 장애는?

① 이인증　　　　　　　　② 해리성 기억상실
③ 다중인격장애　　　　　④ 해리성 둔주
⑤ 신체형장애

▶ - 해리성 기억상실은 고통스럽고 상처받은 사건의 기억을 회상해 내지 못하는 장애이다.
- 국소적 기억상실이 주로 나타나며, 일반적으로 심각한 사건이 일어난 후 그 사건을 포함해서 수 시간 동안 일어난 일에 대해 기억 회상이 안 된다.

15 기질적 인지장애를 촉진시킬 수 있는 상황은 어느 것인가?

① 화학독소나 중금속에 노출되었을 때
② 뇌의 영양공급장애가 있을 때
③ 뇌혈관의 비정상적 상태
④ 만성 질환, 비타민 결핍증과 같은 대사장애가 있을 때
⑤ 노화로 인한 뇌세포의 퇴행 현상이 있을 때

▶ ①, ②, ③, ⑤항은 기질적 인지장애를 일으키는 일차적 요인이다.

정답 : 13 ② 14 ② 15 ④

16 알츠하이머형 치매환자의 행동 특성으로 볼 수 없는 증상은 무엇인가?

① 인지장애로 실어증, 실인증, 실행증이 있다.
② 성격과 정신기능의 모든 분야가 침범될 수 있다.
③ 일상생활의 수행장애가 있다.
④ 공포감정이 가장 흔한 증상이다.
⑤ 공격성, 분노, 우울, 반복적 행동 등 행동장애가 나타난다.

▶ ④ 공포감정은 섬망에서 흔히 보이는 감정이다.

17 심인성 기억상실에 대한 설명이다. 옳지 않은 것은?

① 적극적 과정으로 불유쾌한 기억을 없애는 것이다.
② 주로 정신적, 사회적 긴장 후에 발생한다.
③ 기억의 과정 중 보유화 회상에서 일어나는 문제이다.
④ 시작할 때는 갑작스럽게 시작되나 기억의 회복은 더디다.
⑤ 젊은 층에 흔하다.

▶ - 심인성 : 심리적인 충격 후에 갑자기 발행하며, 회복도 갑자기 그리고 완전하게 되고, 어떤 시간이나 사건에 국한된 선택적인 기억상실이 흔하다.
- 기질적 : 기억의 과정 중 등록이나 저장에 장애가 있는 것으로 대체로 신경학적 소견을 동반하고 의식이나 지능의 장애를 동반하여 서서히 진행되며, 불완전하게 되는 경우가 많고, 전반적인 기억상실이 있다.

18 알츠하이머형 치매에서 최근의 사건에 대한 기억을 상실하였다면, 어느 부위의 뇌가 손상이 있는가?

① 대뇌겉질　　② 측두 마루뼈　　③ 뇌의 해마
④ 뇌의 혈관　　⑤ 뇌의 편도

▶ 뇌의 해마는 기억, 특히 짧은 시간 동안의 기억에 관계하므로 최근의 사건에 대한 기억을 하는 부분이다.

정답 : 16_④　17_④　18_③

19. 낮병원 활동요법에 참여하고 귀가를 앞둔 치매환자가 "버스, 집"이라는 말을 반복하며 문쪽으로 향하고 있다. 간호사가 언어의 뜻을 물어보아도 같은 말만 계속하였다. 이 환자에게 적용할 수 있는 적절한 간호 진단은?

① 불이행
② 사회적 상호작용장애
③ 언어적 의사소통장애
④ 감각지각 변화
⑤ 비효율적 대응

▶ 치매 환자에게는 언어와 의사소통 문제가 비교적 흔하며, 그 양상은 다음과 같다.
- 적절한 단어를 찾지 못하여 비슷한 단어를 적당히 둘러댄다.
- 비슷한 단어를 사용한다.
- 환자의 생각을 온전히 전할 수는 없어도 일부를 몇 개의 단어로 표현한다.
- 두서없이 장황하며 수다스럽다.
- 전혀 의사소통을 할 수 없다.

20. 질병 초기에 인지기능의 저하와 함께 환시와 같은 정신병적 증상과 파킨스병의 운동 증상이 나타나는 것은?

① 헌팅톤병 (huntington's disease)
② 알츠하이머병 (alzheimer's disease)
③ 루이소체 (lewy body dementia)
④ 이자관자엽 치매 (frontotemporal dementia)
⑤ 크로츠펠트야콥병 (creutzfeldt-jakob disease)

해설 연결
- 이마관자엽 치매 (pick병) : 가족력이 현저하며, 남성에서 흔함. 뇌위축은 전두엽과 측두엽에서 더 현저함. 수행능력장애, 다른 증상이 없는 실어증 등이 두드러지는 경우가 많고 초기에 심한 성격 변화나 이상행동을 보이기도 하며, kluverbucy 증후군 (hypersexuality)이 나타나는 경우도 있음

▶ - 헌팅톤병 : 30대 이후 발병, 처음에는 어깨나 얼굴, 팔다리(사지) 등을 움츠리거나 불수의 운동에서 시작하여 기억력 감퇴, 인격 황폐와 치매 등의 증상을 보이고, 발병 10~15년 후에 사망하는 만성, 진행성 우성 유전질환
- 크로츠펠트야콥병 : 주로 중년기와 초로기에 걸쳐 발병하고 추체로, 추체외로 증상과 더불어 치매 등 정신 증상을 보이며, 비교적 급속히 진행하여 1년을 전후로 사망하게 됨
- 루이소체 : alzheimer 치매와 비슷하지만 parkinson 증후군, 추체외로계 증상이 특징적으로 흔히 나타남. 병리소견상 lewy body inclusion이 대뇌겉질에서 보임. 항정신병 약물에 심한 부작용을 나타냄

21. 다음 중 섬망을 유발할 수 있는 질환이 아닌 것은?

① 유행성 뇌염
② 신경증
③ 요독증
④ 심혈관 질병
⑤ 뇌외상

▶ - 뇌기능 저하 시 큰 중추신경계 질병뿐 아니라 여러 가지 신체질병과 약물이 섬망을 유발할 수 있다.
- 연령군에 따라 섬망을 잘 일으키는 질병군은 차이가 있어 소아에서는 감염, 발열, 약물 중독, 외상, 청소년에서는 정신활성물질의 중독 및 금단, 대사성 질병, 심혈관 질병, 노인에서는 뇌혈관 질병, 심혈관 질병 등이 중요한 원인이 된다.

정답 : 19_③ 20_③ 21_②

Psychiatric Nursing

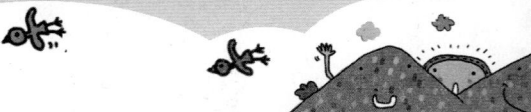

국시적중문제 해설

22 섬망 환자로 폭력의 위험성이 있는 대상자에 대한 적절한 간호는?

① 환자가 편히 쉴 수 있도록 병실에 혼자 있게 한다.
② 방문객은 누구든 언제나 만날 수 있도록 친절을 베풀도록 한다.
③ 환자가 지루하지 않도록 새로운 것으로 자극을 자주 준다.
④ 환자에게 조용하고 지지적인 태도를 취한다.
⑤ 되도록이면 일상생활에 열심히 참여시킨다.

▶ 폭력의 위험성이 있는 대상자에게 적절한 간호
 - 대상자의 불안수준과 불안증가 행동유형을 사정한다.
 - 자극이 적은 환경을 제공한다.
 - 환경에서 모든 위험한 물건을 제거한다.
 - 대상자에게 조용하고 지지적인 태도를 취한다.
 - 필요하다면 물리적으로 대응하는데 필요한 직원의 수를 확보한다.
 - 불안상승 시 보호하기 위해 처방대로 정온제를 투여한다.

23 다음 중 초기 치매의 치료로 알맞은 것은?

① SSRI
② 리튬
③ 벤조디아제핀
④ 할로페리돌
⑤ 콜린에스터라아제 억제제

▶ 초기에 콜린에스터라아제 억제제를 쓰면 기억력 감소를 억제하는 효과가 있음
 - 항우울제, 항불안제, 항정신병 약물은 그 외의 증상에 맞추어 사용함
 - 가장 효과적인 치료는 콜린에스터라아제 억제제임

24 다음 중 치매에 관한 설명이다. 틀린 것을 고르시오.

① 인력 변화가 기억장애보다 먼저 나타난다.
② 최근 기억보다 과거 기억이 잘 보존되어 있다.
③ 증상은 신체적, 사회적 스트레스의 영향을 받는다.
④ 성인 이후 어느 연령에서도 발생한다.
⑤ 자신의 결함을 감추기 위해 과잉 행동을 보인다.

▶ 치매의 개념
 - 치매란 정상적으로 성숙한 뇌가 후천적인 외상이 아닌 질병 등 요인에 의해서 기질적으로 손상 내지는 파괴되어 전반적으로 지능, 학습, 언어 등의 인지기능과 고도정신기능이 감퇴하는 복합적인 임상증후군을 일괄하여 지칭하는 것이다.
 - 기억력장애 (가장 흔한 초기 증상)

정답 : 22 ④ 23 ⑤ 24 ①

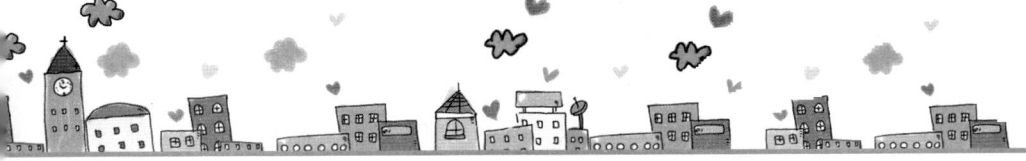
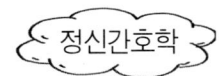

25 다음 중 알츠하이머형 치매를 진단할 수 있는 근거는 무엇인가?

① 뇌줄기의 신경세포에 착색된 변화
② 대뇌겉질의 동맥 혹은 소정맥의 혈관 폐쇄
③ 신경절 반점으로 인한 뇌회백질의 손상
④ 뇌의 이마엽, 뒤통수엽의 쇠퇴
⑤ 고혈압, 당뇨, 콩팥질환의 위험인자로 인한 다발경색

▶ ① 건망성 증후
② 혈관성 치매
④ 기질적 망상 징후
⑤ 2차적 치매의 원인

26 다음 중 치매 환자에게 적절한 환경은 어느 것인가?

① 낯익은 환경　　② 생소한 환경
③ 고립된 환경　　④ 자극적인 환경
⑤ 공간적으로 넓은 환경

▶ - 자극이 없는 환경, 안정을 요하는 조용한 환경, 방문객이나 낯선 사람을 제한하고, 방의 조명은 완전히 소등하지 말고 환자 관찰에 도움이 될 수 있는 중앙 조명을 둔다.
- 일관된 사물 배치, 차분함과 안정감을 줄 수 있는 환경이 필요하다.

27 70세 여자가 우울감과 기억력장애 때문에 가족과 함께 병원에 왔다. 의사는 우울성 가성치매라고 추정하였으나, 한 가지 소견은 알츠하이머병 치매를 강력하게 시사하였다. 다음 중 그 한 가지 소견은 어느 것인가?

① 원격 (remote) 기억의 장애가 심하였다.
② 자신의 기억력 감퇴를 걱정하고 있었다.
③ 의사의 질문에 대답하려고 매우 노력하였다.
④ 심리검사와 인지기능검사 결과가 검사 때마다 달랐다.
⑤ 증상이 비교적 빨리 진행되었다.

▶ 치매 환자는 질문에 대해 답을 맞추려고 노력하는데 반해, 우울증 환자는 '모른다' 고 하면서 검사를 포기함

정답 : 25_③ 26_① 27_③

Psychiatric Nursing

국시적중문제 해설

28 다음의 특징을 보이는 치매는?

- 갑작스러운 발병
- 단계적 진행
- 증상 진행의 변동성
- 병식과 판단력은 비교적 잘 보존

① 알코올 치매
② 거짓치매 (pseudodementia)
③ 파킨슨병 치매
④ 알츠하이머형 치매
⑤ 다발경색 치매 (multiple infarct dementia)

▶ 다발경색 치매
1) 두번째로 흔한 치매의 원인이며, 전체 치매 환자의 10~20%
2) 기억상실, 지적장애, 국소적 신경학적 증후
3) 손상된 해부학적 위치와 손상의 정도와 관련 : 피질하 열공성 뇌경색이 70% 정도로 가장 흔함
4) 위험인자 : 고혈압, 심장 질환, 흡연, 당뇨, 비만, 뇌졸중의 기왕력
5) 진단
  - 신경학적 증후 (o)
  - 급격한 발생
  - 단계적으로 진행되는 황폐화 있을 때

29 의사가 알츠하이머 환자에게 risperidone을 처방했다면, 어떤 증상을 완화시키기 위해서인가?

① 혼돈과 위축 ② 식욕부진 ③ 수면장애
④ 초조감과 공격성 ⑤ 우울 증상

▶ - 항정신병 약물은 초조감과 공격성에 가장 효과적임
- 수면장애, 부수적인 우울증, 혼돈과 위축 등에는 거의 효과가 없음

30 섬망과 주요 정신병적 장애를 감별할 때, 가장 중요한 항목은?

① 단기기억력 ② 의식수준 ③ 환청
④ 추상적 사고 ⑤ 사회적 판단력

▶ - '주요 정신병적 장애' 가 무엇을 뜻하는지 명확하지 않지만 정신분열병과 기타 정신병이라고 생각했을 때 섬망과의 감별 포인트는 이와 비교해 섬망은 발병이 더 급격하고, 주의력장애 정도도 더 심하며, 혼란이 전반적임
- 환각도 더 산만하고 비조직적이며, 환청보다는 환시와 환각이 더 흔함
- 주어진 보기 중에서는 의식수준이 제일 맞는 답임

정답 : 28 ⑤ 29 ④ 30 ②

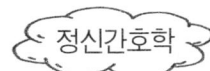

31 다음 중 알츠하이머 치매에 비해 혈관성 치매의 특징은?

① 서서히 발병
② 여자에게 많다.
③ 발병 연령이 늦다.
④ 계단식 진행 상황
⑤ 광범위한 인지기능장애

국시적중문제 해설

▶ 인지기능장애의 갑작스런 발병, 계단식 악화, 증상 진행의 변동성 등을 보일 때 혈관성 치매를 더 의심함

32 섬망 상태인 대상자에게 간호계획을 세울 때, 가장 적절한 것은?

① 새로운 사회기술훈련을 교육한다.
② 과거의 경험과 어린시절에 대해 이야기하도록 한다.
③ 현실감을 주기 위해 가능한 한 현재에 일어난 일들을 대상자와 토론한다.
④ 대상자가 평소에 친숙해져 있는 일상생활을 유지하도록 돕는다.
⑤ 평상 시 대상자와 가까이 있지 못했던 친척들의 방문객에게 최대한 면회를 하도록 배려한다.

▶ 섬망 대상자에게 평소에 익숙했던 일들을 유지하도록 돕는다.

33 다음 중 노인성 기억상실의 특징은 무엇인가?

① 기억과잉
② 역행성 기억상실
③ 기억착오
④ 전진성 기억상실
⑤ 작화증

▶ 전진성 기억상실(anterograde amnesia)
 - 과거의 일들은 비교적 잘 기억하지만 최근의 일을 잊어버리는 것으로서 노인성 뇌퇴화의 특징이다.

정답 : 31_④ 32_④ 33_④

Psychiatric Nursing

34 다음 중 섬망과 치매에 대한 설명으로 가장 옳은 것은?

① 치매는 과도한 약물 복용으로 인해 나타난다.
② 치매는 인지 변화를 동반하는 의식장애이다.
③ 치매는 인지기능 손상이 없다.
④ 섬망은 서서히 나타나 점점 악화된다.
⑤ 섬망은 단기간에 갑자기 나타난다.

▶ 문제 하단 해설 참조

해설 연결

섬망과 치매

	섬망	섬망
정의	인지 변화를 동반하는 의식장애	뇌의 기질적 손상 및 파괴로 인한 인지기능 손상
진행 양상	단기간에 갑자기 나타난다. 원인을 제거하면 사라진다.	알츠하이머성 치매 : 서서히 나타나 점점 악화된다. 혈관성 치매 : 갑자기 나타나 계단식으로 악화된다.
원인	과도한 약물 복용, 신체적 질병	알츠하이머, 뇌혈관 질환, 파킨슨병
임상 증상	의식혼미, 주의집중 및 전환 능력 감소, 기억·언어·현실 판단 등의 인지 기능장애	신체장애 언어능력장애 행동, 정신 상의 장애 기억장애 시공간 감각 저하(시간 → 공간 → 사람 순으로 진행됨)

35 치매 환자가 병동 규칙을 계속해서 까먹을 경우, 간호사의 적절한 태도는?

① 지시사항을 암기시키도록 한다.
② 손짓으로 의사 소통한다.
③ 큰소리로 외치듯 다시 말해준다.
④ 잊어버린 부분을 지적해준다.
⑤ 천천히 하나씩 분명하게 알려준다.

▶ 치매 환자의 간호 중재
- 치매 환자는 기억장애를 가지고 있으므로 자주 잊어버린다. 자세히 차근차근 되풀이해서 일러주어야 하며, 일관성 있는 태도로 환자를 대해야 한다.

정답 : 34_⑤ 35_⑤

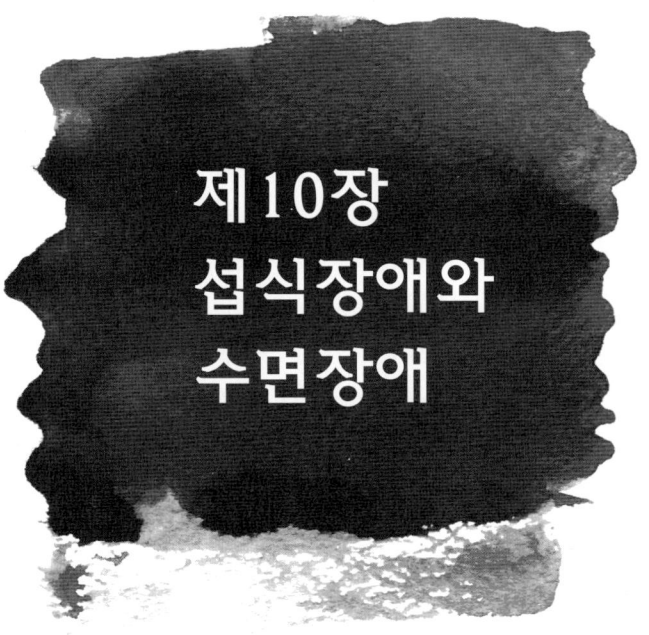

제10장
섭식장애와
수면장애

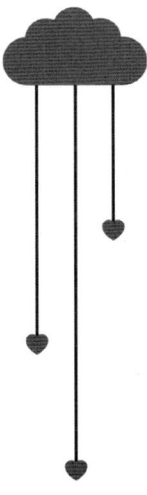

단원별 출제 분석표

대단원	중단원	출제 년도	출제 빈도
섭식장애	정의	98, 04	★
	원인	02	☆
	특징	99	☆
	신경성 식욕부전증	09, 10, 13, 14	★★
	신경성 폭식증	09	★
	간호	01, 02, 03, 06, 10	★★☆
수면장애	정의	10	☆
	유형	02, 05, 06, 13, 14	★★☆
	간호	98, 03, 09, 10, 15	★★☆

최다빈출내용

A. 섭식장애 기출 98, 99, 01, 02, 03, 04, 06, 09, 10, 13, 14

- 특징
  - 살찌게 하는 음식을 피하거나 스스로 구토 유발, 반복되는 과식같은 괴상한 식습관, 과도한 운동, 하제 사용 등 이상행동을 보임
- 신경성 식욕부전증 (anorexia nervosa)
  - 자신의 신체 상태 혹은 용모에 대한 비현실적인 자기 상 및 기대, 그리고 비만에 대한 강한 공포와 아름다운 신체에 대한 비합리적인 기준을 가지게 된 결과로 음식 섭취를 비정상적으로 거부하는 행위를 보임

역학	• 평균 발병 연령은 10대 중반 (17~18세에 두 번 호발하는 양상) • F > M (10~20배), 청소년기 여자의 0.5~1%, 선진국↑, 모델이나 발레리나	
임상 양상	• 신경성 식욕부전증 말기 되기 전에 실제 식욕감퇴 없음 • 음식에 대해 늘 생각하기도 하고, 요리책을 수집하거나 다른 사람을 위해 요리를 하기도 함 • 음식이나 옷을 훔치기도 함 • 과식 후 우울, 죄책감 등으로 괴로워함. 성에 대해 무관심 • 강박행동, 불안, 우울 등의 증상을 보이고, 주요 우울장애가 공존이 흔함 (50%까지 보고)	
진단	• 몸무게 미달 + 몸무게 증가에 대한 두려움 + 신체 상의 왜곡 ± 무월경, 예후는 전체적으로 나쁨	
치료	입원 치료	• 매일 아침 소변을 본 후 몸무게를 조사하여 섭취량, 배설량 기록 • 구토 시 정기적으로 전해질 검사를 함 • 음식 섭취량은 서서히 증가시킴. 식사 후 2시간 이내에 화장실 못가게
	정신 치료	• 인지적, 행동적 접근 치료, 영양 상태 호전 후에는 정신역동적 치료가 도움
	약물 치료	• 항우울제 (TCA 등)

- 신경성 폭식증 (bulimia nervosa, 신경성 대식증)
  - 습관적으로 잘 통제가 되지 않는 과식 또는 폭식을 한 후에 이를 보상하려는 의도에서 고의적으로 토하는 행위를 보임
  - 그 외에 단식, 과도한 운동, 설사를 유발하는 약물 복용 등과 같은 비정상적인 행동을 하기도 함

역학	• 신경성 식욕부전증보다 더 빈번 • F > M, 늦은 청소년기 or 초기 성인기에 호발, 젊은 여성의 1~3% • 대개 몸무게는 정상, 과거에 비만이 있는 경우도 있음	
임상 양상	• 다량의 음식을 빨리 먹는 것 (binge eating)이 특징 • 구토 유발 : 손가락을 입 속에 넣어 구토 유발함으로써 손 등에 상처가 생김 (Russel's sign) • 우울, 죄책감으로 괴로워함 (postbinge anguish).. • 성적인 매력에 관심이 많음. 성적으로도 적극적인 편, 무월경은 드묾 • 기분장애, 충동조절장애, 물질관련장애 동반 가능성이 높음	
감별 진단	• 부적절한 보상 행동이 있음	
예후	• 예후 좋음. 치료 받으면 50% 이상에서 호전, 치료받지 않아도 소수에서 1~2년 내 자연치유	
치료	정신 치료	• 인지 · 행동 치료
	약물 치료	• SSRI (fluoxetine), 주요 우울장애가 함께 있는 경우 ECT 효과적이라는 보고도 있음

- 간호
  ① 장기적이며 복잡, 호전되다가 후퇴를 잘함. 신뢰가 중요
  ② 가족요법 → 집중적 개인 치료 → 행동요법 순서
  ③ 재발률 높기 때문에 적어도 4년은 추후 치료가 필요

최다빈출내용

❋ **정의** 기출 10
- 수면이 질적으로나 양적으로 장애를 받는 것으로 성인이 1/3 수면장애를 경험한다고 하며, 이 중 가장 흔한 것이 불면증임

❋ **요인**
① 신체적 요인 : 만성 폐쇄성 질환, 폐질환, 호흡기 질환, 파킨슨 질환
② 심리적 요인 : 불안, 우울, 정신질환, 스트레스, 인지기능장애
③ 성격 특성 : 억압이 많고, 완벽주의 성향, 강박적 성향
④ 약물 : 니코틴, 커피, 술

B. 수면장애

❋ **유형** 기출 02, 05, 06, 13, 14

【 수면장애의 분류 】

일차성 수면장애	기타 정신장애 관련 수면장애

1) 이상수면 (dyssomnia)
① 일차성 불면증 (primary insomnia)
② 일차성 수면과다증 (primary hypersomnia)
③ 수면발작 (narcolepsy)
④ 호흡 관련 수면장애
  - 폐색성 수면무호흡증후군
  - 중추성 수면무호흡증후군
  - 중추성 폐포환기저하증후군
⑤ 일주기 리듬수면장애
  - 지연된 수면단계형
  - 비행기 시차형
  - 교대근무형
  - 불특정형
2) 사건수면 (parasomnias)
① 악몽장애 : REM에서 흔함
② 수면 중 경악장애
③ 수면 중 보행장애
	① 기타 정신장애 관련 불면증
	② 기타 정신장애 관련 수면과다증
	
	▪ 일반적 의학적 상태로 인한 수면장애
	① 불면형
	② 수면과다형
	③ 수면관련형
	④ 혼재형
	
	▪ 물질로 유발된 수면장애
	① 불면형
	② 수면과다형
	③ 수면관련형
	④ 혼재형

❋ **간호** 기출 98, 03, 09, 10, 15
① 과도한 환경 자극 (밝은 조명, 소음)을 줄이며, 적절한 실내온도, 조명, 조용한 환경으로 수면을 돕도록 함
② 가능하면 낮잠을 피하며, 규칙적인 운동을 하되 취침 전에는 피하도록 함
③ 커피, 홍차, 콜라와 같은 카페인이 함유된 음료는 피하되 완전히 중단할 수 없는 경우는 오후에는 삼가고 오전에만 마시도록 함
④ 약간의 알코올은 잠이 드는데 도움이 될 수도 있으나, 3, 4단계와 REM을 저해하여 결과적으로 수면을 저해할 수 있으므로 금주하거나 저녁시간 음주를 피하도록 함
⑤ 우유에 포함된 엘-트립토판은 수면에 도움이 된다고 알려져 있으므로 잠자기 전 우유를 마시게 함
⑥ 저녁시간에 음료 섭취를 줄이고 취침 전 배뇨를 권장하며, 간호활동시간을 조절하여 밤에 대상자를 깨우는 일을 최소화해야 함
⑦ 장애 발생 전 또는 입원 전 수면 습관 (샤워, 독서)과 친숙한 침구 사용을 권장함
⑧ 이완요법, 등 마사지, 무해한 낮은 소리 등을 제공함

최다빈출문제

1. 신장 160cm, 체중 35kg인 여대생이 입원 후 살이 쪘다고 계속해서 살을 빼야겠다고 하며 거식, 구토 행위를 한다. 이때 가장 우선적으로 해야 할 간호 중재는? ★★★★

   ① 자존감 향상
   ② 대인관계 증진
   ③ 체액 및 영양 불균형 수정
   ④ 왜곡된 신체상 수정
   ⑤ 식사 강요

   ▶ 영양이 불균형한 상태이므로 영양 결핍 간호가 우선 시 되어야 한다.

2. 일차성 수면장애를 위한 간호 중재로 맞는 것은? ★★★★

   ① 잠자기 직전에 격렬한 운동을 한다.
   ② 포만감을 위해 자기 전에 음식을 섭취한다.
   ③ 알코올 섭취가 수면을 도울 수 있다고 알려준다.
   ④ 수면 유도 약물은 장기 사용해도 의존성이 없으므로 지속적으로 사용한다.
   ⑤ 건강한 일주기성 cycle을 유지한다.

   ▶ - 규칙적인 수면 - 각성 일정을 수립하는 것이 중요하다.
   - 아침에 규칙적인 시간에 일어난다.
   - 라디오와 TV 등의 소음을 제거한다.
   - 카페인은 야간수면을 방해하므로 커피나 홍차는 오전으로 제한한다.
   - 알코올은 쉽게 잘들 수 있게 하지만 얕은 수면을 만들어 수면을 분절시킨다.
   - 흡연은 불면을 악화시킬 수 있다.
   - 취침 3시간 이내에는 운동을 하지 않는다.

3. 스트레스를 받으면 폭식과 구토를 반복하는 여자환자에 대한 간호 중재로 맞는 것은? ★★

   ① 신경성 폭식증에 대해 자세히 설명해준다.
   ② 1일 1회 몸무게를 측정한다.
   ③ 인지적으로 왜곡된 신체 상을 교정한다.
   ④ 식사시간과 식후에 구토를 막기 위해 환자와 함께 있는다.
   ⑤ 체형에 대한 걱정없이 많은 양의 식사를 하게 한다.

   ▶ 제 10 장 263p. 최다빈출내용 참조

4. 신경성 식욕부전증인 17세 김양이 조금만 음식을 섭취해도 과도한 운동으로 칼로리를 소비하려고 한다. 이때 가장 우선적으로 중재해야 하는 것은? ★★

   ① 자존감 증진
   ② 영양 결핍
   ③ 병식인식
   ④ 다양한 신체 활동
   ⑤ 산과적 치료

   ▶ 제 10 장 263p. 최다빈출내용 참조

5. 두통, 수면 시 근육강직과 함께 한 달 이상의 수면 유지의 장애를 호소하는 환자의 진단명으로 맞는 것은? ★★

   ① 일차성 수면과다증
   ② 일차성 불면증
   ③ 수면발작
   ④ 수면 중 경악장애
   ⑤ 일주기성 수면장애

   ▶ 수면 중 경악장애 (sleep terror disorder)
   - 수면 중 반복적으로 강한 공포가 발생하는 장애로서 갑작스럽게 잠에서 깨어나서 공포에 질려 비명을 지르거나 울면서 시작됨, 보통 야간수면시간 초기 3분의 1 동안에 시작되고 1~10분간 지속되며, 심한 자율신경계의 반응과 공포행동이 동반됨, 자율신경계 반응은 각성과 불안 반응으로서 빈맥, 빈호흡, 피부홍조, 발한, 동공산대, 근육긴장 등이 주로 나타남, 악몽장애와는 달리 부분적으로만 잠에서 깨어나며, 혼돈과 지남력상실이 있고, 아침에 깨어났을 때 사건에 대한 기억상실이 있음

6. 신경성 폭식증 환자의 특징적인 행동은? ★

   ① 음식을 먹을 후 토한다.
   ② 많은 양의 식사를 한다.
   ③ 음식을 빠르게 먹는다.
   ④ 소량의 식사를 하루 종일 계속된다.
   ⑤ 일단 먹기 시작하면 멈추기 어렵다.

   ▶ 제 10 장 263p. 최다빈출내용 참조

7. 심한 다이어트로 160cm에 38kg인 환자가 5kg를 더 빼야 한다고 식사를 거부하고 있다. 가장 우선적인 간호 중재는? ★★★

   ① 영양불균형 교정
   ② 불안해소를 위한 치료적 대화 실시
   ③ 환자의 복잡한 감정에 대한 표현 격려
   ④ 충분히 말랐음을 인식시킨다.
   ⑤ 식사 거부 시 처벌적 중재 실시

   ▶ 제 10 장 263p. 최다빈출내용 참조

8. 일차적 수면장애에 대한 설명으로 적절한 것은? ★★★

   ① 수면의 시작과 끝에 수면마비가 나타난다.
   ② 수면의 시작과 지속이 어렵다.
   ③ 수면 중 호흡 중단이 반복적으로 발생한다.
   ④ 조절되지 않는 급작스러운 수면이 발생한다.
   ⑤ 잠드는 것을 두려워한다.

   ▶ 제 10 장 264p. 최다빈출내용 참조

9. 40대 남자가 불면증을 호소하고 있다. 적절한 간호는? ★

   ① 낮잠을 자게 한다.
   ② 취침 2시간 전 운동을 한다.
   ③ 물을 2~3컵 마신다.
   ④ 자기 전에 따뜻한 우유를 마신다.
   ⑤ 술을 마시도록 권한다.

   ▶ 제 10 장 264p. 최다빈출내용 참조

10. 다음 중 노인수면 특징으로 올바른 것은 무엇인가? ★

    | 가. REM 4단계가 감소한다.
    | 나. 노인은 낮잠을 잔다.
    | 다. 밤에 자주 깬다.
    | 라. NREM과 REM 비율이 50 : 50이다.

    ① 가, 나, 다   ② 가, 다   ③ 나, 라
    ④ 라   ⑤ 가, 나, 다, 라

    ▶ 수면의 50%가 REM 수면인 시기는 신생아기임

11. 저녁에 잠에 들지 못하며, 수면장애를 겪는 사람에게 해줄 수 있는 조언으로 적절한 것은? ♛

    ① 주말에도 평일과 같은 시간에 일찍 일어나도록 한다.
    ② 취침 전 배가 충분히 부르도록 과자와 음료를 섭취하도록 한다.
    ③ 낮잠을 잘 수 있도록 한다.
    ④ 자기 전 격렬한 활동을 한다.
    ⑤ 취침 전 술이나 담배 등 기호식품을 즐길 수 있도록 한다.

    ▶ 수면을 돕는 일반적인 수면위생법으로는 아침에 기상하는 시간을 일정하게 유지하고 이를 주말이나 휴가기간에도 지키는 방법이 있다.

정답 1.③ 2.⑤ 3.③ 4.② 5.④ 6.① 7.① 8.②
      9.④ 10.① 11.①

간호사국가시험 적중문제

국시적중문제 해설

01 신경성 대식증 환자에게서 흔히 볼 수 있는 증상은?

① 저체중
② 무월경
③ 우울증
④ 갑상샘 기능 이상
⑤ 성적매력에 대한 무관심

▶ ①, ②, ⑤는 신경성 식욕부전에서 나타남
④는 식도 손상, 부정맥, 심근증 등의 합병증은 있을 수 있음

02 20세 된 여자가 대학입시에 실패한 후 음식을 거의 먹지 않다가 한번 먹으면 폭식하고 구토하는 모습을 보였다. 지난 2개월간 무려 15kg이나 감량했음에도 불구하고 아직 5kg을 더 감량해야 한다고 음식을 거부한다. 입술이 갈라져 있을 때, 가장 우선적인 간호중재는?

① 무력감 해결
② 영양개선
③ 피부 손상 위험성 감소
④ 정신치료
⑤ 신체 상 장애치료

▶ ② 폭식증 환자의 간호 중재에서 가장 중요한 것은 영양 상태를 개선, 안정시키는 것이며, 환자의 수분, 전해질, 영양균형을 이루게 하는 것이 중요하다.

03 다음 중 음식을 거부하는 환자에 대한 올바른 간호 중재는 무엇인가?

① 좋아하는 음식을 앞에 두고 소량씩 먹도록 한다.
② 의사에게 보고하고 지시를 받는다.
③ 비위관 영양을 실시한다.
④ 살고 싶으면 억지로라도 먹어야 한다고 강한 어투로 말한다.
⑤ 동료간호사와 함께 강제로 먹인다.

▶ 신경성 식욕부전 시에는 균형잡힌 식품의 섭취가 중요하므로 과거 식습관을 고려하여 지방 함량이 높지 않은 식사를 6~9회에 걸쳐 소량씩 섭취하는 방법이 효과적임

정답 : 01_③ 02_② 03_①

제 10 장 · 섭식장애와 수면장애 | 267

Psychiatric Nursing

04 체중 증가 프로그램을 실시 중인 38kg의 신경성 식욕부전 환자가 다시 살을 빼기 위하여 윗몸 일으키기를 하고 있음을 발견하였을 때, 올바른 간호 중재는?

① 윗몸 일으키기가 끝날 때까지 기다리고 이유를 묻는다.
② 약속을 지키지 않은 것에 대해 질책한다.
③ 음식을 섭취할 것을 강요한다.
④ 윗몸 일으키기를 멈추게 하고 같이 산책할 것을 권유한다.
⑤ 관심을 두지 않고 담당의사에게 보고 한다.

▶ 신경성 식욕부전증 환자는 최소한의 정상 몸무게를 유지하는 것조차 거부하고, 체중이 증가하는 것을 극도로 두려워하며, 자신의 몸매를 상당히 왜곡하여 지각하여 체중 조절이나 운동 등에 몰두해 있으므로, 윗몸 일으키기를 중단하고 함께 산책할 것을 권하는 것이 도움이 됨

05 어떤 뚜렷한 신체적·심리적 병리가 없는데도 불구하고 지속적으로 적절한 수면을 취할 수 없는 경우를 의미하는 수면장애 증상은?

① 악몽장애
② 수면발작
③ 원발성 불면증
④ 수면과다증
⑤ 폐쇄성 수면무호흡증

▶ 원발성 불면증은 어떤 뚜렷한 신체적·심리적 병리가 없는데도 불구하고 지속적으로 적절한 수면을 취할 수 없는 경우를 말하는데, 잘못된 수면환경과 억압을 많이 하는 강박적 성격으로 인해 불면증이 더욱 악화될 수 있음

06 수면장애 아동의 수면 전 간호 접근 방법은?

① 수면제 투여
② 수면 형태 파악
③ 적절한 활동 권장
④ 충분한 영양식이 공급
⑤ 잠들 때까지 환자 옆에 있는다.

▶ 아동정신 간호 영역에서 중요한 장애인 정신발달 지연에서 수면문제가 주요 간호문제가 되므로 수면을 다룰 때는 연령과 관련된 변화를 고려하여야 하며, 야간수면과 더불어 낮잠도 포함하여 24시간 수면 양상을 사정해야 한다.

정답 : 04_④ 05_③ 06_②

정신간호학

07 25세 남자의 잠든 지 1시간 후의 뇌파이다. 동반되는 생리 상태는?

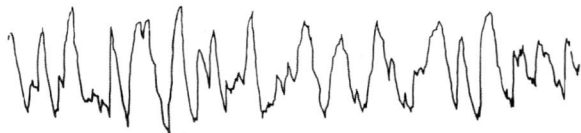

① 급속안구운동　　② 음경발기
③ 생생한 꿈　　　　④ 호흡 감소
⑤ 뇌혈류량 증가

국시적중문제 해설

▶ ①, ②, ③, ⑤ : REM sleep에 나타난다.
- non-REM 수면 3, 4단계에서 발생함
- 수면 전기 1/3에 흔함
- 발생하는 동안 제지하지 못하며, 다음 날 아침에도 기억 못함
- 입면 후 뇌파수면이 가장 많은 1~2시간 내에 많이 발생
- 공포스런 비명으로 시작하며, 자율신경 증상 (강한 불안, 빈맥, 빈호흡) 동반

08 다음 중 악몽에 관한 설명이다. 바른 것은?

① 불안이나 자율신경의 변화는 별로 없다.
② 수면의 전반부에 나타난다.
③ 학동기 남아에 흔하다.
④ 다음날 깨어나 거의 기억하지 못한다.
⑤ 환각, 착각 등의 증상이 있다.

▶ 악몽 (nightmare)
- 모든 주기에서 나올 수 있으나, REM 수면 시 흔함
- 수면 후반부에 빈번
- 꿈의 내용을 상세히 기억하며, 각성 시 곧 정신이 들고 지남력 유지
- 여아에서 2~4배 정도 흔히 발생함
- 소아 시기는 스트레스나 정신병리와 관계되어 나타날 수 있으나, 성장하면서 없어질 수 있는 양호한 경과를 가짐

09 키 164cm, 몸무게 58kg인 24세 여자가 5개월 전부터 거의 매일 폭식을 해 왔다. 체형이나 몸무게에 민감하게 반응해서 매일 몸무게를 쟀다. 매일 심한 운동을 하였으며, 이 외에 과식에 대한 다른 보상 행동은 없었다. 월경주기는 정상이었다. 진단은?

① 폭식장애
② 신경성 대식증, 제거형
③ 신경성 대식증, 비제거형
④ 신경성 식욕부진증, 제한형
⑤ 신경성 식욕부진증, 폭식/제거형

▶ - 신경성 식욕부진증의 경우 표준 몸무게 85% 이하
- 폭식장애의 경우 심한 운동같은 보상 행동을 보이지 않음
- 신경성 대식증을 제거형일 경우 폭식 후 구토, 설사, 이뇨제를 남용하는 행동을 보임
- 비제거형일 경우 굶거나 심한 운동 같은 보상행동을 보임
- 신경성 식욕부진증 치료 : 몸무게 회복이 최우선, 입원이 필요한 응급
- 신경성 대식증 치료 : 심한 전해질장애 등 합병증 외에는 외래 치료 가능

정답 : 07_④　08_①　09_③

제 10 장 · 섭식장애와 수면장애

Psychiatric Nursing

10 다음은 신경성 폭식증의 행동 특성에 관한 것이다. 바르지 못한 설명은?

① 폭식 후 심리적 갈등을 감소하기 위해 스스로 구토를 유발한다.
② 식이조절, 단식 등으로 반복적인 몸무게 조절을 시도할 수도 있다.
③ 폭식과 단식을 번갈아 함으로써 몸무게의 변동이 잦다.
④ 하루에 100~200칼로리 정도만 섭취한다.
⑤ 하제나 이뇨제를 사용해서라도 몸무게 조절을 시도한다.

11 수면장애 중 불면증을 일으키는 흔한 원인들에 해당하는 것을 모두 고르시오.

> 가. 통증 또는 불편한 모든 상태　　나. 노령
> 다. 뇌줄기 또는 시상하부 병변　　라. 내분비 또는 대사질환

① 가, 나, 다　　② 가, 다　　③ 나, 라
④ 라　　⑤ 가, 나, 다, 라

12 23세 여대생이 수 년간 하루에 죽 한 끼만 먹고 하루 종일 운동을 한다. 키 157cm에 몸무게 35kg이지만 살이 쪘다고 계속 살을 빼야한다고 한다. 이 여대생에게 있는 식사장애에 대한 설명으로 맞는 것은?

① 예후는 좋은편이다.
② 스스로 병원을 찾는 일은 드물다.
③ 심각한 신체적 합병증은 드물다.
④ 생리를 규칙적으로 한다.
⑤ 거울보기, 몸무게 측정을 기피한다.

▶ ④ 신경성 식욕부전에서 보이는 행동 특성이다.
- 신경성 폭식증은 고열량의 음식물을 일정 시간 내에 한꺼번에 섭취한다.

▶ 보기의 원인들 외에 식이요소, 직접적인 물질 효과(알코올 포함), 감염, 신생물, 환경변화 등 여러 요인들이 있다.

▶ 신경성 식욕부전증
- 생명을 위협할 정도의 극단적인 몸무게 감소가 특징적인 질환으로 몸무게 증가에 대한 지나친 공포가 있으며, 따라서 마르는 것에 대해 지나치게 집착함
- 지나치게 자주 몸무게를 측정하고, 구토를 유발하거나 하제나 이뇨제를 남용하거나 지나친 운동을 함으로써 몸무게를 감소시킴
- 무월경증은 생리학적 기능부전의 지표로 간주되고 있는데, 대개는 몸무게 감소의 결과로 나타남
- 전체 환자의 약5%, 입원 환자의 약 10%가 사망함
- 예후가 좋은편은 아님

정답 : 10_④　11_⑤　12_②

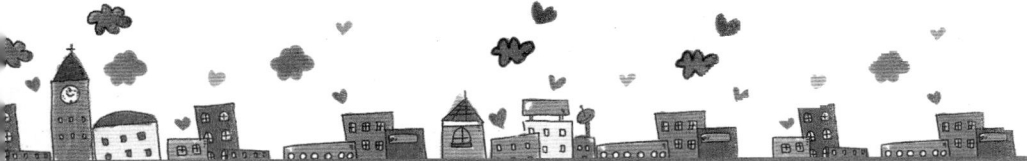
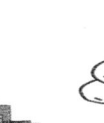
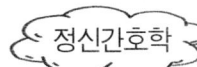

13 섭식장애의 생물학적인 소인에 대한 옳지 않은 것은?

① 시상하부의 기능장애　　② 코티졸의 과잉 분비
③ 세로토닌의 감소　　　　④ 내인성 엔돌핀
⑤ 전두엽의 위축

▶ - 섭식장애는 가족적인 성향이 있으며, 반 이상의 환자의 CT상에서 뇌가 비정상적인 소견으로 나타났다.
- 생물학적 원인으로는 크게 4가지로 구분되는데, 시상하부의 기능장애, 코티졸의 과잉 분비, 세로토닌 감소, 내인성 엔돌핀이다.
- 생물학적 소인 말고도 심리적, 환경적, 사회·문화적 소인도 관련이 있다.

14 다음 중 수면장애 대상자의 간호목표로 옳지 않은 것은?

① 수면에 방해가 되는 불안, 염려, 스트레스를 줄인다.
② 규칙적인 수면계획을 실시한다.
③ 주간 활동량을 줄인다.
④ 주위 환경자극을 줄인다.
⑤ 수면을 증진시켜 주는 여러 방법을 익힌다.

▶ 낮잠자던 시간에 흥미있는 다른 활동에 몰두하도록 주간 활동량을 늘인다.

15 다음 중 수면장애에 대한 중재를 시행할 때, 가장 먼저 행해야 할 내용은?

① 수면장애 요인을 파악한다.
② 수면장애 양상 및 수면 현상을 파악한다.
③ 신체·정신질환의 유무를 파악한다.
④ 사회·심리적 배경을 파악한다.
⑤ 자신의 문제를 스스로 해결하도록 한다.

▶ 간호사가 대상자의 문제 해결을 돕는 길잡이는 수면장애 양상을 파악하는 것이다.

정답 : 13_⑤　14_③　15_②

Psychiatric Nursing

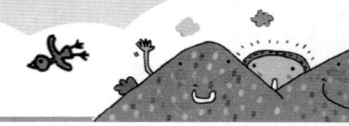

16 다음 중 신경증에 대한 설명으로 틀린 것은?

① 만성적이다.
② 반복적이다.
③ 정신병적이지 않다.
④ 조증이 특징적인 증상이다.
⑤ 방어기제로 표출되기도 한다.

▶ ④ 불안이 특징적인 증상임

17 수면장애의 정신심리적인 측면에서 볼 때, 타당치 못한 것은?

① 불면이 오래 지속되면 피로와 절망감이 느껴져 삶 자체를 극히 무가치하게 느낄 수 있다.
② 불면은 신경증적 우울증을 일으키는 주 원인이며, 때때로 자살시도의 선행사건이 되기도 한다.
③ 수면이 쉽게 유도되지 않는 정서적 원인은 두려움, 초조, 죄책감 등이다.
④ 수면장애는 우울증의 주 증상이며, 우울증이 회복된 후에도 지속될 수 있다.
⑤ 수면 부족으로 인해 자기성취나 자아실현에 필요한 에너지, 동기 등이 약화되지 않는다.

▶ 수면이 부족한 경우 자기성취나 자아실현에 필요한 에너지, 동기 등이 약화되어 삶의 질이 저하될 수 있다.

18 다음 중 섭식장애 환자에게 시행할 수 있는 간호 중재로 부적당한 것은?

① 음식을 일관성 있게 제한한다.
② 영양적 치료와 함께 정신적 치료를 병행하도록 한다.
③ 자조집단을 만들어 서로의 의견을 나누도록 한다.
④ 처방 내려진 약물의 투여를 확인한다.
⑤ 장애의 원인이 가족에게도 있으므로 가능한 가족과 떨어져 있도록 한다.

▶ - 섭식장애 환자에게 가장 효과적인 방법은 가족요법임
  - 가족은 질병에 대한 죄책감을 가지고 있으므로 가족을 탓하지 않도록 주의해야 하며, 가족이 질병에 대해서 이해하고 환자와 함께 질병 치료를 위해서 노력할 수 있도록 해야 함

정답 : 16 ④ 17 ⑤ 18 ⑤

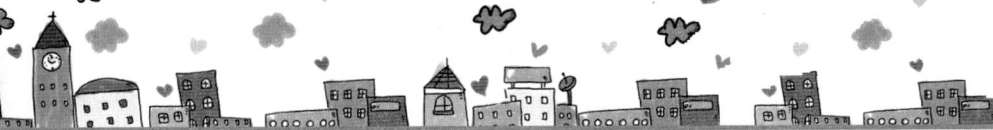
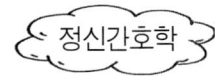
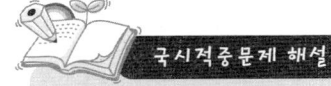

19 160cm의 키에 30kg의 체중을 가진 여성이 자신이 뚱뚱하다고 생각하며 음식을 섭취하는 것에 죄책감을 느끼고 있다. 우선적으로 적용해야 할 단기 간호 목표로 옳은 것은?

① 스스로 식단을 짜도록 한다.
② 음식에 대한 거부 반응을 없앤다.
③ 500g 체중을 늘린다.
④ 정상 체중에 도달한다.
⑤ 스스로 식사를 한다.

20 24세 여자가 스트레스를 받을 때마다 주체할 수 없이 많은 음식을 먹은 후 손가락을 입에 넣어 음식을 토하는 문제로 병원에 왔다. 평소 몸무게 증가에 예민하였지만 한 번 먹기 시작하면 먹는 양을 조절할 수 없을 것 같아 불안해 하였다. 키는 160cm, 몸무게 57kg이었다. 진단명으로 옳은 것은?

① 폭식장애
② 신경성 식욕부전
③ 신경성 대식증
④ 간헐성 폭발장애
⑤ 클라인레빈증후군 (klein-levin syndrome)

21 43세 남자가 충분히 잠을 자는 것 같은데도 낮에 피곤하고 집중력이 떨어진다며 병원에 왔다. 부인 말로는 잠을 잘 때 심하게 코를 고는데, 가끔 숨을 쉬지 않는 현상이 수 차례 있었다고 하였다. 우선적인 치료는?

① 진정제
② 체계적 낮잠
③ 호흡중추자극제
④ 수면자세 지도
⑤ Melatonin

▶ 식욕부전 환자의 간호 중재
 - 식욕부전 환자에게 가장 우선적으로 적용해야 하는 단기목표는 체중 증가가 급선무이다.

▶ ① 부적절한 보상행동을 하므로 폭식장애는 배제
② 정상 몸무게이므로 배제
④ 충동조절장애에 속함. 간헐적으로 공격 충동이 억제되지 않아 폭력, 파괴적 행동을 발생시키는 질환
⑤ 폭식, 과잉행동 등의 증세가 나타나는 수면과다증의 일종, 몸무게에 대한 걱정은 없으며, 남자에 빈발

▶ 수면무호흡증 (sleep apnea syndrome)
 - 수면 중 호흡 중단이 반복적으로 나타나는 것을 의미함
 - 수면다원검사에서 10초 이상 수면 중 무호흡이 나타나는 경우가 1시간에 5회 이상이거나 하룻밤 동안 30회 이상인 경우 진단할 수 있음
 - 비만하거나 목이 짧고 턱이 작거나 비구강이 협소한 사람에서 많이 옴
 - 치료는 원인을 제거하는 것이 기본임. 심하지 않을 경우에는 자는 위치나 자세를 조절하는 것으로도 호전될 수 있음
 - CPAP이 가장 보편적인 치료로 알려져 있고, 심한 경우에는 수술이 필요한 경우도 있음

정답 : 19 ③ 20 ③ 21 ④

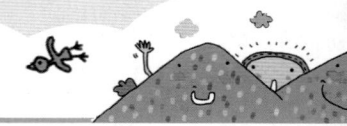

22 급속안구운동 수면에서 주로 나타나는 사건수면은?

① 야경증 ② 악몽 ③ 몽유병
④ 야뇨증 ⑤ 이갈기

▶ 나머지 야경증, 몽유병, 야뇨증, 이갈기는 NREM 수면에서 일어나는 것들임

23 수면장애가 있을 때 benzodiazepine계 약물을 복용한다. 이 약물이 불면증에 가장 좋은 선택 약물(drug of choice)인 까닭은?

① 다른 수면제와 비교해서 비교적 중독성이 적다.
② 과다복용 시 인체에 치명적인 결과를 초래한다.
③ 만성 불면증에 효과적이다.
④ 잔류 효과가 없어 불안증이 있는 환자에게 유용하다.
⑤ 노인이나 알코올 등 다른 약물을 복용하는 사람의 경우에도 활동성 대사산물의 축적이 없다.

▶ - 현재 benzodiazepine계 약물이 수면제 중에서 가장 좋은 선택 약물이라는데 동의하고 있다.
   - 다른 수면제와 비교해서 이는 비교적 중독성이 적고, 과다복용해서 치명적이지 않기 때문이다.

24 섭식장애 환자에게서 나타나는 부적응적 식이조절 행동과 관련된 왜곡된 인지에 대한 설명으로 옳지 않은 것은?

① 확대 사고 : 1kg이 늘어나서 더 이상 바지를 입을 수 없어
② 미신적 사고 : 단 것을 먹으면 위가 뚱뚱해질꺼야
③ 과잉일반화 : 정상체중이어도 행복하지 않았어. 그래서 체중 증가는 기분을 나쁘게 해
④ 선택적 추상화 : 내가 조절할 수 있는 단 한 가지 방법은 식사 뿐이야
⑤ 극단적인 사고 : 내가 지나갈 때 두 사람이 서로 웃고 수근거렸어. 내가 너무 뚱뚱하다고 생각했기 때문이야. 2kg을 더 빼야겠어

▶ - 부정적인 상황과 사건들에 대해 자기 자신을 책임을 지는 것은 개인화이다.
   - 극단적인 사고는 흑과 백, 선과 악의 극단적인 사고를 하는 것으로 500g이 늘어난다면 50kg이 확실히 늘어날꺼라고 생각하는 것을 예로 들 수 있다.

정답 : 22_② 23_① 24_⑤

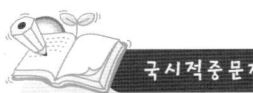

25 주로 아동기에 발생하며, 심각한 정신사회적 스트레스에 노출되었을 때 발생하는 경향이 있다. 수면 동안 여러 무서운 꿈을 꾸면서 반복적으로 깨어나며, 잠에서 깨면 완전한 각성 상태로 돌아온다. 이에 대한 설명으로 옳은 것은?

① 악몽장애 : 수면의 후기 REM 수면 동안 발생하고, 생생한 꿈의 이미지를 기억하며, 가벼운 자율신경계 반응을 보인다.

② 수면 중 경악장애 : 수면 중 반복적으로 강한 공포가 발생하는 장애로 갑자기 잠에서 깨어나 공포에 질려 비명을 지르거나 운다.

③ 수면 중 보행장애 : 서파수면 동안 시작되며, 밤 수면기간의 초기 3분의 1에서 흔하게 일어난다.

④ 일주기 리듬 수면장애 : 환경에 의해 요구되는 수면-각성 주기와 개인의 내인성의 일주기 수면-각성 체계 사이의 불일치 때문에 생긴다.

⑤ 수면 발작 : 적어도 3개월 이상 지속되어 거의 매일 일어나는 일시적이면서 저항할 수 없이 잠이 밀려드는 것을 특징으로 한다.

▶ - 수면 관련장애 중 악몽장애는 야간의 수면 동안이나 낮잠 자는 동안 생존, 안전, 자존심의 위협과 같은 여러 가지 무서운 꿈을 꾸다가 반복적으로 깨어나게 되며, 잠에서 깨면 상세히 기억하면서 완전한 각성 상태로 돌아오는 것이 특징이다.
- 일반적으로 야간수면시간의 후기 2분의 1 동안 잠에서 깨어난다.
- 주로 아동기에 발생하며, 심각한 정신, 사회적 스트레스에 노출되었을 때 발생하는 경향이 있으며, 3~5세의 아동 중 10~50%에서 악몽을 나타낸다.
- 악몽장애는 전형적으로 수면의 후기 REM 수면 동안 발생하고, 이야기 전개식의 생생한 꿈 이미지를 기억하며, 가벼운 자율신경계 반응을 보이며, 사건을 자세히 기억한다.
- 반면에 수면 중 경악장애는 초기 3분의 1기간 동안의 3단계나 4단계의 NREM 수면에서 발생하고, 꿈을 전혀 기억하지 못하거나 단일 이미지만을 기억한다.

26 수면장애가 있는 환자의 간호 중 수면을 돕는 수면위생에 관한 내용으로 옳지 않은 것은?

① 아침에 규칙적인 시간에 일어나도록 한다.
② 시원하고 어둡고 조용한 침실환경이 좋다.
③ 수면과 관련 없는 모든 자극들을 침실로부터 제거한다.
④ 우유, 과자, 바나나 등을 일부 환자에게 입면을 도와준다.
⑤ 침상에서 쉬는 시간을 늘리도록 한다.

▶ - 잠자기 전에 마음을 진정시키는 시간을 갖는 것이 중요하며, 잠자리에 누운 지 30분 후에도 잠들 수 없다고 생각되면 일어나서 다른 일을 한다.
- 자려고 애쓸 경우 수면환경에 조건화된 각성을 더 악화시킬 수 있다.

정답 : 25_① 26_⑤

Psychiatric Nursing

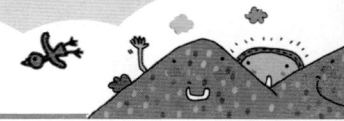

27 신경성 폭식증 환자의 특징으로 가장 적절한 것은?

① 건강에 좋지 않은 음식을 과량 섭취한다.
② 정상 체중보다 낮으나 많은 식사를 한 후 스스로 구토를 유발한다.
③ 40대 기혼 여성에게 많다.
④ 월경 양상은 비교적 정상적으로 나타난다.
⑤ 체형에 상관없이 많은 음식을 섭취한다.

▶ 신경성 폭식증의 증상
 - 많은 음식을 빠르게 섭취하고 배가 불러도 멈추지 못하고 계속해서 먹는다. 폭식 후 체중 증가를 걱정하며 구토를 하거나 하제나 이뇨제를 복용하여 심한 운동과 다이어트를 반복한다.
 ⑤ 다식증의 설명에 해당한다.

28 스트레스를 받으면 폭식을 하고 바로 구토 행위를 반복하는 환자에게 행하는 간호 중재의 궁극적인 목표로 옳은 것은?

① 영양 관리
② 대상자의 잘못된 행동과 인식 교정
③ 먹지 않으려는 이유 고찰
④ 체중 증가
⑤ 신체 활동 증가위해

▶ 섭식장애 환자의 간호 중재 중 가장 먼저 영양 관리가 시급하다. 궁극적으로는 인지행동 교정으로 대상자의 잘못된 행동과 인식을 고치도록 격려함이 중요하다.

29 불면증을 호소하는 환자에게 행할 수 있는 적절한 간호는?

① 물을 2~3컵 마시고 잠에 들도록 한다.
② 카페인이나 홍차를 권장한다.
③ 수면에 도움이 된다면 알코올을 권장한다.
④ 자기 전 따뜻한 우유를 마시게 한다.
⑤ 낮잠을 자게 한다.

▶ ① 자기 전 물을 많이 마시면 수면 중 깰 수 있다.
② 카페인은 수면을 방해하는 중추신경계 각성제이다.
③ 알코올은 입면에 도움이 되나 수면 유지와 REM 수면을 방해한다.
⑤ 불규칙한 낮잠은 수면에 도움이 되지 않는다.

정답 : 27 ② 28 ② 29 ④

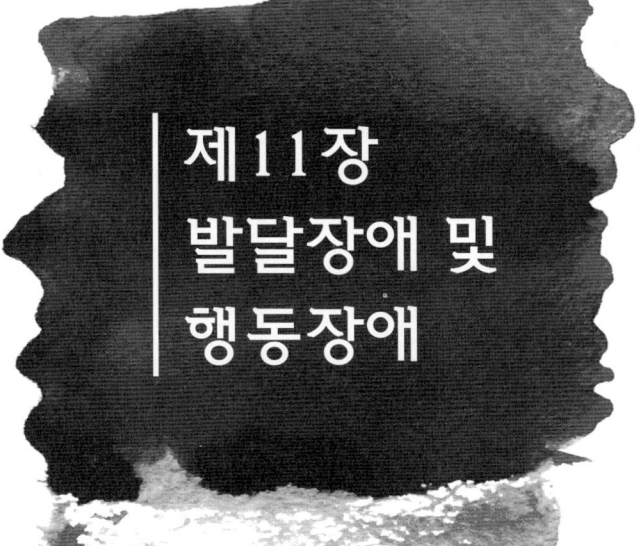

제11장
발달장애 및 행동장애

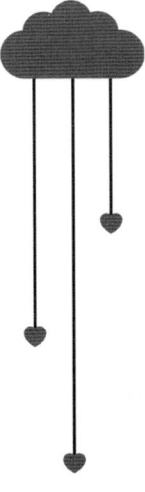

📝 단원별 출제 분석표

대단원	중단원	출제 년도	출제 빈도
발달장애	원인	06	☆
	자폐장애	96, 00, 02, 04, 05, 14	★★★
	학습장애	10	☆
	지적장애(정신지체)	01, 06	★
행동장애	특징	13	☆
	분류	13	☆
	감별 질환	98, 01, 08, 13, 15	★★☆
	치료 및 간호	02, 03, 04, 10, 14	★★☆

A. 발달장애 기출 98, 00, 01, 02, 04, 05, 06, 10, 13, 14

- **자폐장애 (autistic disorder)**
  - 사회적 상호작용, 의사소통 기술발달의 손상, 제한된 행동양식과 제한된 관심을 보이는 전반적 발달장애

원인	• 유전인적 요인 : 환자의 형제자매들은 이 확률이 50배나 높은 2~4%임 • 신경·해부학적 요인 : 해마의 위축, 편도 위축, 소뇌 위축, 뇌줄기 (뇌간) 종양 • 신경·생리학적 요인 : 안뜰계단 (전정계) 결함. 세로토닌 과다설
특징	• 여아보다는 남아에서 3~4배 더 많이 발생함. 여아에서 발생한 경우 증세가 남아보다 심함 • 타인에 대한 반응 결핍, 사회 접촉에 대한 위축, 심한 의사소통장애, 생물이나 무생물에 대한 독특한 관심이나 애착, 틀에 박힌 일을 고집하는 등의 행위를 보임 • 약 3/4에서 정신지체가 동반됨. 인지장애의 경우 가족력이 많음
간호	• 대상자는 동일성 유지를 고집하는 특성이 있으므로 일과를 정하여 생활 패턴을 일관성 있게 유지하도록 함 • 감정 표현, 운동, 지각 능력 발달을 도모하기 위해서 미술치료를 함 • 리듬 감각을 활용하여 대상자가 음악적 환경에 친숙해지고 악기 조작을 통해 대상자 스스로의 주도적인 활동을 증진시킬 수 있는 음악 치료를 실시하기도 함 • 소리에 예민한 반응을 보이는 대상자에게 청각자극 통합훈련을 통해 청각자극에 대한 저항과 부작용을 감소시킬 수도 있으며, 다른 문제 행동도 동반 향상되었다는 보고도 있으므로 이를 활용해 볼 수 있음

- **학습장애 (learning disabilities)**
  - 듣기, 말하기, 읽기(남아에 많음), 쓰기(남아에 많음), 추론하기, 수학적 능력(여아에 많은 것으로 추정함)을 습득하고 사용하는데 심각한 어려움을 느끼는 장애

원인	• 선천적 장애, 임신 또는 출산 당시 태아가 받은 충격이나 유해물질 흡입, 농약, 식품첨가물, 대기오염, 부모의 지나친 억압, 성적 호기심에 대한 심한 죄의식 등
특징	• 정상적인 지능과 신체 상태를 가지고 있으면서도 이해력이 부족함 • 주의가 산만하거나, 다른 아이들과 원만하게 어울려 놀지 못함 • 적절한 치료를 받지 않을 경우 지속적인 학업장애, 빈약한 자아개념, 우울증 등의 후유증이 올 수 있으므로 반드시 치료를 받게 해야 함 • 학교 가기를 꺼리거나 무단결석, 행동장애를 유발할 수 있음. 증상이 유아기부터 나타남
간호	• 아동이 완성할 수 있고 성공할 수 있는 활동을 제공, 활동 시 산만하지 않도록 자리 앉힘 • 긍정적 피드백을 지속적으로 자주 주도록 함 • 아동의 특별한 재능을 찾아내어 학습증진에 활용하도록 함. 그래프 등을 이용해 하루의 경과를 스스로 볼 수 있도록 함 • 학습이나 과제에 주의를 집중시키기 위해 아동 가까이에 있도록 함

- **지적장애 (정신 지체, mental retardation)**

원인	• 분만 전 태내 이상, 수막염 같은 감염성 질환, 머리의 손상, 영양 실조 등 • 크레틴병이나 몽고증을 유발하는 다운증후군 같은 유전질환
특징	• 18세 이전에 발병, 평균 이하의 지능 (IQ 70)이 가장 중요한 증상임 • 주의력결핍장애, 과잉행동, 유아자폐증, 이식증, 정서불안 • 언어발달지연, 사회기술, 대인관계기술, 자기관리에 한계가 있음
간호	• 놀이치료에 참가하도록 유도함. 분노조절훈련 프로그램 • 집중력 향상 및 사고력 향상을 위한 인지 프로그램 • 인지행동치료 : 주의가 산만하고 행동이 과다한 아동, 반항적인 아동 • 심리운동치료 : 움직임 또는 지각활동을 통해 전인전 발달을 도모, 자신에 대한 신뢰감 고취, 타인과의 관계 형성 및 사회성을 발달시키기 위한 치료법

> 최다빈출내용

B. 행동장애 기출 98, 01, 02, 03, 04, 05, 08, 10, 13, 14

❈ 특징
① 지적 수준이 정상 이하이거나 경계선 수준의 지적 기능
② 학업 성적 부진으로 인한 좌절
③ 언어기술의 결함, 판단력 결여와 추상적 사고의 결함
④ 학습장애 특히 읽기장애, 언어 문제로 인해 감정을 표현하는 능력의 결함
⑤ 다른 사람들과의 공감대가 전혀 없고, 다른 사람들의 감정, 소망, 안녕에 관심이 없음
⑥ 다른 사람의 의도를 실제보다 적대적이고 위협적인 것으로 오해함
⑦ 학교를 자주 지각, 거짓말 등의 행동

❈ 감별 질환

반항성 장애	• 권위 인물에 대하여 반항적이고, 적대적인 행동을 보이긴하지만, 사회적 규범 및 규율을 위반하는 것과 같은 좀 더 심각하고 지속적인 행동 양상을 포함하지는 않음
주의력 결핍 과다행동장애 (ADHD)	• 지속적인 주의력 산만 (집중력이 짧고 쉽게 싫증을 잘 냄) 및 과다 활동 (증상 중 치료에 가장 먼저 반응), 쉬지 않고 움직임, 충동성 (참을성이 적고 감정 변화가 많음), 규칙적 행동에 결함을 보이긴 하나 나이에 맞지 않는 사회적 규범을 위반하는 것은 아님 • 원인 : 유전 소인 높음, ADHD, 알코올 사용 장애, 전환장애, 반사회성 인격장애 빈도 높음 - 신경생물학적 요인 : 전두엽, 두정엽, 선조체 등에서 당 대사 감소
우울증	• 우울증 환자의 자살 시도는 좌절, 분노, 충동성, 고통 때문이지만 행동장애에서는 조종하려는 의도나 자기파괴적인 행동으로 자신의 고통을 보여주기 위해 시도함

❈ 치료 및 간호
① 자신의 스트레스에 대하여 이해하도록 도와줌
② 현재의 느낌을 말로 표현하도록 도와줌
③ 개별 상담 및 가족치료를 받도록 함
④ 부모 기능 강화 프로그램(모임을 통해 경험담을 나누면서 긍정적인 자아감을 형성할 수 있도록 고안한 프로그램)에 참여할 수 있게 함
⑤ 아이를 이해하며, 수용할 수 있는 자세를 가짐
⑥ 음악치료(정서적인 여러 문제들을 다양한 음악적 경험을 통해 치료하고, 자기표현 및 창의력 발달, 운동성 증진과 사회성 발달 도모)를 실시하거나, 참여하게 함
⑦ 청소년 사회 적응 프로그램(사회성 향상을 통해 자신감과 사회 적응력을 향상시킴으로써 지역사회에서 더불어 살아갈 수 있는 방법을 터득하도록 돕는 프로그램)에 참여하여 대상자로 하여금 자신감을 얻게 도와줌

❈ 소아공포 - 불안장애들의 특징적 소견과 감별점

진단	이별 불안장애 (SAD)	사회공포증 (social phobia)	과잉 불안장애 (overanxious disorder)
지속 기간	4주 이상	-	6개월 이상
발병 연령	취학 전 연령-18세	-	-
유발 스트레스	애착 대상과의 이별 상황	또래와의 사회적 접촉 상황	수행에 대한 능력 부담이나 자존심 상처가 예측되는 상황
또래 관계	비교적 원만	위축	친구 관계에 지나치게 신경 쓰고 의존적
수면	혼자 못잠, 악몽, 어둠에 대한 공포	간혹 불면증	간혹 불면증
신체 심리 증상	다양한 신체적 증상 호소 (구토, 복통, 두통, 어지러움)	얼굴의 홍조, 근육 긴장	다양한 신체적 증상

• SAD : Separation anxiety disorder
• 학교 거부 (school refusal) 증세는 상기 세 질환 모두에서 나타날 수 있으므로 이들 질환의 감별이 필요함

최다빈출문제

1. 자폐장애 아동의 특성은? ★★★★

   ① 대부분 뛰어난 암기력을 보인다.
   ② 어머니와 분리 시 불안을 보인다.
   ③ 남아보다 여아에게 많이 나타난다.
   ④ 주로 아동기 후기에 처음으로 진단된다.
   ⑤ 사회적 상호작용에 심각한 장애가 있다.

   ▶ - 여아보다는 남아에서 3~4배 더 많이 발생
   - 약 3/4에서 정신지체가 동반됨
   - 인지장애의 경우 가족력이 많음
   - 타인에 대한 반응 결핍
   - 심한 의사소통장애
   - 사회적 접촉에 대한 위축

2. 다음 중 간호사가 수행한 간호 중재는? ★★★★

   중학교 3학년인 대상자는 학교에 무단으로 결석하고 반복적으로 도둑질과 거짓말을 하여 품행장애 진단을 받고 입원하였다. 간호사는 대상자가 문제 행동을 보이지 않으면 보상으로 대상자에게 원하는 활동을 허용하였다.

   ① 사회기술훈련　　② 행동수정요법
   ③ 의사소통훈련　　④ 자기주장훈련
   ⑤ 합리적 정서요법

   ▶ 인지적 행동수정
   - 행동이나 정서에 영향을 미치는 인지 능력, 기대, 신념 등을 활용하는 것인데 "네가 이 일을 해내리라 믿는다"는 말을 함으로써 아동의 성취 행동을 격려하는 것이다.

3. 품행장애의 아동의 행동에 대한 특징으로 가장 적절한 것은? ★★★

   ① 학교를 자주 지각하며 거짓말 등의 행동을 한다.
   ② 잠을 자지 않으려고 한다.
   ③ 권위에 순종적이고 자기 주장이 없다.
   ④ 자신이 해야 하는 일에 집착한다.
   ⑤ 주위가 산만하며 한 자리에 가만히 있지를 못한다.

   ▶ 제 11 장 280p. 최다빈출내용 참조

4. 자폐행위 중재에 대해 옳지 않은 것은? ★

   ① 언어적, 비언어적으로 아동과 지속적으로 의사소통
   ② 괴상한 버릇은 제한해 주고 안정된 관계를 조성
   ③ 놀이활동은 별 도움이 안되므로 혼자하는 놀이를 하도록 함
   ④ 자기 파괴적 행위로부터 아동을 보호
   ⑤ 아동이 달성하지 못한 발달단계를 이루도록 교육 및 지지

   ▶ 제 11 장 279p. 최다빈출내용 참조

5. 자폐아동에 대한 설명으로 맞는 것은? ★★

   가. 언어발달의 지연이 있다.
   나. 증상이 30개월 이전에 나타난다.
   다. 활동과 흥미의 영역이 매우 제한되었다.
   라. 다른 사람과 눈맞춤을 잘 한다.

   ① 가, 나, 다　　② 가, 다　　③ 나, 라
   ④ 라　　⑤ 가, 나, 다, 라

   ▶ 라. 다른 사람과 시선을 마주치려하지 않음

6. 주의력결핍과잉행동장애 아동에 대한 특징으로 가장 적절한 것은? ★★★

   ① 일상생활에서 공포를 잘 느낀다.
   ② 주변 어른을 무시하며 또래들을 지배하려고 하며 자기 주장대로만 행동한다.
   ③ 물건을 자꾸 잃어버리고 한 자리에 가만히 앉아 있지 못한다.
   ④ 학교의 기물을 파손하고 자신의 행동을 정당화하려고 한다.
   ⑤ 불수의적인 눈 깜박임이나 얼굴 찡그림이 나타난다.

   ▶ 제 11 장 280p. 최다빈출내용 참조

7. 활동성이 높고 산만한 아동의 부모에게 교육해야 할 내용으로 맞는 것은? ★★

① 사람이 많이 모이는 모임에 데리고 가도록 한다.
② 장식을 이용하여 방을 화려하게 꾸미도록 한다.
③ 항조증 약물의 효과가 좋다고 소개한다.
④ 아이를 이해하며 수용할 수 있도록 한다.
⑤ 에너지를 분출할 수 있는 장소를 마련하도록 한다.

▶ 주의력결핍 과잉행동장애 환아 간호
  - 효과적으로 의사소통하는 방법을 학습
  - 아동의 정서적인 욕구를 충족시켜서 정서적인 긴장을 감소시킴
  - 긍정적인 대인관계를 경험하게 함
  - 장애환아를 이해하며 수용할 수 있도록 함
  - 긍정적인 자아존중감을 발달시킴

8. 품행장애 아동으로 진단받은 환아에서 관찰할 수 있는 행동은? ★

① 수면을 취하지 못한다..
② 앉을 것을 요구할 때 가만히 앉아 있지 못한다.
③ 학교에 불을 지른다.
④ 타인을 해치지는 않으나 무례한 행동을 한다.
⑤ 손을 계속 씻는다.

▶ 품행장애는 다른 사람의 기본적 권리를 침해하거나 나이에 적합한 사회적 규범이나 규칙을 위반하는 행동을 지속적이고 반복적으로 나타내는 것으로, 4개의 주된 행동군으로 나누어진다.
  - 다른 사람이나 동물에게 신체적인 해를 가하거나 위협을 가하는 공격적 행동
  - 재산 상의 손실이나 손상을 가하는 비공격적 행동
  - 사기나 도둑질
  - 심각한 규칙 위반

9. 학교 선생님이 주의를 줘도 5분 이상 앉아 있지 못하고 돌아다니며, 집중력이 부족하고 뛰어다닌다. 이 아동에게 일차적인 간호는? ♛

① 학교에 보내지 않는다.
② 자신과 남에게 신체적 손상을 주지 않는다.
③ 속마음을 표현하라고 한다.
④ 문제행동에 대해 혼을 낸다.
⑤ 상벌을 통해 행동을 통제한다.

▶ 아동, 청소년에서 흔히 발견되는 표적 증상을 부주의, 산만성, 정서적 불안정, 불안행동, 충동성, 무질서한 사고 그리고 공격성과 같은 것이며, 더욱 깊이 있는 사정을 통해 사회기술, 문제해결, 학업성취, 행동의 억압, 의사소통 같은 문제를 확인한다. 자살 위험이 있는 아동·청소년이 가장 높은 간호의 우선 순위이며, 이에 해당하는 간호진단은 자해 가능성이다. 다음이 자신을 향한 폭력 위험성이다.

정답 1.⑤ 2.② 3.① 4.③ 5.① 6.③ 7.④ 8.③ 9.②

간호사국가시험 적중문제

01 다음 중 학습장애에 대한 설명이다. 맞는 것은?

① 여자가 많다.
② 지능이 낮다.
③ 교육 부족이 주된 요인이다.
④ 읽기, 쓰기, 산술 능력이 같은 정도로 낮다.
⑤ 특수교육이 가장 효과적이다.

▶ ① 남아가 3~4배 많다.
② 정상적인 지능과 신체 상태를 가지고 있으면서도 공부, 언어, 운동에 장애가 있을 때 사정됨
③ 아직 확실히 밝혀지지 않았으나 복합적 요인들이 작용하는 것으로 알려져 있음
④, ⑤ 학습장애는 읽기, 산술, 쓰기장애 등으로 구분되어 있으며, 치료는 특수교육적인 접근 방법이 가장 효과적임

02 다음 중 학습장애 아동을 위한 올바른 간호 중재가 아닌 것은?

① 긍정적인 피드백을 지속적으로 제공한다.
② 아동의 특별한 재능을 찾아내어 학습증진에 활용한다.
③ 가능한 한 아동이 혼자 하도록 하며, 필요한 단서나 도움을 준다.
④ 학습장애는 일시적인 증상이므로 특별한 치료나 간호가 필요하지 않다.
⑤ 활동 시 산만하지 않도록 자리에 앉힌다.

▶ - 아동의 옆에 있으면서 가능한 한 아동이 혼자 하도록 두고, 긍정적 피드백을 지속적으로 자주 주도록 해야 함
- 활동 시 산만하지 않도록 자리에 앉힘

03 다음 중 품행장애 환자의 특성과 관계 없는 것은?

① 대부분 학교성적이 좋지 못하다.
② 권위에 저항하거나 불복종하는 행동을 하지만 타인의 권리를 침해하는 행동은 하지 않는다.
③ 약물이나 알코올을 사용한 과거력이 있을 수 있다.
④ 허세를 부리나 실제로는 자존감이 낮다.
⑤ 기물파괴나 도둑질, 거짓말 등의 행동을 한다.

▶ ② 타인의 권리를 침해하지 않는 행동을 하는 것은 반항성 장애에 속함

정답 : 01 ⑤ 02 ④ 03 ②

Psychiatric Nursing

국시적중문제 해설

04 자신도 모르게 쉴 사이 없이 눈을 깜빡이고 '큭큭' 하며 괴상한 소리를 내는 6세 딸로 인해 걱정하는 어머니에게 간호사가 해줄 수 있는 가장 적절한 도움은?

① 단순한 버릇이므로 모른척하라고 한다.
② 피곤하면 없어지므로 운동시킨다.
③ 어머니의 부적절한 양육태도에 대해 지적한다.
④ 아이가 심리적 압박감 느끼는 것이 있나 파악한다.
⑤ 어머니와 함께 나쁜 버릇을 참는 연습을 한다.

▶ 뚜렛장애는 반복적인 신체 움직임과 틱이라고 불리는 통제 불가능한 음성 반응을 하게 되는 뇌의 기능적 장애로 틱장애가 지속되어 만성이 되면서 발달하게 되는 경우가 가장 많고, 스트레스, 흥분, 불안에 의해 더 심해질 수 있으므로 아이가 심리적 압박을 느끼지는 않는지 살펴야 함

05 다음 중 자폐아에서 흔히 관찰할 수 있는 것은?

① 치료자의 눈치를 보며 논다.
② 인형에게 음식을 먹이는 시늉을 한다.
③ 괴성을 지르며 뛰어 다닌다.
④ 장난감 자동차를 타고 운전하는 시늉을 한다.
⑤ 치료자에게 장난감을 건네며 놀아달라고 떼를 쓴다.

▶ - 자폐아의 행동장애에는 발가락 끝으로 걷거나 박수를 치는 행동, 손바닥을 들여다 보는 등의 다양한 상동행동과 과잉행동, 자해행위 등이 있을 수 있음.
- 환경 변화에 대한 저항이 많고(편식, 같은 놀이에 집착), 단순 반복적, 비기능적, 비사회적 놀이를 하는 반면에 상징적인 놀이가 결여되어 있고, 그 외 지각장애, 정서장애, 지능장애를 보임

06 청소년기에 자아 주체성을 확립하지 못했을 경우 나타날 수 있는 것은?

① 타인과의 대인관계 결여   ② 자아역할 혼동
③ 변태성욕자   ④ 강박적 성격
⑤ 과음과 과흡연

▶ 청소년기 : 주체성 대 역할 갈등 (12~18세)-Erickson
- 자신이 누구이며, 장래에 어떤 사람이 되어 무슨 일을 하며, 누구를 사랑할 것인지를 결정하는 정체감 형성 시기
- 자아를 개발한 뒤 삶의 통일성과 지속성을 개발할 수 있어야 함

정답 : 04 ④ 05 ③ 06 ②

07 정신발달 지체아동의 양육에서 지나친 보호가 영향을 미치는 정신사회적 결함은?

① 공격적 행위조장   ② 신뢰감 결여   ③ 창의성 결여
④ 자발성 결여   ⑤ 적대감 조장

▶ 정신발달 지체아동의 주의력결핍 및 과잉행동장애, 품행장애, 반항장애 등이 포함되고, 다른 사람들을 괴롭히는 행동이 특징적이다.

08 인지행동 치료 시의 순서로 옳은 것은?

① 문제의 개념화 – 개념화 시도 – 인지과정 수정 – 행동 및 인지개입
② 개념화 시도 – 문제의 개념화 – 행동 및 인지개입 – 인지과정 수정
③ 행동 및 인지개입 – 문제의 개념화 – 인지과정 수정 – 개념화 시도
④ 문제의 개념화 – 개념화 시도 – 행동 및 인지개입 – 인지과정 수정
⑤ 개념화 시도 – 행동 및 인지개입 – 문제의 개념화 – 인지과정 수정

▶ - 인지행동 치료는 건강한 대처 반응을 촉진하고 부적응적인 행동을 변화시키기 위해 여러 상황에서 사용할 수 있다.
- 우선 개인으로 하여금 자신의 문제가 무엇인지 보다 분명하게 이해시켜야 한다 (문제의 개념화). 둘째, 개인으로 하여금 자신의 인지과정을 점검해보게 하고 거기에서 느끼는 감정을 하나의 사실보다는 검증을 요하는 가설로 생각하게 한다 (개념화의 시도). 셋째, 개인 스스로 자신을 시험해 볼 수 있게 하고 그것이 자기가 이전에 기대했던 것과 어떻게 다른지 비교해 보게 한다 (행동 및 인지개입). 그리고 넷째, 새로운 대인관계, 인지적 정서적 통제 기능을 학습해 보게 한다 (인지과정의 수정).

09 ADHD로 약물치료를 받는 환아가 식욕 저하, 불면, 틱 등의 부작용을 보일 때, 원인 약제로 알맞은 것은?

① MAOI   ② TCA
③ Carbamazepine   ④ Haloperidol
⑤ Methylphenidate

▶ - Methylphenidate는 과거에 틱장애가 있었거나, 가족력에 뚜렛장애가 있는 경우 틱 증상을 유발하거나 악화시킬 수 있어 주의해야 함

정답 : 07 ① 08 ④ 09 ⑤

Psychiatric Nursing

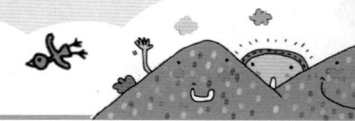

10 다음 중 주로 청소년 시기에 나타날 수 있는 정신장애는 무엇인가?

가. 틱장애	나. 약물 중독
다. 레트장애	라. 신경성 식욕부전증

① 가, 나, 다　　② 가, 다　　③ 나, 라
④ 라　　⑤ 가, 나, 다, 라

▶ 가. 틱장애는 반복적으로 갑작스럽고 빠르게 나타나는 근육의 움직임이나 어떤 형태의 소리를 뜻하는데, 7-9세의 아동에게 뚜렷이 나타남
　다. 레트장애는 생후 6-24개월 사이에 점진적으로 뇌장애가 발생되면서 손을 비틀거나 손가락을 핥거나 물어뜯는 등의 상동성 손운동을 보이는 장애임

11 2~18세에 나타나며, 7세를 전후하여 가장 많이 발생하는 다양한 운동틱, 1가지 이상 또는 그 이상의 음성틱, 외화증, 반향언어증이 나타나는 증후군을 무엇이라 하는가?

① 반항성 장애　　② 적응장애　　③ 품행장애
④ 주의력결핍장애　　⑤ 뚜렛장애

▶ - 뚜렛장애는 반복적인 신체 움직임과 틱이라고 불리는 통제 불가능한 음성 반응을 하게 되는 뇌의 기능적 장애로 틱장애가 지속되어 만성이 되면서 발달하게 되는 경우가 가장 많음
　- 스트레스, 흥분, 불안에 의해 더 심해질 수 있으므로 아이가 심리적 압박을 느끼지는 않는지 살펴야 함

12 다음 중 청소년기에 흔히 나타날 수 있는 부적응 행동 유형으로 볼 수 없는 것은?

① 배설장애　　② 가출　　③ 미혼모
④ 성적부진　　⑤ 자살

▶ 청소년기 부적응 행동 유형은 신경증적 행동, 강박행동, 불안행동, 전환 증상, 성적부진, 자살, 문제적 성행동, 미혼모, 섭식장애, 만성적 신체질병 등임

정답 : 10_③　11_⑤　12_①

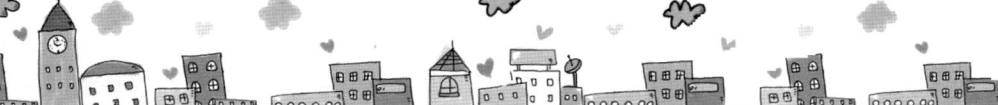
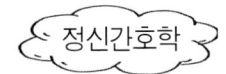

13 다음 중 학교를 가면 배가 아프다고 하는 아이에게 학교에 가지 말라고 했을 때 증상이 사라졌다면, 부모가 취해야 할 올바른 행동은?

① 증상이 완화될 때까지 학교에 가지 않게 한다.
② 학교에 가지 않는다고 아이에게 알린 후 학교로 데려다 준다.
③ 꾀병을 부린다고 혼을 낸다.
④ 병원에 데려간다.
⑤ 학교에 머물게 하여 적응할 수 있게 한다.

▶ ⑤ 아동의 복통은 학교에 적응하지 못해서 발생한 증세이므로 병원에 데려가거나 훈계하기보다는 아이가 학교생활에 적응하도록 유도하는 것이 올바른 방법임

14 ADHD 소아의 증상 중 충동성에 해당하는 것은?

① 가만히 앉아 있지 못한다.
② 수업시간에 집중하지 못한다.
③ 자기 순서가 아닌데 대답한다.
④ 지나치게 말을 많이 한다.
⑤ 조심성이 없어 반복적으로 실수를 한다.

▶ ADHD 환아들의 증상
- 부주의와 과잉행동 충동성 두 군으로 나뉘며, 후자는 다시 과잉행동과 충동성으로 나뉨
- 이 중 충동성에 해당하는 증상으로는 질문이 채 끝나기도 전에 불쑥 대답하거나, 차례를 기다리지 못하고, 다른 사람이 하는 일을 자주 방해하거나 간섭하는 것이 있음
① 과잉행동 ② 부주의 ④ 과잉행동
⑤ 부주의

15 선생님의 지도 아래 비숙련 직업의 수행이 가능하며, 초등학교 2학년 수준의 교육이 가능한 정신지체의 IQ는?

① 20 미만　　　　② 20~34　　　　③ 35~49
④ 50~70　　　　⑤ 71~85

▶ 중등도 정신지체(지적장애)
- IQ 35~49 정도로서 정신연령은 6~9세 정도에 머무르고, 간단한 회화는 되나, 내용이 유치하며 구체적일 뿐, 추상성을 결여하고 있음
- 적절한 지도하에 단순한 작업은 가능하여 훈련가능급 (trainable group)이라고도 한다.

정답 : 13_⑤　14_③　15_③

Psychiatric Nursing

16 기질적 인지장애 환자의 행동장애 형태를 결정하는 요인은 무엇인가?

① 발병 시기
② 손상의 정도와 위치
③ 병전 성격
④ 주관적 가치체계와 상황
⑤ 심리사회적 요소

▶ 환자의 행동장애의 형태를 결정하는 것은 병전 성격으로, 행동에 균열이 생기고 감정 조절력이 약화되니 정서적 갈등과 억압된 경험들이 표면화되기 때문에 기본성격이 과장되는 것이 공통적 특징이다.

17 최근 정신지체의 판단 기준은?

① 지능검사
② 다면적 인성검사
③ 환경의 영향
④ 정신사회적 적응발달
⑤ 심리검사

[해설 연결]
- 정신사회적 적응발달 : 미국정신의학협회 (1994). 의사소통, 자기보호, 가정생활, 사회대인관계 · 기술, 지역자원활용, 건강, 안전 등에서 두 가지 이상 한계가 있고, 18세 이전에 시작되는 것이 정신지체의 본질이라고 하였다.
- 심리검사 : 전반적 심리 상태 확인

▶ - 지능검사 : 정신질환의 진단명 및 최초 진단 시기에 대한 확인
- 다면적 인성검사 : 정신질환의 상태 확인
- 환경의 영향 : 정신질환으로 인한 정신적 능력장애 상태의 확인
- 능력장애의 상태는 정신질환 기능장애에 의한 일상생활 혹은 사회생활의 지장 정도 및 주위의 도움 (간호, 지도) 정도에 대해 판단하는 것으로 정신질환의 상태와 함께 장애의 정도를 판단하기 위한 지표로 이용된다.

18 9세 아동이 1년 전부터 머리를 흔들더니 두 달 전부터 얼굴을 찡그리고 킁킁거렸다. 치료제로 옳은 것은?

① 로라제팜(lorazepam)
② 파록세틴(paroxetine)
③ 암페타민(amphetamine)
④ 리튬(lithium)
⑤ 리스페리돈(rispenridone)

▶ 1) 약물치료
  - 가장 효과적인 치료
  - 약 2/3에서 haloperidol (가장 많이 사용 → 80%에서 호전)이나 pimozide 같은 항정신병 약물에 반응함
2) 행동요법
  - massive negative practice, serf-monitoring, habit reversal 등의 기법을 사용
3) 정신치료는 대체로 효과가 없음

정답 : 16 ③ 17 ④ 18 ⑤

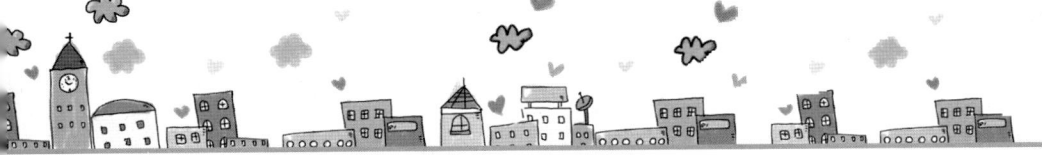
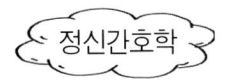

19 다음 중 활동성이 높고 산만한 아동의 부모에게 교육해야 할 내용과 거리가 먼 것은?

① 아동의 행동이 가족의 역기능적인 면을 반영한다는 것을 부모에게 인식시킨다.
② 아이를 이해하며 수용할 수 있도록 한다.
③ 효과적으로 의사소통하는 방법을 학습하게 한다.
④ 바람직한 행동을 했을 때 보상물을 제공하게 한다.
⑤ 장식을 이용하여 방을 화려하게 꾸미도록 한다.

▶ 주의력결핍과잉행동장애 환아 간호
 - 효과적으로 의사소통하는 방법을 학습
 - 아동의 정서적인 욕구를 충족시켜서 정서적인 긴장을 감소시킴
 - 긍정적인 대인관계를 경험하게 함
 - 장애 환아를 이해하며, 수용할 수 있도록 함
 - 긍정적인 자아존중감을 발달시킴

20 15세 아동이 수시로 방화를 하거나 동물학대를 한다. 가능한 진단은?

① 자폐증　　　　　② 학습장애
③ 품행장애　　　　④ 적응장애
⑤ 틱장애

▶ 품행장애는 다른 사람의 기본적 권리를 침해하거나 나이에 적합한 사회적 규범이나 규칙을 위반하는 행동을 지속적이고 반복적으로 나타내는 것으로, 4개의 주된 행동군으로 나누어진다.
 - 다른 사람이나 동물에게 신체적인 해를 가하거나 위협을 가하는 공격적 행동
 - 재산상의 손실이나 손상을 가하는 비공격적 행동
 - 사기나 도둑질
 - 심각한 규칙 위반

21 아무에게나 강한 애착반응을 보이거나 혹은 부모가 안아주어도 별 반응을 보이지 않는 아동에게 내릴 수 있는 진단은 무엇인가?

① 반항성 장애
② 반응성 애착장애
③ 주의력결핍행동과다장애
④ 자폐증
⑤ 과다운동장애

▶ 반응성 애착장애(reactive attachment disorder)
 - 5세 이전에 시작되는 대표적인 영, 유아기 장애로서 아동과 양육자 관계에서의 애착 문제가 아동의 다양한 발달을 지연시킴
 - 부모가 안아 주어도 전혀 반응을 보이지 않거나 혹은 아무에게나 강한 애착 반응을 나타내기도 함

정답 : 19_⑤　20_③　21_②

Psychiatric Nursing

22 6세 남아가 말이 늦고 또래 아이들과 잘 어울리지 않아 내원했다. 언어표현이 거의 없었고, 부모와도 눈을 거의 마주치지 않았다. 면담 시 중간중간 이유없이 고함을 지르고 발끝으로만 걸었다. 이 병의 예후를 주로 결정하는 것은?

① 언어발달 정도
② 운동발달 정도
③ 성별
④ 나이
⑤ 주산기 합병증 유무

23 최간호사가 가출을 반복하는 청소년들의 어머니 집단을 위한 집단 프로그램을 실시하고자 할 때, 시행해 볼 수 있는 집단으로만 묶어진 것은?

| 가. 의사소통 훈련집단 | 나. 부모 역할 훈련집단 |
| 다. 지지집단 | 라. 스트레스 관리집단 |

① 가, 나, 다
② 가, 다
③ 나, 라
④ 라
⑤ 가, 나, 다, 라

24 주의력결핍 과다행동장애를 치료할 때, 가장 먼저 반응하는 증상은?

① 주의산만
② 학습장애
③ 과다행동
④ 충동조절장애
⑤ 강박적 행동

국시적중문제 해설

▶ 자폐장애
- 전반적 발달장애에 속하는 장애로 핵심 증상은 사회적 상호교류의 질적인 장애, 의사소통 및 언어발달장애, 제한된 활동 및 흥미영역 그리고 다양한 행동장애를 들 수 있음
- 환아 역시 이러한 증상으로 설명될 수 있음
- 경과는 만성적이며, 예후는 나쁜편임
- 자폐아의 예후를 결정하는 것은 지능과 언어발달 정도로, 지능이 70 이상이고, 언어를 빠르게 습득한 경우 예후가 좋다고 할 수 있음

▶ 자녀를 둔 부모는
- 자녀, 주변 가족원과 적절하고 명확하게 의사소통하는 기술이 필요
- 효율적인 부모 역할에 대해 아는 것이 필요
- 공통의 문제를 지닌 구성원들끼리 감정을 토로하고 격려하고 같이 대안을 찾는 것은 큰 사회적 지지가 된다.
- 남으로부터 자신을 보호하기 위한 전략을 익히는 것이 필요하다.

▶ 대개 과다활동은 쉽게 소실되나 주의력 감소와 충동조절문제는 오래 지속되는 수가 많다.

정답 : 22 ① 23 ⑤ 24 ③

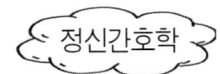

25 초등학교 4학년 아이가 어머니에게 대들고 항상 적대적으로 행동하나, 아직 사회적 규범이나 규율을 어긴 적은 없었다. 이 아이의 행동장애는?

① 행실장애
② 충동조절장애
③ 정신지체(지적장애)
④ 정신분열병
⑤ 적대적 반항장애

▶ 적대적 반항장애
 - 거부적, 적대적, 반항적 행동이 주요 증상이나 사회적 규범을 위반하거나 타인의 권리를 침해하는 공격적 행동을 보이는 경우는 드묾
 - 행실장애는 반복적으로 재고 지속적으로 다른 사람의 기본권리를 침해하고 사회적 규범이나 규율을 위반하는 행동을 보임

26 주의력결핍과다행동장애 설명 중 틀린 것은?

① 대부분 학습장애를 보인다.
② 지나치게 말을 많이 한다.
③ 남아가 여아보다 많다.
④ 성인에서는 나타나지 않는다.
⑤ 공격적인 성격을 가져오기 쉽다.

▶ 주의력결핍과다행동장애 아동의 특성
 - 지능에 비해 학업이 부진한 경우가 많음
 - 청소년기, 성인기에 여러 행동장애를 야기
 - 학교생활과 친구관계, 가정에서 문제를 일으키기 때문에 대인관계에서 부적응을 가져오고, 학업에 대한 의욕저하, 학습부진, 좌절감과 부정적인 자아상, 난폭한 성격을 가져오기 쉬움
 - 남아가 여아보다 3~9배 흔함
 - 이마엽과 관련이 깊음

27 5세 된 윤주는 정신지체나 자폐장애가 없는데도 정상적인 발육이 안 되어 신체발달과 정서발달에 장애가 있다. 자극을 주어도 반응이 느리고, 식욕이 떨어져 잘 먹지 않아 영양상태가 좋지 않다. 이는 어느 질환으로 의심할 수 있는가?

① 선택적 함구증
② 반응성 애착장애
③ 주의력결핍장애
④ 발달성 근육운동장애
⑤ 아동기 붕괴성 장애

▶ ① 아동이 말을 이해하고 할 줄 알아도 말하기가 기대되는 상황에는 말을 하지 않는 것
③ 계속할 수 없는 학습의 어려움, 또래 관계의 어려움, 어른의 요구나 충고를 따르지 않는 어려움 등이 있으며, 주의집중하기가 어렵다.
④ 근육운동 조정발달의 현저한 장애를 일으키는 것으로 정신지체에 의해서 일어나지는 않는다.
⑤ 출생 후 적어도 2년 동안 명백한 정상적인 성장발달이 이루어진 후 10세 이전에 지적, 사회적 기능의 상실 등 여러 기능영역에서 현저한 퇴행이 있는 것을 말한다.

정답 : 25_⑤ 26_④ 27_②

제 11 장 · 발달장애 및 행동장애 | 291

Psychiatric Nursing

국시적중문제 해설

28 자폐 아동의 증상으로 적절한 것은?

① 대부분 5세 이후 발병한다.
② 환경에 영향을 받는다.
③ 대인관계에 영향을 끼치지 않는다.
④ 언어발달의 지연이 있다.
⑤ 다른 사람과 눈맞춤을 잘한다.

▶ 자폐장애
① 대부분 3세 이전에 발병
② 선천적 또는 발달 초기부터 발달 과정이 전반적으로 왜곡
③ 사회적 상호관계의 장애가 나타난다.
⑤ 다른 사람과 눈맞춤을 잘 못한다.

29 21세 여자가 지능이 낮아 사회생활 적응이 어려웠다. 단순한 대화는 가능하였고, 계산은 손가락을 써서 하였으나, 틀린 답이 많았다. 전체적인 지능은 8세 수준으로 복지관에서 지도 감독하에 종이봉투 붙이기가 가능하였다. 내릴 수 있는 진단으로 옳은 것은?

① 경계성 지능
② 경도 정신지체
③ 중등도 정신지체
④ 고도 정신지체
⑤ 최고도 정신지체

▶ 중등도 정신지체(지적장애)
- 정신연령 8세에 단순반복작업이 가능함

30 다음 중 이상행동에 대한 진술로 틀린 것은?

① 외부의 자극과 내부의 작용이 서로 조화를 이루지 못할 때 병리적 상태가 될 수도 있다.
② 이상행동이란 개인이 지니고 있는 문제와 그 문제를 처리하려는 잘못된 방법의 표현이다.
③ 이상행동은 본능적인 욕동과는 무관하며, 죄악감과 불안을 제대로 처리하지 못할 때 나타난다.
④ 이상행동은 양상은 과거 경험에서 얻어졌던 괴로웠던 잠재적인 문제들을 제대로 처리하지 못할 때 증상으로 나타나는 것이다.
⑤ 이상행동은 어려움에 대처하는 최선의 자기존재를 유지하려는 환자의 노력이다.

▶ 이상행동은 본능적인 욕동을 제대로 처리하지 못함으로써 나타남

정답 : 28_④ 29_③ 30_③

31 다음 중 발달장애에 관한 설명으로 옳지 않은 것은?

① 자폐증은 뇌의 기질적인 병변과 관계 있다.
② 레트증후군은 남아에서 더 흔하며, 현재로서는 원인불명이다.
③ 소아기 붕괴성 장애는 신경학적인 질환과 동반된다는 보고가 있다.
④ 아스퍼거증후군은 뇌파검사에서 비정상 소견을 보이며, 뇌의 위축이 있다는 보고가 있다.
⑤ 자폐증의 원인으로 최근에는 심리적인 요인보다 생물학적 요인으로 보는 견해가 지배적이다.

▶ 레트증후군은 원인불명으로 생후 7~24개월 이내에 발병되며, 여아에서 더 흔히 발병됨

32 말도 하지 않고 다른 아이와 노는데도 관심이 전혀 없으며, 엄마가 안아주면 몸을 비틀고 곧 빠져나오는 아동이 진단받을 가능성이 가장 높은 질환은?

① 정신지체(지적장애)   ② 자폐성 장애
③ 반응성 애착장애   ④ 소아기 정신분열병
⑤ 선택적 함구증

▶ 자폐증은 사회적 상호작용의 질적장애, 의사소통 및 언어장애, 괴이한 행동이 되풀이되는 행동장애를 특징으로 함

33 다음 중 주의력결핍과잉행동장애 아동에게서 흔히 나타나는 증상이나 행위가 아닌 것은?

① 인지적 역기능   ② 반사회적 행위
③ 높은 자존감   ④ 우울증
⑤ 성취감 저하

▶ 주의력결핍과잉행동장애를 가진 청소년들의 경우 인지적 역기능, 반사회적 행동, 성취수준의 저하, 우울증, 낮은 자존감 등을 보임

정답 : 31_② 32_② 33_③

Psychiatric Nursing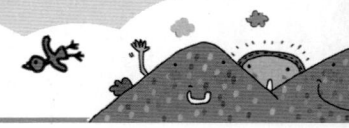

34 초등학교 2학년 남학생이 2주 전부터 눈을 깜박이고 혀를 끌끌 차는 소리를 내기 시작하여 내원했다. 관련된 물질로 옳은 것은?

① 히스타민 ② 노르에피네프린
③ 세로토닌 ④ 아세틸콜린
⑤ 도파민

▶ - 틱은 갑작스럽고 빠르며 반복적인 리듬을 갖지 않는 상동적인 근육의 움직임이나 소리 등을 의미함
- 문제에서 처럼 다양한 운동 틱, 음성 틱이 나타나는 것을 뚜렛장애라고 하며, 원인으로는 도파민의 과다활성이 제시되고 있음
- 치료는 약물치료가 가장 효과적이며, haloperidol이 가장 많이 사용됨
- 참고로 ADHD는 NE, dopamine 결핍이 주요 원인이기 때문에 ADHD의 약제로 사용되는 methylphenidate는 틱을 악화시킬 수 있으므로 틱의 가족력이나 과거력이 있으면 금기임

35 아동학대에 대한 특성을 맞게 설명한 것은?

① 주로 신체적 학대를 의미한다.
② 심리적 학대보다 신체적 학대가 더 중요하다.
③ 아동을 학대하는 사람은 미성숙하고, 자아존중감이 낮은 특성이 있다.
④ 성장 후 비행, 성인범죄, 폭력범죄 위험성과는 연관성이 없다.
⑤ 아동학대와 방임에 대한 정의는 문화적 상황과 관계없이 동일하게 적용된다.

▶ ① 아동학대는 신체적 학대뿐만 아니라 심리적 학대 또한 포함함
② 심리적 영역의 학대도 신체적 학대만큼 중요함
④ 성장 후 비행, 성인 범죄자 등으로 성장할 비율이 높음
⑤ 문화적 상황에 따라 다르게 적용됨

36 전반적 발달장애의 정신사회적 요인에 대한 내용은?

① 고아원 등 기관에서 자라는 아동에게 많이 발생한다.
② 가정불화, 동생 출생, 이사 등에 의해 증상이 악화된다.
③ 이마엽에서 혈류와 신진대사가 감소된다.
④ 신경전달물질인 노어에피네프린(norepinephrine), 도파민(dopamine) 결핍에 의해 온다.
⑤ 출생 전이나 출생 시 미세한 뇌손상, 대사장애에 의해 온다.

▶ ①, ③, ④, ⑤는 '주의력결핍장애'의 원인임

정답 : 34 ⑤ 35 ③ 36 ②

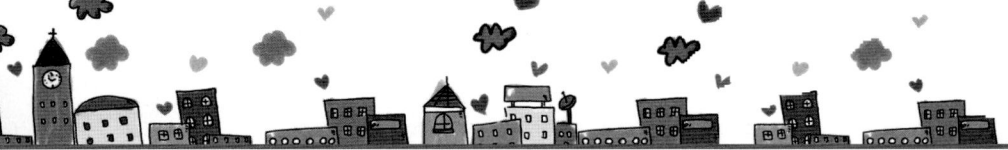
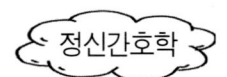

37 25세 정신지체 환자의 지능검사 결과에 관한 설명으로 맞는 것은?

- 언어성 지능 60   • 동작성 지능 55   • 전체 지능지수 60

① 중등도의 정신지체이다.
② 정신연령은 약 7세이다.
③ 훈련가능군으로 분류된다.
④ 원인을 밝힐 수 있을 가능성이 크다.
⑤ 학습능력이 초등학교 고학년 수준이다.

▶ 경도 정신지체 (IQ 50~70)
- 성인이 되어도 정신연령은 9~12세 정도에 머무르나, 초등학생 정도의 학력과 사회상식을 획득하고, 원조를 받아가며 독립된 생활을 할 수 있음
- 교육가능급으로 불리며, 전체 정신지체의 70~75%를 차지함

38 다음 중 자폐증의 가장 큰 위험인자는 어느 것인가?

① 경련   ② 남자
③ 냉정한 양육   ④ 형제의 자폐증
⑤ 정신분열병 부모

▶ 남녀의 비는 3:1~5:1임
- 유전적 요인에서 환자의 형제자매들은 이 확률이 50배나 높은 2~4%임

39 발달장애를 진단할 때, 감별해야 되는 질환은 어느 것인가?

가. 정신지체(지적장애)   나. 소아형 정신분열병
다. 청력장애   라. 반응성 애착장애

① 가, 나, 다   ② 가, 다   ③ 나, 라
④ 라   ⑤ 가, 나, 다, 라

▶ 발달장애와 감별진단을 요하는 질환은 소아형 정신분열병, 정신지체, 수용표현의 혼재형 언어장애, 경련성 질환과 동반된 후천성 실어증, 청력장애, 반응성 애착장애 등이다.

정답 : 37_⑤ 38_④ 39_⑤

Psychiatric Nursing

40 초등학교에 입학하기 전부터 주의력결핍 및 과잉행동장애로 진단받은 철수는 공부도 잘 못하며 친구들도 제대로 사귀지 못하였고, 중학교에 들어오면서 우울증 증상을 보이기도 한다. 정신보건센터에 근무하는 간호사가 철수를 도와주기 위해 내릴 수 있는 가장 적절한 간호 진단은?

① 주요 우울증
② 청소년기 주의력결핍장애
③ 불안과 관련된 감각지각장애
④ 낮은 자존감
⑤ 외상성 사건과 관련된 무력감

▶ 주의력결핍과잉행동장애를 가진 청소년들의 경우 인지적 역기능, 반사회적 행동, 성취수준의 저하, 우울증, 낮은 자존감 등을 갖는데, 그 중 간호사가 도와주기에 가장 적절한 것은 낮은 자존감임

41 뚜렛장애에 대한 설명으로 틀린 것은?

① 흔히 나타나는 연령은 2~8세이고, 7세를 전후해서 가장 흔하다.
② 욕설과 외설스러운 말이 관찰된다.
③ 다양한 운동틱으로 머리, 몸통, 상하지에 나타난다.
④ 남아가 여아에 비해 많다.
⑤ 주의력결핍과 과잉운동장애, 강박장애와는 무관하다.

▶ - 뚜렛장애란 1885년 프랑스의 Gilles de la Tourette이 처음으로 보고한 틱장애의 일종으로, 2~18세에서 나타나며, 7세를 전후하여 가장 많이 발생하는 다양한 운동 틱, 1가지 또는 그 이상의 음성틱, 외화증, 반향언어증이 나타나는 증후군을 말함
- 남아에 많음 (3:1). 만성 운동 틱장애, 강박장애가 많음
- 공격적 내용과 성적 내용의 외설스러운 욕지거리를 내뱉는 것으로 전체 환자의 1/3에서 나타남

42 전반적 발달장애 아동의 특성으로 가장 옳은 것은?

① 공포장애
② 불안장애
③ 타인에 대한 과잉 반응
④ 행동장애
⑤ 반사회적 성향

▶ ①, ② 전반적 발달장애 아동은 공포와 불안을 잘 느끼지 못한다.
③ 주의력결핍과잉행동장애 아동의 특징
⑤ 품행장애의 특징

정답 : 40 ④ 41 ⑤ 42 ④

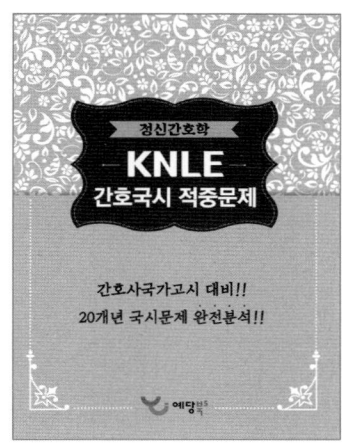

이 책은
yedangbook.co.kr 로도
구매할 수 있습니다.

편 저	예당국시문제개발팀 엮음
발행일	2017년 4월 20일
펴낸이	최경락
펴낸곳	예당북스
신고번호	제 25100-2000-8호
주 소	서울시 강동구 동남로 67길 43, 2층(명일동) Tel : 02)489-2413 / Fax : 02)2275-0585
ISBN	978-89-6814-136-2 978-89-6814-131-7 (세트)

- 잘못된 책은 본사와 서점에서 바꾸어 드립니다.
- 본사의 허락없이 임의로 내용의 일부를 인용하거나 전재, 복사하는 행위를 금합니다.
- 책값은 뒤 표지에 있습니다.